Andreas Winter

Wie unsere Psyche tickt

▸ Die Intelligenz des Unterbewusstseins verstehen

▸ Wie psychosomatische Symptome und Blockaden entstehen und wieder aufgelöst werden können

▸ Die Andreas-Winter-Methode

Haben Sie Fragen an den Verlag?
Anregungen zum Buch?
Erfahrungen, die Sie mit anderen teilen möchten?

Besuchen Sie unsere sozialen Netzwerke:
www.mankau-verlag.de/forum

mankau

Bibliografische Information der Deutschen Nationalbibliothek
Die Deutsche Nationalbibliothek verzeichnet diese Publikation in der Deutschen Nationalbibliografie; detaillierte bibliografische Daten sind im Internet über http://dnb.d-nb.de abrufbar.

Andreas Winter
Wie unsere Psyche tickt
• Die Intelligenz des Unterbewusstseins verstehen
• Wie psychosomatische Symptome und Blockaden entstehen und wieder aufgelöst werden können
• Die Andreas-Winter-Methode
ISBN 978-3-86374-713-8
1. Auflage 2024

Mankau Verlag GmbH
D-82418 Murnau a. Staffelsee
Im Netz: www.mankau-verlag.de
Soziale Netzwerke: www.mankau-verlag.de/forum

Autorenkontakt: Andreas Winter, www.andreaswinter.de, info@andreaswinter.de,
Tel. +49 (0) 2371 923 3520

Lektorat: Redaktionsbüro Julia Feldbaum, Augsburg;
Endkorrektorat: Susanne Langer-Joffroy M. A., Germering
Cover/Umschlaggestaltung: Andrea Janas, München, www.andreajanas.com
Gestaltung Innenteil: Mankau Verlag GmbH

Illustrationen: Kurt Tutschek – stock.adobe.com (10/11, 18/19, 226/227); Andreas Winter (45); Anja – stock.adobe.com (46/47, 80/81, 148/149, 176/177); flashmovie – stock.adobe.com (60/61, 232/233); shahiddzn – stock.adobe.com (116/117); Kateryna – stock.adobe.com (126/127)

Westermann Druck Zwickau GmbH, Zwickau/Sachsen

FSC
www.fsc.org
MIX
Papier aus verantwortungsvollen Quellen
FSC® C110508

Inhalt

Prolog 9

Einleitung 11

Die Verwirklichung der eigenen Absicht 12
Nicht alles ist vernünftig, aber trotzdem clever! 13
Psychologische Grundannahmen 14
Die Psyche ist ein Tintenklecks 15

Die Ursache von Symptomen, Blockaden und Störungen 19

Denkst du anders, lebst du anders 20
Wir alle sind Kinder unserer Mütter 20
Ursache oder Auslöser? 30
Die Angst vor Kontrollverlust 36
Mikrotraumatisierungen – Ursache von chronischen Krankheiten und Störungen 42

Live aus der Praxis 47

Wenn die Liebe fehlt 48
Eine ganz alte offene Rechnung 49
Ein unpassender Liebesbeweis 52
Nicht reicher sein dürfen als der Vater 53
Wie viel Schmerz brauchst du? 56
Exkurs: Wie geht es Ihnen? 57

Krank machende Begleiter 61

Eltern programmieren Seelen 62
Belohnen Sie Ihre Kinder nicht fürs Kranksein 62
Trigger lauern an jeder Ecke 64
Wir brauchen zufriedene Eltern 66
Reaktionen kommen aus dem Unterbewusstsein 67

Psychosomatik – die Schnittstelle zwischen Medizin und Psychologie 73
Unterschied zwischen symptom- und ursachenbezogener Therapie 75

Psychologie ist Physik 81
Die Formel der Seele 82
Psyche und Schwerkraft 86
Alkohol gegen das Gefühl des Widerstands 88
Schlimmes in Kauf nehmen, um noch Schlimmeres zu vermeiden 90
Beispiel: Allergie aufgrund von Kindstaufe 91
Stressbewältigung I 93
Was sind Absichten? 96
Übertragung und Projektion 103
Erwartungsdruck und Trotz 104
Ist die Psyche messbar? 110
Exkurs: Sprachhygiene 115

Psychosomatik zum Nachschlagen? 117
Das große Buch der Antworten ist im eigenen Kopf 118
Die individuelle Bedeutung erfragen 119
Den Auslöser isolieren 121
Die Ursache erkennen 122

Warum einige Menschen scheinbar Dummes tun 127
Warum nur, warum? 128
Warum höre ich nicht auf zu rauchen? 129
Warum nehme ich nicht ab? 131
Warum werde ich trotz aller Versuche nicht schwanger? 132
Warum verdiene ich so wenig Geld? 133
Warum kann ich nachts nicht schlafen? 135
Warum komme ich nicht vom Alkohol los? 136
Warum trenne ich mich nicht von meinem Partner? 138
Warum werde ich ständig gemobbt? 140
Warum habe ich Angst? 142

Warum werde ich meine Allergien nicht los? 143
Warum gibt es Serien- und Wiederholungstäter? 144
Warum bin ich immer so unpünktlich? 145

Die Auflösung von Urtraumen 149
Stress, lass nach! 150
Stressbewältigung II 150
Reframing – das therapeutische Hauptwerkzeug 155
Grundannahme: Jeder Täter ist ein unerlöstes Opfer 155
Symptome und Informationen 156
Fragen für die Selbstheilung 159
Die Erwartungsbeziehung kündigen 163
Beppo – ein Reframing 164
Bereichern oder belasten Sie Ihre Mitmenschen? 166
Wie die Seele tickt – falls es sie gibt 168
Verstehen hilft heilen 172
Exkurs: Apropos alternative Heilkunst 174

Interessante Fallbeispiele 177
Wenn Coaches zu Wort kommen 178
Fallbeispiele von Silvia Wurst 179
Morbus Crohn durch Schuldgefühle 179
Der blockierte Kinderwunsch 181
Fallbeispiele von Sven Oltmanns 183
Multiple Sklerose – Ursache Sauerstoffmangel und Blutstau? 183
Colitis ulcerosa – eine Frage des Ärgerns? 186
Fallbeispiel von Christian Neels 188
Rheuma – weg in 30 Minuten 188
Fallbeispiel von Steffen Piepenschneider 190
Neurodermitis und das Gefühl, allein gelassen zu sein 190
Fallbeispiel von Katja Neuhof 194
Unangemessene Wutausbrüche 194
Fallbeispiele von Christian Tiefenbacher 197
Weg mit den Mauern 197

Die Freiheit ist nun die meine ... 199
Fallbeispiel von Nico Peter ... 201
Die Heilung eines chronischen Tinnitus aurium ... 201
Fallbeispiele von Adele Reitmayer ... 208
Heuschnupfen ... 208
Magersucht (Anorexie) ... 210
Fallbeispiele von Erika Langer ... 212
Bewegungsunfähig, weil zu quirlig ... 212
Keine Partnerschaft, weil der Vater einen Sohn wollte ... 214
Fallbeispiele von Elisabeth Bitsios ... 216
Meine eigene Erlösungsstory ... 216
Spinnenphobie mit Tierliebe bekämpft ... 217
Fallbeispiel von Lotta Beger ... 219
Gute Ratschläge müssen auch passen ... 219
Fallbeispiel von Hans-Georg Hoffs ... 222
Bulimie – halb tot, um zu gefallen ... 222

Ein Wort zum Schluss ... 227
Wie tickt die Gesellschaft? ... 228

Anhang ... 233
Spickzettel für den Coach ... 234
Übungen für den Coach ... 235
Erinnerungsübungen ... 235
Reframingübung: Die Komik in der Tragik entdecken ... 237
Häufige Fragen ... 239
Vereinfachte Beschreibung der Eigenschaften der Tierkreiszeichen ... 241
Literaturhinweise ... 253
Kontaktverzeichnis der Coaches aus diesem Buch ... 255
Masterclass zum tiefenpsychologischen Coach ... 258
Endnoten ... 259
Weitere Veröffentlichungen von Andreas Winter ... 261
Register ... 267

Prolog

Das vorliegende Buch ist mein Standardwerk. Es basiert auf über dreißig Jahren Forschung und Erfahrung mit über fünftausend Klientinnen und Klienten jeden Alters. Es fasst einige Dinge, über die ich zuvor schon geschrieben habe, zusammen, berücksichtigt neueste Forschungsergebnisse und versucht, die Kernelemente meiner Arbeit darzustellen. Meiner Stammleserschaft, die mit meinen Büchern vertraut ist, wird daher einiges bekannt vorkommen. Jedoch hoffe ich, als Autor mit jedem neuen Buch auch Leserinnen und Leser zu erreichen, für die die dargestellten Zusammenhänge und Phänomene noch spannendes Neuland sind. Für sie habe ich dieses Buch in der Hauptsache geschrieben, bin mir allerdings sicher, dass auch »alte Hasen« unter den Lesern von diesem Werk profitieren können.

Darüber hinaus habe ich versucht, den Fachleuten unter Ihnen – Ärzten, Heilpraktikern, Alternativtherapeuten und Coaches – ein Werkzeug zur Verfügung zu stellen, mit dem Sie nachhaltig und verschiebungsfrei Blockaden und Störungen, ja eigentlich sogar jegliches unerwünschte Verhalten behandeln können. Dieses Werkzeug besteht aus zwei Teilen: meinem Ansatz und meiner Methode. Letztere ist beliebig durch Ihre eigenen Methoden austausch- oder erweiterbar.

Ich wünsche mir, dass dieses Buch Menschen dazu verhilft, Klarheit über all das zu bekommen, was sich im Alltag unterbewusst abspielt, mit dem Ziel, dadurch glücklicher, gesünder und stressfreier durchs Leben zu gehen.

Andreas Winter im Februar 2024

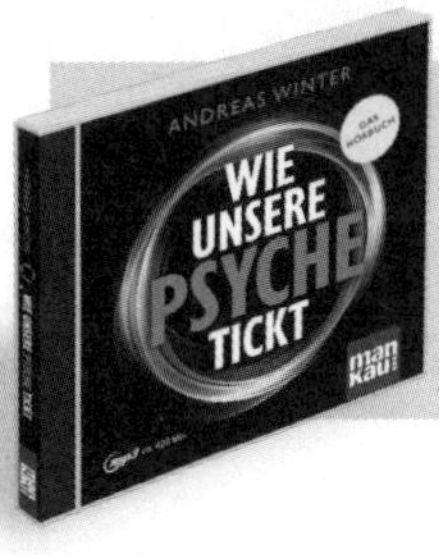

Dieses Buch gibt es auch in der ungekürzten Hörbuch-Fassung, persönlich vom Autor eingesprochen. Erleben Sie die lebendige Sprechweise von Andreas Winter und eine von ihm selbst komponierte Musik zur Einführung.

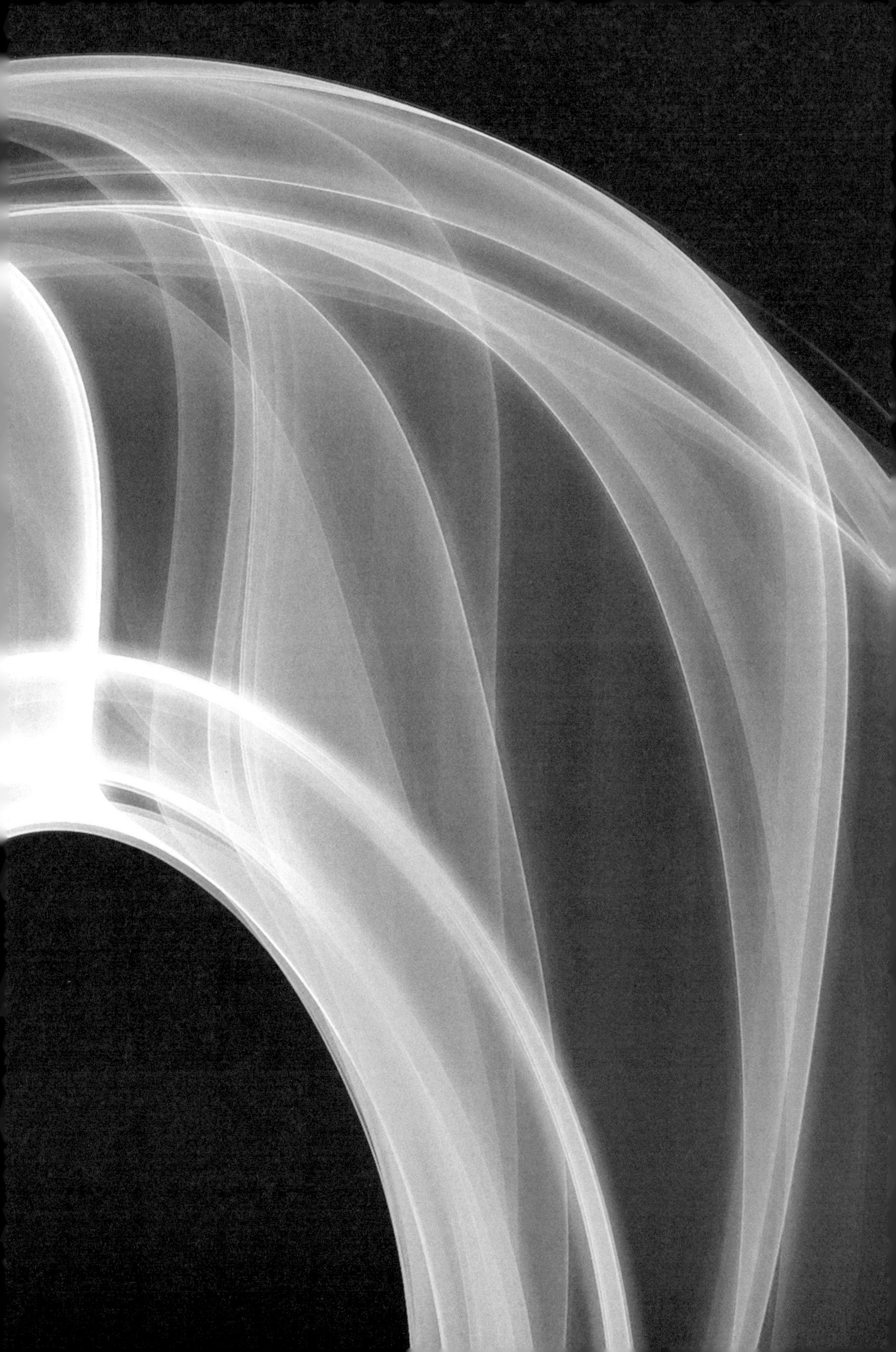

Einleitung

Die Verwirklichung der eigenen Absicht

»Wie konnte ich nur so dumm sein? Warum habe ich immer solch ein Pech? Warum kann ich nicht auch endlich glücklich sein?«

Kennen Sie diese quälenden Fragen?

Ist es nicht irgendwie seltsam, dass wir Menschen uns bei bestimmten Dingen im Alltag im Kreis zu drehen scheinen oder vor manchen Problemen dastehen wie vor einer Wand? Wir, Angehörige der Spezies Homo sapiens, die »Krone der Schöpfung«, die Gattung mit dieser extrem gut entwickelten Großhirnrinde, wir, Wesen, die über Schrift, Sprache und zehn Finger verfügen, die mit Strom und fließend Wasser und einem Dach über dem Kopf ausgestattet sind – ausgerechnet *wir* sind immer wieder krank, immer wieder pleite, haben immer wieder den gleichen Stress. Woran liegt das? Sind wir wirklich »dumm«, »unfähig« oder »Opfer der Umstände«? Oder steckt vielleicht etwas ganz anderes hinter unseren scheinbar unlösbaren Problemen? Etwas völlig Logisches, ja vielleicht sogar sehr Intelligentes, das, wenn man es nur begreifen würde, einen Schlüssel zur sofortigen Verhaltensänderung ermöglichen könnte?

Ich glaube es nicht nur, ich bin mir sogar sehr sicher! Aufgrund meiner jahrzehntelangen Erfahrung mit Menschen, die zu mir kamen, um ihre Probleme endlich zu lösen, kann ich mit Gewissheit sagen, dass es eine bestimmte Formel gibt, die erklärt, warum Menschen ganz absichtlich das tun, was sie tun, selbst wenn es ihnen schadet und großes Leid zufügt. So unverständlich es manchmal auch erscheinen mag, wenn Menschen wider besseres Wissen ihr schädliches oder ausweglose Verhalten nicht ändern, steckt dahinter eine Logik. Die menschliche Psyche folgt einer bestimmten Gesetzmäßigkeit, die wir auch von Strom, Wind und Wasser her kennen. Es ist das *Gesetz des geringsten Widerstands*. Die *Verwirklichung der eigenen Absicht* ist das absolute Bestreben eines Menschen. Dafür nehmen wir die schlimmsten Dinge in Kauf – wenn wir glauben, damit noch Schlimmeres vermeiden zu können. Jede einzelne Lebensentscheidung ist eine Abwägung von Informationen, die dieser einen Formel folgt.

Nicht alles ist vernünftig, aber trotzdem clever!

Doch was ist denn so bedrohlich, dass viele auf ein gesundes und zufriedenes Leben verzichten? Welcher Widerstand erscheint so schlimm, dass Menschen sich eher selbst töten, demütigen lassen, chronisch krank werden und sich mit einem Leben abfinden, das vielleicht kaum noch als lebenswert erscheint? Was ist es dann, das es um jeden Preis zu verhindern gilt, wenn es doch nicht Schmerz, Krankheit oder Tod sind?

Die Antwort ist so einfach wie zugleich erklärungsbedürftig: *Kontrollverlust*. Weder Schmerz noch Krankheit oder gar der Tod sind für die Psyche das Schlimmste, sondern der Verlust der Kontrolle über das Leben. Das Schlimmste ist der *psychosoziale Stress*, also das Gefühl, von jemand anderem kontrolliert, kritisiert, abgelehnt, bevormundet, eingeschränkt und blockiert zu werden. Es kann für die Psyche so unerträglich werden, dass wir, um diesem Gefühl zu entgehen, auf alles verzichten, was uns glücklich macht. Was wir nicht kontrollieren können, führt zu Reaktionen, und die können wiederum von großem Stress begleitet sein.

Wer diesen großen, unbewussten Widerstand erzeugt, für dessen Vermeidung wir auf unsere Lebensqualität verzichten, und wie man diesen mithilfe meiner Methode überwinden kann, darum geht es in meinem Buch. Sobald ein Mensch rational verstanden hat, was seine tatsächlichen Handlungsmotive waren, steht der Zufriedenheit nichts mehr im Wege. Ich habe es selbst erlebt und alle, die sich mit dieser Formel vertraut gemacht haben, ebenso.

Wenn einem Menschen erst einmal ganz bewusst ist, aus welchem klugen Grund er seinen erhofften Erfolg sabotiert hat, ist er in der Lage zu erkennen, dass alle scheinbaren Fehlschläge und Misserfolge, Selbstsabotagen und Blockaden enorm clever waren – allerdings basierend auf der Reife und den Möglichkeiten eines Kleinkindes. Das ganze Leid wurde meist eiskalt in Kauf genommen, um nicht noch unglücklicher, kränker oder hoffnungsloser zu werden. Wenn man jedoch ein kleines Update macht – und die Methode dazu zeige ich Ihnen hier in diesem Buch – dann wird aus einem *Vermeider* wieder ein *Erreicher*! Ein Erreicher, das ist ein Mensch, der sich nicht länger damit aufhält, seine Energie gegen etwas zu verwenden, sondern *für* etwas. Jemand, der eine klare Vision von seinem Leben hat und sich nicht von den alltäglichen Hindernissen aufhalten lässt. Ein Erreicher ist eigentlich ein ganz natürlicher Mensch, so, wie wir alle waren, bevor uns die großen Widerstände in den Weg gestellt wurden.

Psychologische Grundannahmen

Wie gesagt, alles ist eigentlich ganz einfach, aber dennoch zunächst erklärungsbedürftig. Zum besseren Verständnis schlage ich also vor, dass wir uns zunächst auf einige psychologische Grundannahmen einigen:

1. Es gibt ein Bewusstsein, ein Unterbewusstsein und das Unbewusste.
2. Das Gehirn lernt und speichert Informationen ein Leben lang.
3. Der Mensch versucht, seine Absichten widerstandsfrei zu verwirklichen.
4. Ein Ungeborenes hat kein rationales Zeitempfinden und bezieht alles Erlebte auf sich.

Punkt eins dürfte für die meisten meiner Leser völlig unstrittig sein, nicht alles, was das Gehirn so denkt, ist bewusst, Mimik, Gestik und vieles mehr entzieht sich der bewussten Steuerung. Im Allgemeinen gehen Hirnforscher davon aus, dass nur etwa maximal drei Prozent aller Gedanken bewusst sind. Die wenigsten dieser Steuerungsbefehle dringen also ins Bewusstsein, wo wir sie wahrnehmen und willentlich beeinflussen können. Doch steuern sie dennoch sehr wirksam unser Verhalten. Oftmals fällt es schwer zu begründen, warum man eine bestimmte Farbe, ein Lied oder eine Speise besonders mag – oder eben nicht mag. Was Haare zum Wachsen, Wunden zum Heilen und das Herz zum Schlagen bringt, ist meist nur schwer vom Bewusstsein zu beeinflussen, wenngleich solche Prozesse irgendwie gesteuert werden und Regeln unterliegen. Das Unterbewusste hingegen kann leicht beeinflusst werden. Das ist Schwachstelle und Chance zugleich.

Auch von Punkt zwei haben einige vielleicht schon einmal gehört: Auch im hohen Alter kann man sich an Erlebnisse aus der Kindheit noch gut erinnern. Gerüche, Stimmen oder Situationen können Erinnerungen und Gefühle aufrufen, die man schon längst vergessen glaubte. Das genau ist ja das eigentlich Problematische: Erinnerungen sind längst nicht immer bewusst, können aber jahrzehntelang unser Leben bestimmen.

Punkt drei, die Absichten widerstandsfrei verwirklichen zu wollen, habe ich oben eingeführt und werde diesen Aspekt im Folgenden gründlich erläutern. Ihre Absicht ist dabei all das, worüber Sie Ihre Existenz definieren. Widerständen kann man dabei konstruktiv oder destruktiv begegnen – je nachdem, welche Erfolgschance man sich dabei ausrechnet.

Punkt vier, dass Ungeborene denken und empfinden, aber völlig anders als Erwachsene, ist für viele noch neu. Was es damit auf sich hat, ist zum Verstehen von Blockaden und chronischen Symptomen von höchster Bedeutung, denn die Psyche kennt kein Alter. In jeder Lebensphase gelten für jeden Menschen die gleichen Regeln, nach denen unsere Psyche »arbeitet«. Daher werfen wir vorab schon mal einen kurzen Blick darauf.

Die Psyche ist ein Tintenklecks

Beobachten Sie einmal, wie ein Tintenklecks sich auf einem Stück Löschpapier ausbreitet. Es sind dabei zwei Kräfte im Spiel: Druck und Sog. Das Gewicht der Flüssigkeit sorgt für den Druck, mit dem der Klecks den größtmöglichen Raum einnimmt, und der Kapillareffekt erzeugt einen Sog, mit dem die Flüssigkeit in die feinen Poren des Papiers gezogen wird. Je dünnflüssiger die Tinte ist, desto feinere Hohlräume kann sie dadurch ausfüllen, und je schwerer sie ist, desto weiter kann sie eindringen. Widerstände auf dem Löschpapier können zu einem Stau führen, bis der Druck ihn überwindet. Doch auch ein ganz kleiner, leichter Tropfen kann eine bestimmte Fläche des Blattes ausfüllen, wenn das Blatt sehr porös und damit sehr aufnahmebereit ist.

Genau nach diesem Prinzip agiert die Psyche. Sie versucht, sich zu verwirklichen, soweit ihre Absichten reichen. Mit Druck kann man sich durchsetzen, aber mit Sog geht es ebenso. Wenn Menschen uns fürchten, dann weichen sie zurück, aber wenn sie uns verehren, respektieren oder bewundern, dann ebnen sie uns alle Wege und unterstützen uns sogar dabei.

Daher ist es für eine widerstandsfreie Entfaltung hilfreich, in positive Resonanz mit seinen Mitmenschen zu gehen, damit diese keinen Widerstand erzeugen, sondern Unterstützung geben. Menschen mit ähnlichen beziehungsweise ergänzenden Persönlichkeitsmerkmalen können sich dabei in ihrer Resonanz sehr aufschaukeln, derweil sich Menschen, die mit ihren Eigenschaften inkompatibel sind, sogar gegenseitig kränken und blockieren können.

Vor einer Weile kam ein Mann in meine Praxis, der aufgrund von Erektionsstörungen seit Jahren keinen Sex mehr mit seiner Frau hatte. Er fühlte sich von ihrer »permanenten Wollüstigkeit« schlicht bevormundet und war nicht flexibel genug, damit klarzukommen. Wie sich herausstellte, war sie sehr körperbezogen, führungsstark und offensiv, und er war sehr freiheitsbedürftig, relevanzgesteuert – das heißt, gesellschaftliche Regeln, Anforderungen und Erwartungen werden stets auf ihre Sinnhaftigkeit kritisch hinterfragt – und brauchte für sein Sicherheitsgefühl strukturelle Beständigkeit. Sein Körper trug diesen Widerspruch einfach nur aus. Ich ermöglichte es ihm, in einer Hypnose eine gewisse Immunität gegen Erwartungsdruck aufzubauen. Mehr konnte ich für die beiden damals nicht tun. Es gibt manchmal Dinge, die passen einfach nicht besonders gut zusammen.

Ein anderes, weitaus positiveres Beispiel habe ich im Jahr 1996 erlebt, als ich damals die Leitung einer Großraumdiskothek übernahm. Das Konzept für den Szeneladen kam zum Großteil aus meiner Feder, und ich castete die Mitarbeiter nach bestimmten Kriterien. Leider war der Inhaber und Geschäftsführer von seiner autoritären Lebenseinstellung und etwas oberflächlich erscheinenden Persönlichkeit her mit dem Team nicht so recht kompatibel, und so geriet der Betrieb wirtschaftlich ins Stocken. Nach einem enormen Start und einer gewissen Hochphase startete der Betrieb wegen schwindender Besucherzahlen in den wirtschaftlichen Sinkflug, und so wurde ich für die letzten sechs Monate bis zur geplanten Schließung als »Feuerwehr« mit der Führung betraut. Innerhalb weniger Öffnungstage brummte die Hütte wieder, das Personal war motiviert, und die Gäste kamen wieder in Strömen. Durch die Rückkehr zum alten Spirit im Musikprogramm, den Umgangston mit dem Personal und das Vertrauen am Einlass war wieder eine Atmosphäre der Authentizität spürbar. Die Gäste der Szenedisko fühlten sich einfach wieder wohler. *Das* meine ich mit positiver Resonanz. Die Psyche sucht den Weg der Entfaltung. Zeigt sich dieser, so entsteht sehr viel konstruktive Energie.

Es gibt noch einen Effekt, der mit hineinspielt: Es ist der Sog des Machbaren. Sobald ein Mensch etwas für möglich hält, kann auch er seine Grenze erweitern. Die Grenze, die den Widerstand bedeutet, wäre also in diesem Falle die Beschränktheit der eigenen Überzeugung. Der US-Amerikaner Jim Hines war der erste Athlet, der die hundert Meter offiziell in unter zehn Sekunden lief. Bis dahin glaubte eigentlich jeder, ein Mensch könne dies unmöglich schaffen, eine physiologische Grenze sei erreicht. Doch Hines unterbot die zehn Sekunden zum ersten Mal am 20. Juni 1968 bei den US-Trials in Sacramento. Damit war die Grenze gefallen, und innerhalb weniger Minuten gelang der gleiche Rekord zwei weiteren Athleten, Ronnie Ray Smith und Charles Greene. Der Abend in Kalifornien ging als »Night of Speed« in die Sportgeschichte ein. Alle drei Läufer wurden damals mit 9,9 Sekunden handgestoppt. Hines ist zwar am 3. Juni 2023 im Alter von sechsundsiebzig Jahren verstorben, doch er war es, der mit seinem Rekord eine Grenze erweitert hat, die niemals wieder aufgebaut werden konnte. Was der Psyche möglich erscheint, das kann sie auch möglich werden lassen!

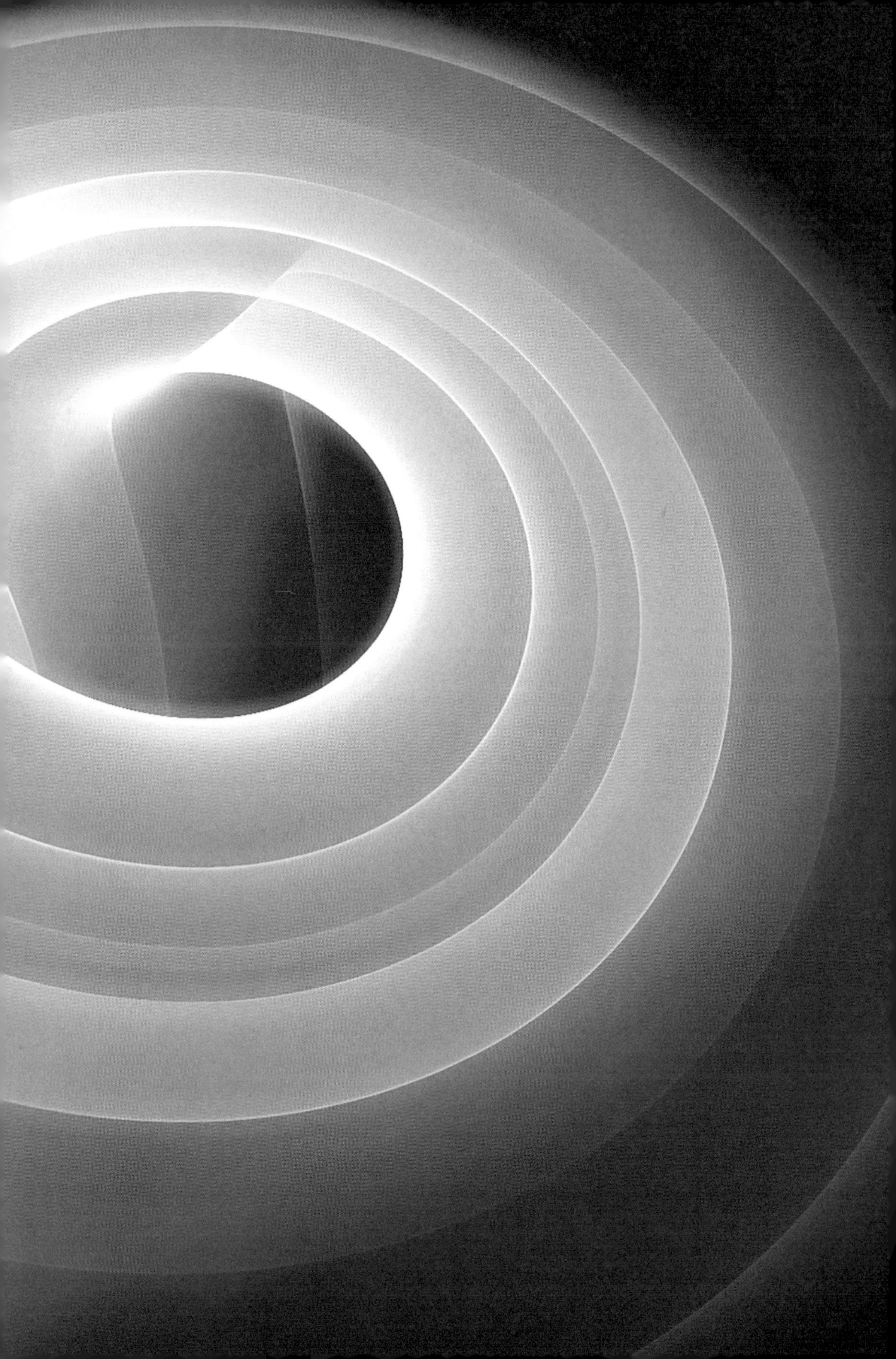

Die Ursache von Symptomen, Blockaden und Störungen

Denkst du anders, lebst du anders

Niemand ist gern krank, und niemand leidet gern. Es möchte doch jeder Mensch gesund, glücklich und zufrieden sein. Insofern muss, wenn die Lebensqualität beeinträchtigt ist, zuvor etwas Schwerwiegendes vorgefallen sein, was dafür ursächlich ist. Und wenn es nicht äußere Umstände und Sachzwänge sind, die einem das Leben schwer machen, dann liegt die Ursache oft im eigenen Denken und Empfinden. Da dieses eben nicht immer bewusst ist, können die krank machenden Einflüsse zunächst im Verborgenen liegen – in einer Zeit, wo bislang kaum jemand damit gerechnet hat, dass sie uns sehr prägt. Schauen wir uns also einmal an, ab wann das Verhalten eines Menschen beeinflusst werden kann.

Wir alle sind Kinder unserer Mütter

Vor rund fünf Jahrzehnten haben Verhaltensforscher und Psychologen damit angefangen, vorgeburtliche Einflüsse der Mutter auf das Baby zu erforschen. Einige Wissenschaftler vermuteten, dass Embryonen nicht völlig isoliert sind, doch es war schwer, das wirklich zu beweisen. Dennoch macht dieser junge Forschungszweig der pränatalen Psychologie rasante Fortschritte, bei denen Erstaunliches zutage kommt: Einige Forscher haben schon länger vermutet, dass es eine transmittergesteuerte emotionale Wechselwirkung zwischen Mutter und Embryo geben muss, doch erst vor wenigen Jahren wurde dafür der wissenschaftliche Beweis erbracht: Embryonen reagieren nicht nur auf äußere Reize, wie Geräusche und Bewegungen, sondern auch auf die Wirkung von Hormonen und Neurotransmittern aus dem mütterlichen Blut.[1] Den Neurobiologen Dr. Ulrike Theisen und Prof. Reinhard Köster sowie dem Genetiker Prof. Ralf Schnabel von der Technischen Universität Braunschweig gelang dieser Nachweis 2018 erstmals experimentell an Zebrafischen. Seitdem gibt es immer mehr Berichte, die die emotionale Beeinflussung des Ungeborenen durch die Mutter anerkennen. Eigentlich liegt der Schluss ja nahe, denn dass das Baby im Bauch Sauerstoff, Nährstoffe und auch Giftstoffe von der Mutter bekommt, ist ja schon lange bekannt. Doch welche bahnbrechende Schlussfolgerung das in Konsequenz zulässt, möchte ich in diesem Buch verdeutlichen.

Der Lernprozess eines Menschen beginnt erstaunlich früh! Bereits ab der dritten Schwangerschaftswoche entwickeln sich die ersten Nervenzellen. Diese reagieren auf Reize und vernetzen sich untereinander, wodurch sie Informationen erfassen und speichern. Über die Nabelschnur, mit der Föten an den Blutkreislauf der Mutter angeschlossen sind, bekommen sie somit nicht nur Sauerstoff und Nährstoffe, sondern auch Neurotransmitter, jene chemischen Botenstoffe, die Emotionen erzeugen, aus dem mütterlichen Blut. Das bedeutet, Stress, Wut, Trauer, Verliebtheit oder Hoffnung, Erwartungsdruck oder Verzweiflung, alles, was eine schwangere Frau spürt, spürt ihr Embryo genauso. Hinzu kommen noch die äußeren Sinnesreize, die ein Ungeborenes registriert, es hört Geräusche und spürt Bewegungen der Mutter, ohne zu wissen, was oder wer das ist. Es bezieht alles Wahrgenommene auf sich selbst. Genau dies prägt unsere Wahrnehmungsmuster und teilweise unser späteres Verhalten. Das ist eine Sensation, denn lange Zeit ging man gemeinhin davon aus, dass Neugeborene noch völlig unbeeindruckt von der Außenwelt sind und erst mit der Geburt anfangen, zu fühlen und zu lernen. Doch die Nabelschnur ist wie eine Standleitung zur Mutter. Babys sind keine unbeschriebenen Blätter, wenn sie geboren werden. Sie sind bereits durch die Emotionen der Mutter vorprogrammiert. Wir lernen neun Monate lang von den Gefühlen unserer Mutter! Der Entwickler der Primärtherapie, Dr. Arthur Janov, wies bereits 2012 in seinem Bestseller »Vorgeburtliches Bewusstsein«[2] darauf hin, wie der Mensch im Mutterleib bestimmte Phasen durchlebt, in denen die Entwicklung der Organe und vor allem des Gehirns durch Hormone und Neurotransmitter gesteuert werden muss. Traumatisierungen in diesen Phasen wirken sich auf das gesamte weitere Leben des Menschen wie eine Weichenstellung aus, so seine Vermutung.

Bei dem freudigen Ereignis einer Geburt sagen Eltern oft: »An dem Tag ist unser Kind zur Welt gekommen.« Doch von dieser Vorstellung sollten wir uns endgültig verabschieden, wenn wir nach Ursachen für Verhaltensweisen forschen. »Zur Welt« kommen wir in der Sekunde der Zeugung!

Daher berücksichtigen wir im tiefenpsychologischen Coaching bei der Analyse eines Symptoms oder einer Verhaltensweise immer Erlebnisse der vorgeburtlichen Zeit – denn dort finden wir meist deren Ursache, selbst wenn ein Symptom erst nach Jahren ausbricht.

Ursache bedeutet: Hier ist der Anfang, hier hat es begonnen. Es gibt für jedes Phänomen immer nur eine Ursache, also ein einziges Ereignis, das am Anfang eines Prozesses steht. Alle weiteren Erlebnisse bestätigen entweder das Ursprungsereignis oder sind eine Ausnahme davon.

Selbstverständlich können auch bereits während der Embryonalentwicklung mehrere tragische Vorkommnisse geschehen. Die zu entdecken ist die Aufgabe eines tiefenpsychologischen Coaches. So hatte ich einen Klienten, der im fünften Monat den Abgang des Drillings erlebt und dann mit seinem verbliebenen Zwillingsbruder eine rund zweitägige Geburt zehn Tage vor der Geburtsreife erlitten hat. Bereits in jungen Erwachsenenjahren wurde er schwer lungenkrank. So gut wie jeder Atemzug schmerzte, und der einst sehr sportliche Mann war durch die Probleme extrem bewegungseingeschränkt. All seine erlittenen Ereignisse bekamen eine emotionale Gewichtung. Das chronologisch erste Ereignis, die Giftstoffbelastung durch den Abbau abgestorbener Zellen des Drillings, war für ihn nicht das Schlimmste, obgleich es deutliche Folgen mit sich brachte, nämlich die intensive, aber erfolglose Suche nach der perfekten Partnerin.[3] Es war das zweite Ereignis, das noch viel größeren Eindruck hinterließ und somit auch als traumatischer empfunden wurde: Die für ihn ewig andauernde Geburt mit entsprechender Sauerstoffknappheit war die Ursache für seine schweren Lungenprobleme. Noch während des Coachings – also durch ein intensives Gespräch – verringerten sich seine bis dahin nahezu unerträglichen Lungenschmerzen.

Es ist in der Medizin eine weitverbreitete Ansicht, dass Symptome entweder gar keine oder verschiedene Ursachen haben. Ich selbst hörte einmal von einem Chefarzt, »Pech« sei die Ursache für Krebs. Ein Rezept für »Glück« wäre dann also konsequenterweise die Therapie, richtig? In einer wissenschaftlichen Ausbildung lernt man eigentlich, Kausalzusammenhänge zu untersuchen. Ergründet man, warum bestimmte Ereignisse von der Klientin oder dem Klienten als besonders traumatisch wahrgenommen wurden, so führt einen das immer weiter zurück auf ein einziges Ereignis, bei dem alles begann. Berücksichtigte man diesen Umstand nicht oder würde ein Therapeut einem traumatisierten Menschen nur zur vorübergehenden Linderung der Symptome verhelfen, so könnte es hierdurch zu Rückfällen oder Verschiebungen – d. h. es entstehen andere Symptome mit gleicher Ursache – kommen. Verhilft er jedoch dazu, das ursächliche Stressereignis als aktuell unschädlich zu erleben, so werden sich damit viele Begleiterscheinungen zugleich abschwächen, und er verhindert bei Patientinnen und Patienten ein Rezidiv (Rückfall). Daher ist es allein für den Bereich Gesundheit so wichtig zu verstehen, wie die Psyche tickt.

Selbstverständlich sind wir Menschen hochkomplexe Wesen, aber wir sind nicht unbedingt kompliziert. Ganz im Gegenteil, es gelten für uns dieselben biologischen, chemischen und physikalischen Naturgesetze wie für alle anderen Wesen auch. Damit eröffnet sich für uns eine bedeutsame Perspektive: die Vereinfachung der Zusammenhänge von Symptomen und Ursachen sowie die gezielte Methodik zu deren Auflösung.

Bleiben wir also bei der Annahme, dass es nur eine Ursache, also ein ursprüngliches Trauma gibt, so sind weitere traumatische Ereignisse als *Bestätigung* dieser Traumatisierung zu werten. Diese werden Auslöser oder auch *Trigger* genannt. Es kann Jahre oder Jahrzehnte dauern, bis ein Auslöser stark genug ist, um ein Trauma zu triggern, also eine starke Gefühlserinnerung wachzurufen, die einen dann förmlich aus der Bahn haut. Daher finden Fachleute auch oftmals die Ursache nicht, sie schauen nicht weit genug zurück in die Biografie der betreffenden Menschen.

Selbst wenn eine Symptomatik wie etwa eine Allergie, eine Klaustrophobie oder eine der gefürchteten »unheilbaren« Krankheiten erst nach dreißig, vierzig oder siebzig Jahren ausbricht, so ist der Ursprung immer sehr viel früher zu finden. Und das hat einen einfachen Grund:

In den ersten sechsunddreißig Monaten des Lebens (ab Zeugung) verfügt der Mensch über keinerlei rationales und zeitliches Erfassungsvermögen. Weder Zukunft noch Vergangenheit fließen in die kontextuelle Orientierung des Kindes mit ein. Begriffe wie »morgen«, »gleich« oder »vorhin« sind noch bedeutungslos. Bis die zeitlich-kontextuelle Wahrnehmung sich zu entwickeln beginnt, werden beispielsweise auch momentane Gefahren als absolute und andauernde Gefahren empfunden. Emotionales Erleben wird stets als Gegenwart empfunden. Was es nicht wahrnimmt, existiert für das Kind nicht. Außerdem ist das Verhaltensrepertoire für ein Kind noch sehr beschränkt. Was es erleidet, muss es meist ertragen. Es kann nicht weglaufen, verstehen, verhandeln, verzeihen oder um Verzeihung bitten. Es kann weder die Polizei rufen noch die Feuerwehr oder Versicherung – es fühlt sich quasi machtlos. Ein Trauma, das vor dem dritten Lebensjahr erlitten wird, kann sich daher prägend für ein Wahrnehmungsmuster auswirken, ganz einfach, weil der Mensch in diesem Lebensalter Ereignisse zeitlich nicht einordnen kann und damit grundsätzlich generalisiert. Ein generalisiertes Muster aufgrund eines Traumas entsteht dadurch, dass der Betroffene nicht genau definieren kann, was ihn in Gefahr gebracht hat. Er glaubt, die Gefahr bestünde fortdauernd. Hier liegt die Erklärung, warum nicht alle Menschen nach einem schweren Trauma wie Unfall oder Verbrechen eine posttraumatische Belastungsstörung (PTBS) haben: Wenn ein solches Ereignis nicht eine unterbewusste Grundannahme bestätigt, wird es ganz anders emotional eingeordnet, nämlich als tragischer Zwischenfall im Leben und nicht als Bestätigung dafür, dass das Leben grundsätzlich unberechenbare Gefahren birgt.

In Tausenden von Fällen konnte ich nachweisen, dass ein Trauma nach dem dritten Lebensjahr kein pathologisches Verhaltensmuster nach sich zieht, wenn nicht zuvor bereits eine frühkindliche Mikrotraumatisierung vorlag!

Man kann das gar nicht deutlich genug sagen: Egal welcher seelische Schmerz uns im Leben einmal widerfährt – er beeinflusst uns nur dann nachhaltig, wenn wir etwas Ähnliches schon einmal in der Kindheit erlebt *und* nicht verarbeitet haben. Es gibt Menschen, die haben Krieg und Folter, Verbrechen oder Lebensgefahr erlebt und dennoch keine sonderlichen Einschränkungen ihres Verhaltens davongetragen. Andere wiederum machen ähnliche oder längst nicht so tragische schmerzhafte Erfahrungen, leiden aber ein Leben lang darunter und waren fortan durch Ängste oder Krankheit im Leben eingeschränkt. Und genau solche Folgen von unverarbeiteten Traumen lassen sich mittlerweile verstehen, überwinden und mit der entsprechenden Methode wieder unschädlich machen. Man muss nur die stressbehafteten Ereignisse aus der frühen Kindheit entdecken, sie anschauen – und das ist eben das Neue, das Ungewöhnliche: diese dann auch emotional umdeuten. Was genau macht krank – aber warum nicht jeden? Wie kann man wieder ein normales, gesundes Leben führen? Dass es sich lohnt, diesen Fragen nachzugehen ... Das soll sich herumsprechen.

Gestützt wird diese These der emotionalen Gewichtigkeit frühkindlicher Erlebnisse durch die Grundlagenforschung verschiedener Entwicklungstheoretiker. Sicherlich einer der bekanntesten ist der Pionier der Entwicklungspsychologie, der Schweizer Psychologe Jean Piaget (1896–1980). In seinem theoretischen Modell der kognitiven Entwicklung beschreibt er, dass ein Kind vor dem zweiten Lebensjahr noch nicht in der Lage ist, Gegenstände außerhalb seines Sichtfeldes zu vermuten. Es hat keine sogenannte Objektpermanenz, das bedeutet, das Kind lebt nach dem Schema: »aus den Augen, aus dem Sinn«. Im Umkehrschluss heißt das aber: Was erlebt wird, wird als permanent präsent empfunden. Alles Erlebte aus dieser Zeit wird allerdings nicht rational in der Ratio, sondern im verborgenen Unterbewusstsein, dem emotionalen Gedächtnis, der Emotio wahrgenommen und abgespeichert. Ein Kind in dem Alter nimmt seine Umwelt rein emotional wahr – nicht rational. Was man darunter genau versteht und welchen Unterschied das macht, dazu komme ich gleich noch.

Da Gefühle stets als gegenwärtig empfunden werden, glaubt ein Kleinkind, seine Erlebnisse dauerten ewig – es kennt noch keine Zukunft, kein Vergehen, kein Abwarten. Deshalb weinen Kinder auch oftmals so herzzerreißend, wenn ihnen etwas Angst macht oder wehtut. Wenn eine Mutter zu ihrem zweijährigen Kind sagt: »Mami kommt gleich wieder«, und das Kind beim Verlassen des Raumes und beim Schließen der Tür dann aus Leibeskräften brüllt, kann sie sicher sein, dass sie bei ihrem Kind wahrscheinlich ein Trennungstrauma angetriggert hat.

Kinder glauben, ein solcher Stresszustand bliebe für ewig. Hierdurch können Verhaltensmuster gebildet werden, die ein Leben lang aufrechterhalten bleiben können. Dies bedeutet: Macht ein Kind innerhalb genau dieser drei Jahre traumatische Erfahrungen – dazu gehören bereits Schwangerschafts- und Geburtskomplikationen genauso wie frühkindliche Krankenhausaufenthalte oder schmerzhafte Erlebnisse –, so bildet sich hierdurch beim Kind eine besonders hohe Sensibilität für potenzielle Gefahrensituationen aus. Hier liegt der Ursprung von Traumatisierungen und deren Auswirkungen. Nicht später! In den Wochen um die Geburt herum ist die Empfindlichkeit für empfundene Lebensgefahr am höchsten!

Gefahren haben deshalb generell in unserer Wahrnehmung einen höheren Stellenwert als gute Nachrichten, weil ein Mensch ohne besondere Positivmeldungen zumindest überleben kann – in Gefahr ist dies rasch fraglich. Stress ist viel relevanter als Glücksgefühle. Wenn ich Ihnen beispielsweise einen Strauß Blumen überreiche, so ist das vielleicht für Sie angenehm, wenn Sie aber zugleich Ihre Hand auf einer heißen Herdplatte liegen haben, worum kümmert sich Ihr Gehirn wohl als Erstes? Sicher nicht um die schönen Blumen. Es gilt, den Schmerz zu vermeiden und nicht, die Blumen in Empfang zu nehmen. Das Gehirn will Stress vermeiden und verzichtet hierfür sogar auf Glücksgefühle. Handelt es sich bei dem Geschenk allerdings nicht um einen Strauß Blumen, sondern um einen Koffer mit zehn Millionen Euro, so sieht die Sache schon wieder etwas anders aus. Die Aussicht, einen Großteil vom »Lebensstress« loszuwerden, kann den Schmerz in den Fingern für eine kurze Zeit überwiegen und diesen nachgeordnet erscheinen lassen. Man könnte auch sagen, der Mensch nimmt immer das geringste Übel in Kauf, um den größten Stress zu vermeiden.

»Sobald man sich seine Befürchtungen bewusst gemacht hat, kann man entscheiden«, so schrieb eine von mir ausgebildeten Trainerin in einem Online-Forum, über den Grund, warum ihr eine Verbrühung nichts anhaben konnte: »Ich habe mir eben kochend heißen Sirup über die Hände gegossen. Aber weil es mir wichtiger war, die Einmachgläser zu sterilisieren, habe ich es dem untergeordnet, und es ist nichts passiert! Gar nichts! Es tat nicht weh, war nicht rot, es gab keine Blasen, nichts! Es ist tatsächlich eine Entscheidung ...«

Eine andere Leserin fragte daraufhin: »Das ist doch nicht normal, heiß ist heiß! Aber es soll ja Menschen geben, die über Glasscherben oder heiße Kohlen laufen. Die sollen mal sagen, wie das funktioniert ...«

Emotionale Prioritäten kann man mit einer rationalen Entscheidung verändern. Nun geht es uns ja meist nicht um eine heiße Herdplatte oder ein paar Einmachgläser, sondern um chronischen Stress, an den man sich schon etwas gewöhnt hat. Krankheit, Schulden, Einsamkeit, solche Dinge kann man sehr lange aushalten – und versucht eben dadurch, Schlimmeres zu vermeiden. Das erklärt auch, warum es Menschen gibt, die trotz andauernder medizinischer Behandlung und großen Leidensdrucks nicht gesund werden. Es gibt meist etwas, das dem Betroffenen noch viel schlimmer erscheint als sein Symptom – selbst, wenn dies sogar zum Tode führen kann. Natürlich ist dieses größere Übel vollkommen unterbewusst, sonst könnte man sich ja bewusst dagegen entscheiden. Aber genau das ist ja das große Rätsel für viele Ärzte und Therapeuten, wenn es um chronische oder wiederkehrende Krankheiten geht. Trotz bester Behandlung und Medikation verbessert sich der Zustand des Patienten kaum oder verschlimmert sich sogar noch. Wenn wir nicht als Ursache rein körperliche Organschädigungen haben, wie durch Vergiftungen oder Verletzungen, liegt die schlechte Behandelbarkeit meist daran, dass entweder die Behandlung oder das Gesundwerden von Patientin und Patient unterbewusst als noch viel schlimmer als sein Symptom erachtet wird. Ein Körper versucht, zeit seines Lebens zu gesunden. Würde man dem Betroffenen dazu verhelfen, sich bewusst zu machen, was er befürchtet, und zudem dafür sorgen, dass er eine Lösung für den Umgang damit findet, so verschwänden seine Symptome in der Regel.

Die kognitiven Fähigkeiten, die uns Menschen so erfolgreich Erlebtes verarbeiten lassen, entwickeln sich also erst rund zwei Jahre nach der Geburt, aber dennoch – und das ist das Tragische – merkt sich das kindliche Gehirn alles, was es erlebt, und es vergisst nichts – erst recht nicht die Angst machenden Dinge! Im Zeitraum von rund drei Monaten um die Geburt herum scheint die Sensitivität für Traumatisierungen so ausgeprägt zu sein, dass wir meist hier die Ursprünge der chronischen Störungen finden. Eine Zeit, in welcher der kleine Mensch sich völlig ausgeliefert fühlt und besonders viel Schutz bräuchte. Schutz, nicht im Sinne von Wattebäuschchen und Ponyhof – das Leben hat immer Herausforderungen, da kommen wir alle nicht drumherum –, sondern Schutz im Sinne von Hoffnung, von »alles wird gut«. Keine Dauersorgen, sondern das gute Gefühl, dass die Tiefen des Lebens immer ein Happy End haben werden. Das schafft Vertrauen und letztlich Stressresistenz!

Geburtsstress kann somit als hauptsächliche Ursache für spätere Symptome gesehen werden. Prokrastination, das pathologische Aufschieben von zu Erledigendem, wie etwa Prüfungsvorbereitungen oder Hausarbeiten, ist in einer Vielzahl von Fällen tatsächlich darauf zurückzuführen, dass der Betroffene während Schwangerschaft oder Geburt das Gefühl von »Nötigung« durch Wehen auslösende Mittel, geplanten Kaiserschnitt vor Geburtsreife, Frühgeburt durch mütterlichen Stress oder Ähnliches verspürt hatte. Man könnte sagen, das Unterbewusste signalisiert mit der Aufschieberei: »Drängt mich nicht, lasst mir meine Zeit!«

Ich habe Dutzende von Fällen erlebt, wo dieses lästige Symptom wie von selbst verschwand, nachdem wir den Geburtsvorgang emotional noch einmal gedanklich durchgegangen sind – aber diesmal mit der Reife eines Erwachsenen. Ebenso das umgekehrte Phänomen, wenn Menschen stets und ständig überpünktlich sind. Zwar ist das gesellschaftlich unauffällig oder sogar erwünscht, aber oftmals steckt da die Angst, zu spät zu kommen, beziehungsweise die Angst, aufgehalten zu werden, dahinter. Dies ist ebenfalls oft auf ein Geburtstrauma zurückzuführen, meist eben, weil das Kind trotz Geburtsreife aus irgendeinem Grunde nicht geboren wurde. Ich kenne Geschichten von hochschwangeren Frauen, denen der Muttermund zugenäht wurde, nur weil der Arzt der Ansicht war, das Baby hätte »noch Zeit«. Wie fühlt sich wohl ein Baby, das aufgrund von

Stress und Sauerstoffmangel versucht, Geburtswehen auszulösen, und dann tagelang nicht weiterkommt? Was, glauben Sie, macht das mit einem Kind?

So können Depressionen und Introvertiertheit ebenfalls ihren Ursprung bereits vor der Geburt haben. Eine ungewollte Schwangerschaft, vielleicht sogar mit Abtreibungsgedanken, einhergehend mit der negativen Reaktion der Mutter auf die Bewegungen ihres Kindes, kann bei diesem die Schlussfolgerung erzeugen: »Wenn ich mich bemerkbar mache, gibt es Stress.« Babys von Müttern, die das Kind »eigentlich gar nicht sehen wollen«, etwa weil es unfreiwillig gezeugt ist oder sich die familiären Bedingungen zum Ungünstigen verändert haben, haben oft einfach nur gelernt, dass sie besser nicht in Erscheinung treten sollten. Hier bedeutet »Sichtbar-Sein« das Gefühl von Lebensgefahr.

Wenn Sie also schwanger sind, dann seien Sie als Mutter vorsichtig mit dem, was Sie dem Kind gegenüber empfinden, und dem, was Sie überhaupt empfinden. Das Beste wäre, Sie vermeiden dauerhafte Angst machende Situationen während der gesamten Schwangerschaft. Kurzzeitige Stresssituationen, die rasch verarbeitet werden, können hingegen sogar förderlich für die Entwicklung von Intelligenz und Zuversicht des Kindes sein. Doch leider ist chronischer Stress, also das Gefühl, mit schwierigen Situationen dauerhaft belastet und dementsprechend überfordert zu sein, in unserer Gesellschaft üblich. Ist der Stress extrem, kann das sogar das Kind gefährden! So sind in den späten Kriegsjahren in Deutschland nach Fliegerangriffen oftmals Kinder durch die Wehen auslösende Angst ihrer Mütter vorzeitig geboren. Viele dieser ehemaligen Kriegsfrühchen hatte ich in meiner Praxis – sie hatten allesamt Angst vor Kontrollverlust und ein generelles Misstrauen ins Leben.

Allein die Besorgnis eines Arztes kann eine junge Mutter derart unter Stress setzen, dass dies zu vorzeitigen Wehen führt. Wenn eine werdende Mutter hört: »Ich glaube, Ihre Blutgruppe verträgt sich nicht mit der Ihres Babys«, »Die Herztöne Ihres Kindes gefallen mir gar nicht«, »Sie sind mit Ihren neununddreißig Jahren eine Spätgebärende« und so weiter, kann die Angst der Mutter um die Gesundheit des Kindes beim Baby eine solche Unruhe auslösen, dass dieses sich mehrfach herumdreht und sich dabei die Nabelschnur um den Hals wickelt. Durch die erschwerte Sauerstoffzufuhr gerät der Fötus dann erst tatsächlich in Lebensgefahr. Ohne Besorgnis wären viele Dinge oftmals unproblematischer. *Iatrogen* ist der Fachausdruck für »vom Arzt erzeugte Probleme«, und die sind leider nicht selten. So schreibt das deutsche Ärzteblatt, dass rund ein Drittel aller Todesfälle nach Krebs und Herzerkrankungen vom Arzt verursacht sind.[4] Dabei ist die Dunkelziffer aufgrund der tödlichen Therapienebenwirkungen und der negativen Suggestionswirkungen, wie etwa der Nocebo-Effekt, noch unberücksichtigt. Auch das lässt sich erklären, wenn man zugrunde legt, dass viele Menschen in der Kindheit angstvoll lernen: »Eine Autorität zu kritisieren gibt Ärger.« Autoritätshörige neigen zum Konformismus, also glauben diese Menschen künftig dem Arzt, Lehrer, Pastor und Polizisten alles Mögliche, Hauptsache, sie bekommen »keine Schimpfe«, weil sie eine Meinung hinterfragt haben – Erziehung kann also sogar tödlich sein.

Ursache oder Auslöser?

Viele Menschen sind zunächst überrascht, wenn ich ihnen erkläre, dass sie als Kind in den ersten drei Jahren des Lebens ab Zeugung Erlebtes rein emotional erfahren haben und daher keinerlei zeitliches Einordungsvermögen hatten. Die Konsequenz, dass Bedrohliches als »Situation von ewiger Dauer« abgespeichert wird und somit ein Angstmuster erzeugen kann, verblüfft viele, ist aber eine logische Erklärung, warum ein scheinbar harmloser Trigger einen solch überraschend großen Effekt haben kann und warum durch die emotionale Neubewertung des Ursprungs der Betroffene plötzlich in vielerlei Hinsicht stressfester wird.

Daher empfiehlt es sich, immer zu schauen, was die Ursache war und was der Auslöser.

Da dieses Urtrauma vom Kind als bedrohlich bewertet und im Unterbewusstsein abgespeichert wird, kann es ein Leben lang durch entsprechende Trigger aufgerufen werden. Damit werden tatsächlich ähnliche

Gefühle ausgelöst wie damals während des Ursprungserlebnisses. Ein Erlebnis, welches den gleichen formalen Kriterien entspricht wie die allererste erlebte Erschütterung der Sicherheit, das Urtrauma, kann ein solches, verschüttetes Trauma »antriggern«, also wachrufen und damit das seit Jahren angelegte Angstmuster zum Ausbruch bringen. Daher fürchten sich Kinder oftmals in Situationen, in denen Erwachsene keinerlei Gefahrenanzeichen wahrnehmen können. Kinder haben, wenn sie klein sind, einen völlig anderen Erlebnishorizont als Erwachsene. Und den »Großen« kann es sicherlich manchmal schwerfallen, diesen nachzuvollziehen. »Stell dich nicht so an, das ist doch nicht schlimm!«, hören Kinder dann in Situationen, die bei ihnen die unterbewusste Erinnerung an eine erlittene Katastrophe auslösen.

Viele Jahre später arbeitet das unterbewusste Muster zur Gefahrenabwehr noch immer zuverlässig und erzeugt bei einem Erwachsenen die gleichen körperlichen Angstgefühle wie damals in der Kindheit. Und wieder hören die Betroffenen von gut meinenden, aber verständnislosen Angehörigen: »Reiß dich doch endlich mal zusammen!«, und kaum einer sieht, dass nicht der Trigger das Problem ist, sondern die Gefühlserinnerung, die dieser auslöst.

Doch genau das ist der Grund, warum Freunde, Angehörige und manchmal auch Therapeuten so ratlos sind, wenn sie sehen, wie bei einem erwachsenen Menschen durch einen harmlosen Fahrstuhl, eine bevorstehende Flugreise, eine Spinne oder einen Zahnarzttermin eine überschießende Panikreaktion ausgelöst wird. Ein Erwachsener empfindet Situationen mit einem ganz anderen kontextuellen Verständnis als ein Kleinkind – er weiß, dass Dinge einfach wieder vorbeigehen und man sie zur Not auch einfach aushalten kann. Ein Kind weiß das nicht. Dinge, bei denen ein Erwachsener nur gelassen mit den Achseln zuckt, erscheinen einem Kind wie eine lebensbedrohliche Katastrophe – und umgekehrt: Dinge, bei denen ein Kind glaubt, sein Leben sei nun zu Ende, empfindet ein Erwachsener als überschaubare Lappalie. Und genau das ist ja auch unsere Chance, die darauf fußenden stressbedingten Symptome wieder abklingen zu lassen, denn eigentlich ist die Ursache, so tragisch sie gewesen sein mag, ja längst überstanden, und sie wird sich meist in dieser Form nicht wiederholen können. Und selbst wenn: Angst und Krankheit schützen ja auch nicht davor.

Wir brauchen also eigentlich nur das Ursprungstrauma entdecken und mit der Reife eines Erwachsenen emotional neu zu bewerten.

Da die Logik der Symptome aber auf der geringen Reife und der Ohnmacht eines Säuglings oder Kleinkindes basiert, welches sich vor der Wiederholung einer Traumatisierung schützen will und dieses Schutzmuster folglich im Unterbewussten schafft, wird ein Symptom immer deutlicher und stärker, je öfter die zu vermeidende Befürchtung eintritt. Je öfter ein Mensch re-traumatisiert wird, desto schlimmer wird seine daraus resultierende Symptomatik, einfach weil jede Bestätigung der Ursprungsgefahr das Wahrnehmungsmuster festigt (siehe Grafik auf Seite 45).

Es heißt zwar, die Zeit heilt alle Wunden, doch die blockierenden Erlebnisse der Kindheit können nicht mit Abwarten, sondern nur mit der Erkenntnis über alternative Möglichkeiten überwunden werden! Wenn man beim Menschen einfach nur Symptome dämpft, befürchtet dieser unterbewusst den Verlust seines Schutzkonzeptes – und das Symptom wird verschlimmert! Die sogenannte »Erstverschlimmerung«, die man von der Heilpraktiker-Behandlung her kennt, wird oftmals als therapeutischer Volltreffer angesehen. Die anschließende Heilung folgt dann wohl automatisch. Ich stimme dieser Sichtweise nicht zu. Für mich steht bei der sogenannten Erstverschlimmerung fest: »Ursache erkannt, Lösung fehlt.« Warum die Lösung noch nicht umgesetzt wird, kann durchaus sehr verschiedene Gründe haben. Manchmal müssen beispielsweise erst massiv die Lebensumstände verändert werden (berufliche, partnerschaftliche oder familiäre Situationen), damit ein Symptom von selbst abklingen kann. Auch die Erfahrung, dass die Ursache im Alltag keine besondere Gefahr darstellt, muss ja zunächst einmal vom Betroffenen festgestellt werden. Das kann durchaus ein paar Tage oder gar Wochen dauern. Solange die Symptomalternative dem Patienten noch als »großer Widerstand« erscheint, bleibt er selbstverständlich noch beim alten krank machenden Muster. Eine »Erstverschlimmerung« ist also im eigentlichen Sinne keine

Verschlimmerung, sondern nur das Durchbrechen der aufgestauten und verdrängten Emotionen, die dann mit voller Wucht Stressreaktionen, also Symptome, erzeugen. Oftmals klingen diese Reaktionen dann nach kurzer Zeit ab und kommen auch nicht wieder. Alles, was bewusst ist, kann den Körper nicht mehr krank machen, alles, was als größter Widerstand erachtet wird, wird vermieden.

Wenn ein Mensch sich mit dem unterbewussten permanenten Einziehen seines Kopfes zwischen den Schulterblättern vor Bedrohung durch Autoritäten zu schützen versucht, können die Nackenmuskeln chronisch verspannen, und daraus resultierende Schmerzen werden immer größer, je öfter er sich durch entsprechende Mustervertreter der Urautorität bedroht fühlt. Nimmt die Patientin oder der Patient nun Schmerzmittel, wird sie oder er bei entsprechender Re-Traumatisierung keinen natürlichen, schmerzbedingten Schutz vor übersteigerter Muskelkontraktion verspüren und infolgedessen die Muskeln überdehnen und die Kontraktionen auf andere Muskelgruppen im Hals- oder Schulterbereich ausweiten – bis letzten Endes der ganze »Buckel krumm wird«. Ich hatte einen Klienten, bei dem genau dies beobachtbar war. Erst als die Angst vor Ablehnung durch Autoritäten, seine eigene Ehefrau war der Trigger, aufgelöst war, entspannte sich die Muskulatur, der Schmerz verschwand, und die Körperhaltung normalisierte sich wieder etwas.

Die große Besonderheit eines erfolgreichen Coachings besteht darin, die kausale Ursache herauszufinden. Das folgende Beispiel zeigt, wie schnell man übersehen kann, worin das wirkliche Problem begründet ist.

Vor einiger Zeit erzählte mir ein Klient, er sei mit seinem jungen Hund Sammy an einer Kuhweide vorbeigegangen. Neugierig näherte sich eine Kuh. Nase an Nase begannen die Tiere, sich zu beschnuppern. Tragischerweise kam die Kuh dabei mit ihrem Schwanz an den Elektrozaun, bekam einen Schlag, der durch die feuchte Nase auch zu Sammy geleitet wurde. Von diesem Tag an hatte Sammy eine fürchterliche Angst vor Kühen – nicht etwa vor Zäunen oder Elektrokabeln. Er ging aufgrund seiner Erfahrung davon aus, dass Kühe elektrische Schläge austeilten.

Eine Verkettung von Umständen, dem gleichzeitigen Auftauchen von Phänomenen, verleitet dazu, Dinge für ursächlich zu halten, die aber gar nicht ursächlich sind.

Erforscht wurde die immense Verknüpfungsfähigkeit des Gehirns bereits Anfang des letzten Jahrhunderts von dem russischen Naturforscher und Nobelpreisträger Iwan Pawlow (1849–1936). Pawlow stellte fest, dass immer dann, wenn er seine Laborhunde füttern wollte, die Tiere aufgeregt auf- und absprangen und sich auf das Futter freuten, noch bevor er die Näpfe gefüllt hatte. Er untersuchte diese Beobachtung einmal wissenschaftlich und schlug ein kleines Glöckchen an, kurz bevor er den Tieren etwas zu fressen gab. Dies setzte er drei Wochen lang täglich fort und kontrollierte dabei, wie die körperliche Reaktion der Hunde auf das Glöckchen ausfiel. Dazu maß er in einem kleinen Röhrchen den Speichelfluss der Tiere, eine Reaktion auf das zu erwartende Futter. Anfangs reagierten die Hunde auf den Ton nicht mit Speichelfluss. Mit dem Glockenton wurde noch nichts Weiteres verknüpft. Doch nach bereits drei Wochen ließ sich beobachten, dass die Hunde schon allein auf den Glockenton mit Speichelfluss reagierten. Der Körper der Hunde zeigte somit eine Reaktion. Pawlow hatte nur das Glöckchen angeschlagen und gar kein Futter ausgeteilt, und trotzdem bekamen die Hunde Speichelfluss – eine Verknüpfung zwischen Glöckchen und Futter hatte stattgefunden. Den Tieren lief das Wasser im Mund zusammen, weil sie erwarteten, es gäbe gleich etwas zu fressen.

Die Wissenschaft nennt dies eine bedingte (konditionierte) Reaktion. Mit anderen Worten: Ein Verhalten wurde durch den zweiten Reiz einer nicht kausal begründeten Wenn-dann-Beziehung ausgelöst. Für die Hunde wurde durch das stetige Zusammentreffen zweier Reize (Futter und Glockenton) ein Symbol erzeugt! Nicht wegen des Tons, sondern aufgrund der damit verknüpften Erwartung des Futters reagierten sie mit Speichelfluss.

Nun sind wir Menschen zwar keine Hunde, aber nur zu rasch übersehen auch wir, dass Dinge, die uns emotional bewegen, oftmals nur im Zusammenhang mit dem, was die tatsächliche Wirkung ausmacht, stehen. Ein sehr deutliches Beispiel dafür ist die gefürchtete Bienengiftallergie, die beim Menschen aufgrund eines Stichs einen anaphylaktischen Schock auslösen kann, der sogar zum Tode führt. Es ist weder der Stich noch das Bienengift die Ursache für eine solche Reaktion. Wenn man einen betroffenen Menschen zum Ursprung der Allergie führt, dann kann die Ursache vom Auslöser »Insektenstich« entkoppelt werden und erzeugt in Folge keine weitere körperliche Reaktion mehr außer dem üblichen Schmerz mit Schwellung und Hautrötung in der Umgebung der Einstichstelle.

Vielleicht überrascht es Sie, aber die Ursache für die Bienengiftallergie ist oftmals die für das Kind völlig unvorbereitet durchgeführte nachgeburtliche Impfung, Blutentnahme oder Medikamentengabe per Injektion. Der Trigger später dann ist »ein durch einen unvorbereitet erlebten Stich injizierte körperfremde Substanz«. Die lebensbedrohlich übermäßige Ausschüttung von Histamin, eine Art »Feuerwehrhormon« im Gewebe, erfolgt also gar nicht durch den Stich oder das Gift selbst, sondern dadurch, *wie dieses unterbewusst empfunden wurde*. Eine Konditionierung, also das Verknüpfen von zwei Reizen, ist schnell geschehen. Ein Trigger kann entsprechend rasch verfestigt werden. Eine Wespe oder Biene braucht uns nur einmal zu stechen, oder überbesorgte Eltern wedeln aufgeregt rufend mit einer Zeitung herum und warnen das nichts ahnende Kind – schon werden wir bereits beim Anblick einer völlig harmlosen gelb-schwarzen Schwebfliege oder Hummel ängstlich.

Ebenso führt es zu einer nie enden wollenden Sisyphusarbeit, wenn man bei zu hohem Blutdruck ständig den Blutdruck misst, denn die Befürchtung vor einem unverhofften Messergebnis lässt den Blutdruck vorher schon ansteigen. Nimmt dieser dann dauerhaft Blutdrucksenker, muss der Körper ständig gegenregulieren, um den hohen Blutdruck zu halten. Dieser hat nämlich meist unterbewusste stressbedingte Ursachen und ist ein Überlebensmechanismus. Mit einem zu niedrigen Blutdruck kann der Mensch nicht mehr adäquat auf Gefahren reagieren. Auch hier lohnt es sich zu schauen, wie der Hypertoniker seine Geburt und seine Kindheit erlebt hat. Das Gefühl, dranbleiben zu müssen, nicht nachlassen oder entspannen zu dürfen, sondern aufmerksam zu sein, steckt meist als Ursache hinter einem hohen Blutdruck. Ergründet man die Ursache der permanenten Sprungbereitschaft, die den enormen lebenslangen Druck erzeugt, normalisiert sich der Blutdruck von allein. Allerdings werden von der Patientin oder dem Patienten danach weder die Medikamente noch der verschreibende Arzt benötigt. Vielleicht liegt es ja daran, dass sich solche Behandlungsmethoden erfolgreich durchgesetzt haben? Böse Zungen könnten auch vermuten, dass der »normale« Patient oft eine schnelle Lösung ohne Innenschau bevorzugt und der behandelnde Arzt eine lukrative Einnahmequelle nicht verlieren will. Gerade in unserer Leistungsgesellschaft kann sich es ja auch kaum noch jemand »leisten«, lange krank zu sein und sich gründlich auszukurieren. Dass Symptomkosmetik allerdings eine große Hypothek auf die Gesundheit ist, nimmt man wissentlich oder unwissentlich in Kauf.

Die Angst vor Kontrollverlust

Wenn man Betroffenen helfen möchte, dass automatisch erfolgende körperliche Reaktionen künftig nicht mehr aufgerufen werden, muss man die Bestandteile der Verknüpfung wieder emotional entkoppeln. Das klingt jetzt etwas einfacher, als es in der Praxis tatsächlich durchführbar ist, denn man benötigt für diese Art von Entkoppelung einen Zugang zum emotionalen Datenspeicher des Patienten. Rein rational leuchtet der Zusammenhang zwar den meisten ein, aber die Entkoppelung findet eben in Bereichen des Gehirns statt, die für die Ratio unzugänglich sind. Um diese zu erreichen, benötigt der Therapeut einen bestimmten »Betriebszustand« des Gehirns, Alphawellenzustand genannt, den der Patient leider nur selbst ermöglichen kann. Man muss halt dort nachschauen und die Entkoppelung erzeugen, wo der Verstand nicht hingelangt: zu den unterbewussten Emotionen. Schwierig ist das im Grunde nicht, aber für viele ungewohnt, da unsere westliche Zivilgesellschaft uns darauf trainiert, genau diesen Zustand, in dem das möglich ist, nicht zuzulassen. Die Bezeichnungen für diesen Zustand sind »Kontemplation«, »Trance« »Meditation« oder einfach »sich selbst mal in Ruhe lassen«. Wenn man diesen mit etwas Übung geschehen lässt, ermöglicht er eine Reihe von fantastischen Phänomenen: Hypnotische Suggestionen werden ausgeführt, Supersleeping, eine Kurzschlaftechnik, mit der man sich innerhalb von fünf Minuten einen Erholungswert von einigen Stunden verschaffen kann, automatisches Lernen von Fremdsprachen, Musikinstrumenten oder sportlichen Techniken, das alles ist möglich, wenn wir einmal nicht den kontrollierten Verstand benutzen, sondern unsere Emotio, die Gefühlskompetenz. Und genau diese ist nun einmal in den ersten Monaten unseres Lebens völlig ungeschützt vom Verstand, dem »Torwächter« über die Gefühle, und daher finden in dieser Zeit auch die lebenslangen (Fehl-) Programmierungen statt.

Ich unterscheide übrigens nicht qualitativ zwischen Psyche, Seele und Unter- und Unbewusstsein, sondern die Zuständigkeiten betreffend. Bei einem Computer gibt es das BIOS, die Grundsoftware, die den Computer »zum Leben erweckt«; das würde hier in unserem Zusammenhang der »Seele« oder dem *Unbewussten* entsprechen. Diese steuern bei einem lebenden Menschen Vitalfunktionen wie Atmung, Herzschlag, Zellwachstum, Reflexe und so weiter. Darüber liegt das Betriebssystem, welches gebraucht wird, damit Programme überhaupt geladen und ausgeführt werden können. Die Entsprechung hier wäre *Psyche* oder *Unterbewusstsein*. Auf der oberen Ausführungsebene gibt es die Programme, die dem Computer ermöglichen, Aufgaben zu erledigen. Das entspräche dem *Bewusstsein*. Doch letztlich ist das alles Software. In meiner Vorstellung trifft die Hardware – das wären etwa unser Gehirn, Herz, Rückenmark, aber auch die Haare, Zähne und Knochen – sicher keine Entscheidungen, wie sich an jedem intakten, aber toten Körperteil beweisen lässt. Die Software des Menschen bezeichne ich der Einfachheit halber in diesem Buch generell als »Psyche«, wenngleich in einem späteren Kapitel deutlich wird, dass diese Vereinfachung auch Grenzen hat.

Doch wie gesagt, offenbar scheint es in unserer Gesellschaft eine unglaubliche Angst vor Kontrollverlust zu geben. Das Problem dabei ist eben, dass man, wenn man bereits sein Vertrauen verloren hat, also kein Selbst- und Fremdvertrauen mehr hat, damit die Fähigkeiten blockiert, für die der Verstand nicht ausreicht. Wir müssen unser Leben kontrollieren, aber die Angst vor dem Verlust dieser Kontrolle blockiert auch zugleich die

Kontrolle selbst, denn die geschieht idealerweise nicht in der begrenzten rationalen Wahrnehmung, sondern in den Bereichen des Gehirns, die wirklich für den Erfolg zuständig sind! Doch sich auf Emotionen einzulassen, etwas zuzulassen, das der Verstand zunächst nicht erfassen kann – man hält es daher für unlogisch, eben irrational –, ist gemäß der Erziehung, die die meisten von uns geprägt hat, offenbar ein absolutes Unding. Die verbreitete *Horror Irratio* – die Angst vor der Unvernunft, vor den eigenen Gefühlen, vor der Intuition, vor schlicht allem, was wir nicht sofort mit unserer Wahrnehmung erfassen, begründen oder erklären können, verhindert, dass man uns für unkontrolliert und dadurch vielleicht für angreifbar hält. Das geht so weit, dass wir dazu neigen, alles, was wir nicht augenblicklich rational erklären können, für »dumm«, »schwachsinnig«, »albern«, »idiotisch« oder »geisteskrank« zu halten. Schnell sind wir mit einem Urteil zur Stelle, wenn wir etwas nicht verstehen. Mit dieser Arroganz richten wir über alles, was nicht in unsere gewohnte Denkweise passt, und werten damit das Verhalten anderer ab. So höre ich zum Beispiel oft von meinen Klientinnen und Klienten Sätze wie: »Ich weiß nicht, warum meine Kinder immer solche Dummheiten machen« – »Meine Mutter hätte sich von meinem Vater längst trennen sollen« – »Wie kann man nur dieses oder jenes gut finden, tun, sagen oder denken?« Aber sind Kinder wirklich dumm? Und könnte es nicht sogar sein, dass eine Mutter gute Gründe hat, eine toxische Beziehung auszuhalten? Gibt es nicht vielleicht doch einen logischen und nachvollziehbaren Grund dafür, dass Menschen zu bestimmten Ansichten, Überzeugungen und Verhaltensweisen gelangt sind?

Warum einige Kinder mit dem Rauchen beginnen, die Schule schwänzen oder Kaufhausdiebstähle begehen, warum sich einige Frauen von ihrem Mann schlagen lassen (und umgekehrt), warum jemand Drogen nimmt oder Tiere quält – das alles hat Gründe, die sehr wohl erklärlich und nicht etwa schwachsinnig sind. Wären die tatsächlichen Gründe bekannt, könnte man das Verhalten ändern, denn eine moralische Verurteilung eines solchen Verhaltens beeinflusst dieses meistens nicht dauerhaft. Ich habe Dutzende von Fallbeispielen, in denen Frauen an extrem konflikthaften Beziehungen festhielten, obwohl ihnen so gut wie jeder Nahestehende sagte: »Trenn dich doch endlich von diesem Arsch!« Bei genauerem Betrachten dieses »irrationalen Festhaltens« zeigte sich immer ein guter Grund dafür. Das vordergründige Motiv war meist gar nicht Angst vor Rache. Oftmals stecken hinter dem Festhalten an toxischen Beziehungen das Motiv, die Kinder nicht ohne einen Vater aufwachsen zu lassen, das Gefühl wirtschaftlicher Abhängigkeit oder sogar der Wunsch »sich dem anderen moralisch überlegen fühlen zu können, dem anderen beweisen zu wollen, dass er der Schuldige am Konflikt ist und nicht man selbst«. Ein solches Verhalten hat oft mit Erlebnissen mit dem eigenen Vater dieser Frau zu tun.

Irrational ist eben nicht unsinnig, sondern lediglich aufgrund fehlender Informationen nicht nachvollziehbar oder nicht rational erfassbar, ursächlich erforschbar oder quantifizierbar. Viele Phänomene des Alltags sind noch nicht mit dem aktuellen Wissensstand erklärlich. Damit meine ich nicht nur Themen, die derzeit noch als fremd oder esoterisch gelten, wie etwa Numerologie, Astrologie (siehe Anhang), Spiritualität und Spiritismus, Metaphysik oder eben auch weite Teile der Psychologie, sondern auch für ganz profane Dinge wie Magnetismus oder Gravitation fehlen noch die ursächlichen Begründungen, die genau erklären, wie und warum diese Phänomene zustande kommen.

Da sollten wir also vor unseren Emotionen beileibe keine Angst haben, zumal insgeheim wahrscheinlich ohnehin jeder weiß, wie zuverlässig sie sind. Daher misstrauen so viele ja auch den sogenannten Krokodilstränen, also dem Tränenfluss der Krokodile, derweil sie mit starren Augen auf Beute warten und in keiner Weise traurig sind. Einige Menschen verachten offen Prostituierte, unterbewusst, vielleicht weil diese mit jemandem intim werden, ohne dabei in den anderen verliebt zu sein, ja sogar eigentlich nur für ihre Leistung bezahlt werden wollen.

Emotionen gestalten unser Handeln authentischer als kontrollierte, rationale Gedanken. Wir halten sie für ehrlicher. Dennoch scheuen wir sie bei uns selbst. Meine Vermutung ist, dass die Angst vor Kontrollverlust deshalb zur »Volksseuche« geworden ist, weil wir in den Zivilisationen keine natürlichen Geburten mehr haben. Wenn ein Baby nicht sofort nach dem üblicherweise rund dreißigminütigen Geburtsstress – solange dauert eine natürliche Geburt beim Menschen – von der Mutter beruhigt wird, sondern nach stundenlangem Kampf dann auch noch von Fremden mit nach Desinfektionsmittel riechenden Gummihandschuhen geholt und untersucht wird, ist es doch kein Wunder, wenn die Kinder künftig überaus vigil, also wachsam und misstrauisch, werden. Diesen Menschen fällt es dann später im Leben oftmals sehr schwer, die Kontrolle abzugeben und Vertrauen aufzubauen.

Daher empfehle ich denjenigen, die meine Bücher lesen, stets eine gewisse Offenheit, weil ich die Erfahrung gemacht habe, dass der verborgene Bereich unseres Denkens wahre Meisterleistungen vollbringen kann und sich »verkopfte«, »skeptische« oder sehr kontrollierte Menschen beim Erfolg meist selbst im Wege stehen.

Die Angst vor Kontrollverlust kann immer dann sehr problematisch werden, wenn ein Mensch eine Situation verändern will, die an rationale Grenzen stößt, wo man also mit Disziplin und Aufmerksamkeit oder dem angelernten Schulwissen nicht weiterkommt. Kontrolle ist zwar gut, aber Selbstvertrauen ist besser. Das weiß jeder, der schon einmal in einer Situation war, in der man sich nicht auf seine Verstandeskontrolle verlassen durfte, um erfolgreich zu sein, wie etwa beim Gehen, Fernsehen oder Autofahren. Wenn Sie sich wie ein Fahrschüler beim Autofahren über jeden Handgriff und jedes Verkehrszeichen erst Bewusstsein verschaffen müssen, dann fahren Sie auch wie ein Fahrschüler. Übergeben Sie diese wichtigen Funktionen Ihrem Unterbewusstsein, kann sich der Verstand um die Dinge kümmern, für die er da ist, zum Beispiel um die Verkehrssicherheit.

Jetzt staunen einige von Ihnen vielleicht. Aber wenn Sie versuchen, mit dem kontrollierenden bewussten Verstand ganz gewöhnlich am Boden über einen Streifen von dreißig Zentimetern Breite und fünf Metern Länge zu gehen, dann wackeln Sie und fallen schließlich einfach um. Dass Gehen nur mit Selbstvertrauen klappt, merken Sie spätestens dann, wenn dieses Brett in fünfundzwanzig Metern Höhe zwischen zwei Felsvorsprüngen liegt, oder auch im Schwimmbad auf dem Zehn-Meter-Brett. Der Verstand weiß nicht, wie man das Gleichgewicht hält, und auch nicht, wie man die Muskelbewegungen der Schritte koordiniert. Unsere »Gefühlsverarbeitungsinstanz«, die Emotio, weiß das sehr wohl. Sie tut das bei jedem Schritt, doch sie operiert jenseits der bewussten Ebene – dieser zu vertrauen nenne ich Selbst-Vertrauen. Und dieses ist eben bei vielen Menschen erschüttert. Die Folgen dieser erhöhten Aufmerksamkeit und Disziplin sind meist raschere Erschöpfung und nur mittelmäßige Erfolgserlebnisse.

Wenn Sie ganz rational, objektiv und bewusst fernsehen würden, dann würden Sie eine Kiste mit einer beleuchteten Glasscheibe wahrnehmen – mehr gibt es da tatsächlich nicht zu sehen. Also benötigen Sie ein wenig mehr von Ihrer Emotionalität und Interpretationsfähigkeit. Damit können Sie auf der Mattscheibe beispielsweise zwei Schauspieler sehen, die so tun, als würden sie sich küssen. Mit dieser Wahrnehmung betrachtet ein Film- und Fernsehwissenschaftler eine Szene oder jemand, der sich nicht auf die Handlung einlässt. Da wir keine Schauspieler bei der Arbeit beobachten, sondern einen Film erleben wollen, benötigen wir also noch mehr von den verborgenen unkontrollierten Ressourcen unseres Denkens, den Emotionen. Wenn wir jedoch ausschließlich emotional denken könnten, würden wir uns beim Fernsehen erschrecken, weil da offenbar plötzlich Menschen in unserem Zimmer stehen. Also brauchen wir eine gesunde Mischung aus Verstand und Gefühl. Erst dann schwärmen wir mit, wenn Romeo und Julia sich endlich küssen. Doch wie gesagt: Emotionen sind gefürchtet, vor allem bei Männern. Deshalb versauen diese ihren schluchzenden Frauen bei einem traurigen Kinofilm auch gern mal die Stimmung mit den Worten: »Schatz, das ist doch nur ein Film.« Denkt eine Frau dann wohl eher »Danke, mein Retter!« oder »Für wie bescheuert hält der mich?«

Die komplexen Vorgänge beim Autofahren überlassen Sie am besten auch nicht dem Verstand – der weiß ja noch nicht einmal, wo Ihr Rückwärtsgang liegt. Um an genau diese Information heranzukommen, müssen Sie sich nämlich zunächst imaginär ins Auto setzen und schalten. Entweder Sie rollen mit den Augen, wackeln mit dem Kopf oder bewegen die Hand oder gar den Arm, um den Schaltweg nachzuzeichnen – hier ist aber doch gar kein Auto, in dem Sie sitzen. In dem Augenblick, in dem sie herausfinden wollen, wo Ihr Rückwärtsgang ist, ist der Verstand abgemeldet. Er wurde nur am Anfang gebraucht, um überhaupt »in die Gänge zu kommen«. Danach geht's weiter mit Routine, also mit automatisch abspulbaren Verhaltensweisen.

Falls Sie kein Autofahrer sind, machen Sie dieses Spielchen eben mal, indem Sie jemandem erklären, wie eine Wendeltreppe verläuft, ohne dabei auch nur die geringste Drehbewegung mit den Fingern oder den Augen zu machen. Sie werden es kaum schaffen. »Spiralförmig aufsteigend« wäre die rein rationale Antwort und nicht etwa eine Kreisbewegung mit dem Finger, begleitet von den Worten »Äh, ja, so rund, nicht wahr?«.

Unser Gehirn ist die ersten drei Jahre unseres Lebens sehr emotional unterwegs, daher lernen wir so schnell, sind dabei äußerst erfolgreich, tun aber Dinge, bei denen dem Verstand die Haare zu Berge stehen, weshalb man uns dann erzieht, damit wir »vernünftig« werden.

Mikrotraumatisierungen – Ursache von chronischen Krankheiten und Störungen

Da wir somit schon so früh von unserer Mutter geprägt und beeinflusst werden, hat diese einen großen Einfluss darauf, welche Art Mensch wir werden und wie wir künftig durchs Leben gehen. Sie »programmiert« unseren Charakter. Ist eine Mutter chronisch gestresst und in emotionaler Unordnung, hat das eine direkte Einwirkung auf das Kind. Stresshormone können in den Blutkreislauf des Fötus übertragen werden und hinterlassen Spuren, die ein Leben lang Auswirkungen haben können. Wenn ein Baby geboren ist, hat es bereits eine Vielzahl von Emotionen neuronal verschaltet und ordnet sich dementsprechend ein. Je nachdem, welches Gefühl überwiegt, kann es sich dabei sicher oder bereits sehr unsicher fühlen. So entsteht beispielsweise eine Laktoseintoleranz nicht selten durch Stresshormone, die sich in der Muttermilch befinden und vom Baby beim Stillen aufgenommen werden. Nicht selten verkrampft sich das Baby dabei und beißt dabei die Brustwarze wund – was die Mutter noch mehr stresst. So wird beim Baby unterbewusst abgespeichert: »Milch stresst.« Die Laktose selbst hat mit der Intoleranz nichts zu tun, weshalb Menschen, die diese Verknüpfung »Mama ist angespannt, und Milch ist der Bote der Nachricht« entkoppelt haben, wieder nach wenigen Minuten Milchprodukte unbeschwert genießen können, falls sie das möchten.

Das Gleiche gilt beispielsweise auch für eine Nussallergie. Hat eine schwangere Frau Spurenelemente von Nüssen im Blut, was damals bis in die Achtzigerjahre des letzten Jahrhunderts am ehesten in der Adventszeit vorkam, und zudem Stresshormone, vielleicht weil sie sich überfordert, im Stich gelassen oder bevormundet fühlte, dann werden diese beiden Informationen im fötalen Gehirn zu der Botschaft »Nüsse sind gefährlich« verknüpft. Dieser Eindruck braucht nur, je nach emotionaler Eindruckstiefe, ein einziges Mal bestätigt werden, und schon reagiert der Mensch in einer Gemütslage von Überforderung, Einsamkeit oder Bevormundung allergisch, wenn dabei zeitgleich Nüsse wahrgenommen werden. Ist diese Verknüpfung aufgedeckt und rationalisiert – Nüsse machen nicht krank, und bei Kummer hilft auch kein allergischer Schub –, kann der Ex-Allergiker sofort wieder unbeschwert Nüsse verzehren, wie ich einige Male bei meinen Seminaren demonstrieren konnte.

Eine Leserin im Online-Forum des Mankau Verlags schrieb vor Jahren: »Seit meiner Kindheit litt ich unter einer Nickelallergie. Wann immer ich etwas Nickelhaltiges auf die Haut bekam (Schlüssel, den ich als Kind um den Hals trug, Gürtelschnallen, billiger Modeschmuck), reagierte ich sofort mit heftigem, juckendem Ausschlag. Die Lösung/Erkenntnis: Die Allergie setzte ein, als meine Mutter wieder zu arbeiten anfing (damals war ich acht Jahre alt) und wir (meine Schwester und ich) einen Haustürschlüssel bekamen. Dieser wurde für mich zum Symbol des Alleingelassen-Werdens (Mama ist nicht mehr da) und Ausgeliefert-Seins (Schwester macht mit mir, was sie will, ohne dass ich Hilfe/Unterstützung bekomme).

Das Urtrauma/Reframing: Das Gefühl des Alleingelassenseins kam von meinem verlorenen Zwilling und wurde hier durch die Abwesenheit meiner Mutter neu angetriggert. Das Reframing (die Erkenntnis der Umdeutung, Anmerkung des Verfassers) kam dann ganz von allein, als mir dies bewusst geworden war und ich mir noch einmal klarmachte, dass ich heute erwachsen bin und mein eigenes Leben, meine eigene Wohnung etc. habe.«

Und wie hat sie das gemacht? Durch das Lesen meines Buches »Heilen ohne Medikamente« und das Anhören des dazugehörigen Audio-Coachings, also durch *Denken*.

Eine Nickelallergie durch bloßes mutiges Nachdenken zum Verschwinden zu bringen, das dürfte der Albtraum eines jeden Allergologen sein. Aber es ist dokumentiert und nachprüfbar. Und das Beste: Diese Leserin ist kein Einzelfall, sie steht stellvertretend für eine zunehmende Zahl von Menschen, die verstanden haben, dass man bei einer Krankheit kein von Medikamenten abhängiges Opfer zu sein braucht.

Mikrotraumatisierungen sind also Stressereignisse, die so unscheinbar scheinen, dass sie kaum einer ernst nimmt, wenn man den Maßstab eines Erwachsenen dafür anlegt. Sie entstehen durch absoluten, nicht interpretierbaren und nicht relativierbaren Stress.

Traumatisierungen lauern an jeder Ecke, daher weinen zivilisierte Babys wahrscheinlich auch vergleichsweise viel im Gegensatz zu den bekannten Naturvölkern. Es gibt für die gesellschaftlich genormten Kinder offenbar genug Gründe, sich unsicher zu fühlen. Nur beachtet dies kaum einer, weil wir ja fast alles mit den Maßstäben des Erwachsenen bewerten. Daher nenne ich diese frühkindlichen Stresserlebnisse, die einen Jahrzehnte später krank machen oder gar töten können »Mikrotraumatisierungen«. Mikro, weil wir sie für banal und unscheinbar erachten. Doch eigentlich sind sie nur scheinbar verborgen und schwer zu entdecken. Mit ein wenig Hintergrundwissen und dem Einfühlungsvermögen in die Erlebniswelt eines Kindes entdeckt man plötzlich die traumatisierenden Katastrophen, die Jahrzehnte später dem Leben die Qualität rauben. Einen Menschen einmal nicht einfach für »zufällig krank« zu erklären, sondern ihn in seinem

Verhalten und seinen Emotionen ernst zu nehmen reicht oftmals schon aus, um vom Symptom auf die Ursache zu schlussfolgern. Das allein reicht selbstverständlich noch nicht aus, um rasch wieder gesund, fit und sorgenfrei zu sein. Aber das Erkennen der Ursache ermöglicht in Folge eine zielgenaue Therapie.

Immer wieder erfahre ich von Menschen, die jahrelang mit den verschiedensten Therapien mit nur mäßigem oder gar keinem Erfolg behandelt wurden. Menschen, die eine Odyssee von Arztbesuchen und Heiler-Konsultationen hinter sich haben, dabei ein Vermögen ausgegeben und nahezu ihre Hoffnung verloren haben. Wenn diese Menschen dann von mir die Frage gestellt bekommen: »Was glauben Sie, was hat Sie krank gemacht?«, ist es manchmal so, als hätte irgendwer in einem dunklen Keller das Licht angeknipst. Allein durch den Hinweis, dass es eine Ursache geben muss, die in der Biografie zu suchen ist, kommen die Menschen ihrer Lösung einen Schritt näher. In meiner Vorstellung gibt es für jedes Problem eine Lösung. Manchmal bedarf es durchaus einiger Zeit und Aufmerksamkeit, einer gehörigen Portion detektivischen Arbeitens und der Überzeugungskraft, doch letztendlich sage ich: »Wenn A ging, dann geht auch B, wenn man jemanden mit Gedanken kränken kann, dann kann man ihn auch mit entsprechenden Gedanken wieder sich selbst heilen lassen.« Das meine ich mit: »Denkst du anders, lebst du anders!« Wie das dann im Coaching-Alltag aussieht, dazu kommen wir jetzt.

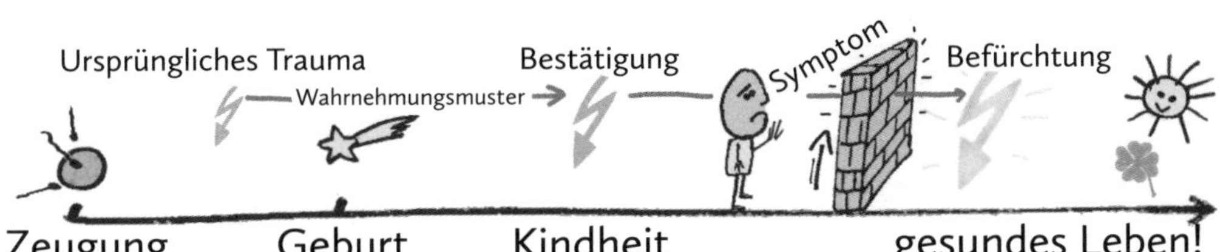

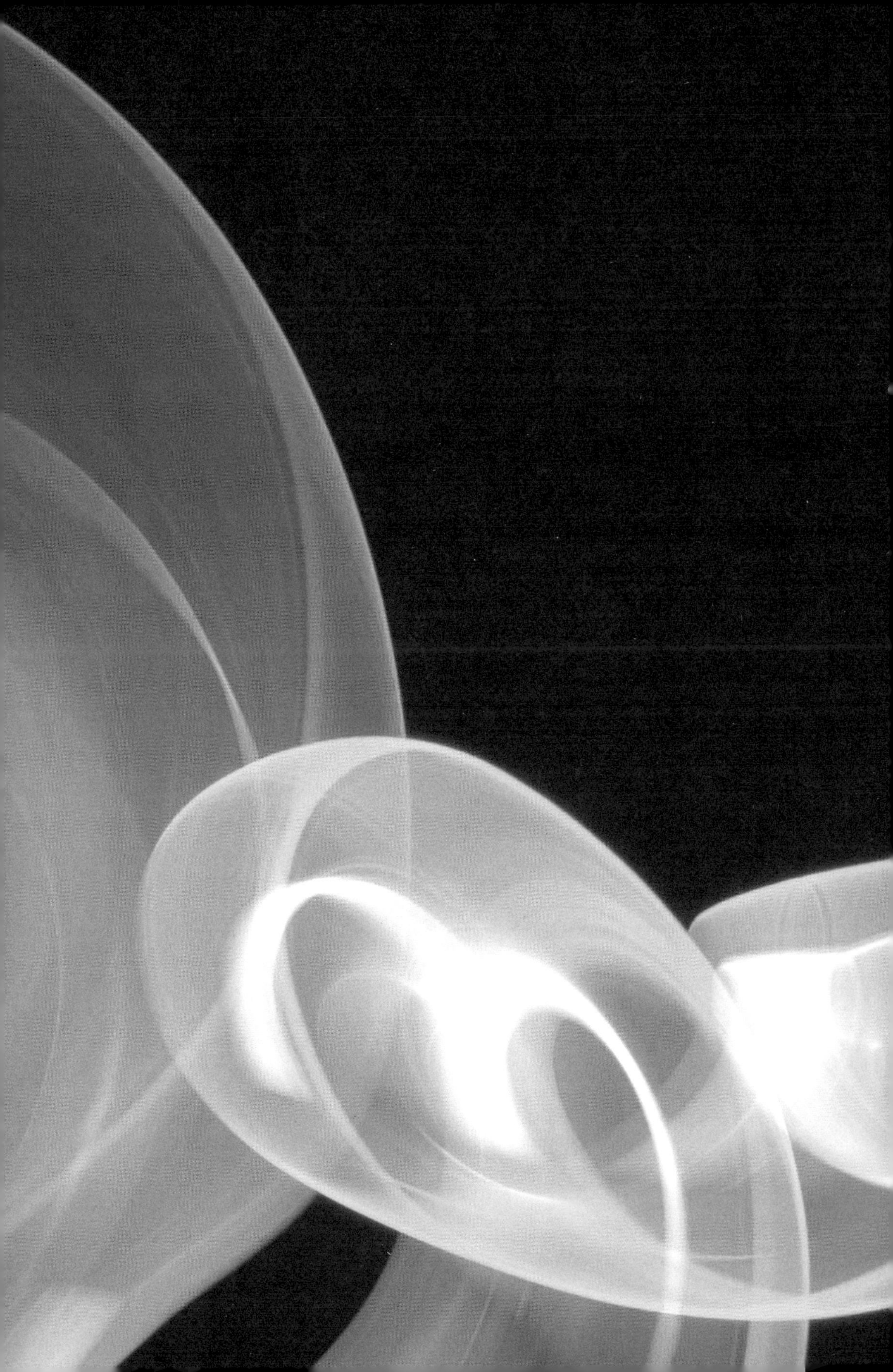

Live aus der Praxis

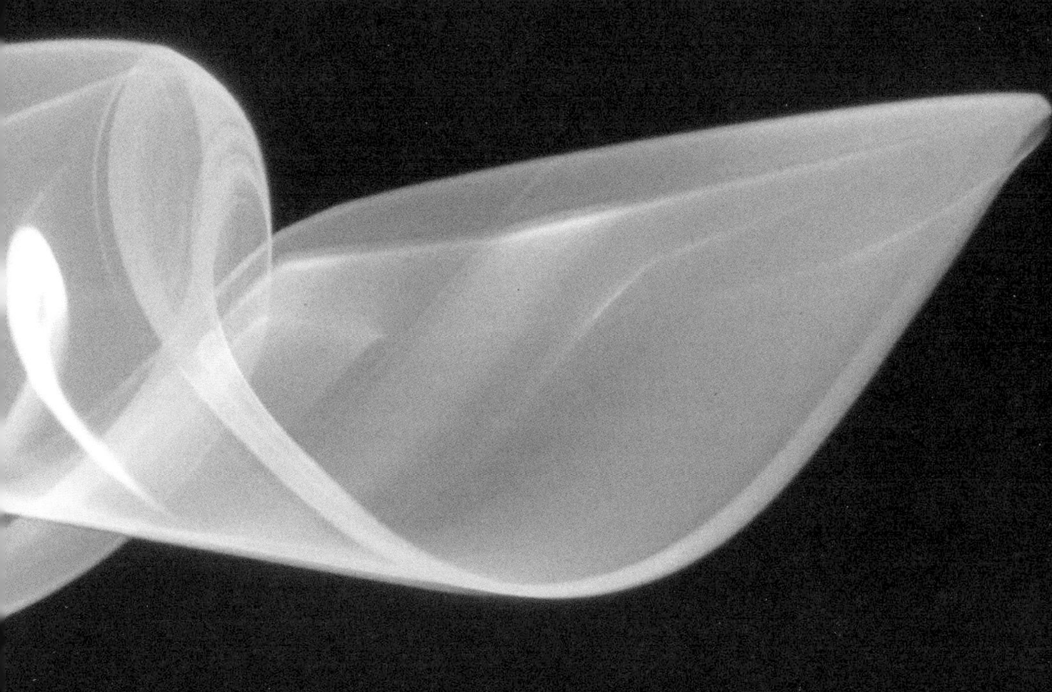

Wenn die Liebe fehlt

Unzählige Beispiele aus unserer Praxis zeigen uns: Frühkindliche Traumen können verheerende Auswirkungen aufs Leben haben. Auch die elterliche Erziehung spielt eine große Rolle. Hierbei ist gut gemeint und gut gedacht noch lange nicht gut gemacht.

Der achtzigjährige Johann wurde als Kind von seinen Eltern mit Stockhieben zur Disziplin »erzogen«. Verursacht durch diese Misshandlungen, einhergehend mit einem enormen Erwartungsdruck der Eltern, war Johann viele Jahre lang Alkoholiker. Nun war er zwar schon lange abstinent, aber bis zu seinem Tode im Jahr 2013 zeigte sich deutlich, wie er bei Erwartungsdruck körperlich geradezu »stocksteif« wurde und keinerlei Anweisungen mit Gelassenheit ausführen konnte. Die einfache Bitte, sich für ein Foto aufzustellen, überforderte Johann bereits, wie auch jede außerplanmäßige Änderung des Tagesablaufs. Diese Persönlichkeitsstörung, die sich im Extremfall »Anankasmus« nennt, ist die Folge der elterlichen Bemühungen, dem Jungen Ordnung und Disziplin beizubringen. Leider kommen solche Persönlichkeitsstörungen, die durch extreme Regeltreue und ein übersteigertes Ordnungs- und Strukturbedürfnis gekennzeichnet sind, gesellschaftlich noch nicht einmal ungelegen. Wer »einen kleinen Ordnungstick« hat, gilt zwar meist als etwas seltsam, aber dafür harmlos. Dabei leiden diese Menschen extrem unter dem zwanghaften Gefühl, ihren freien Willen nicht äußern zu dürfen, die eigenen Bedürfnisse unterdrücken zu müssen und sich extrem abhängig von Regeln und Ordnung zu fühlen.

Als Kinder brauchen wir so dringend den Schutz unserer Bezugspersonen: Liebe und Respekt kann einem Kind niemand so gut geben wie die eigenen Eltern. Lilly, eine Klientin Mitte vierzig, antwortete im Coaching auf meine Standardfrage, was das Schlimmste sei, das sie in ihrem Leben erlebt hatte: »Sie werden sich wundern, Herr Winter: Dass ich zwischen meinem achten und zwölften Lebensjahr permanent vom Sohn des Nachbarn sexuell missbraucht wurde, war nicht das Schlimmste für mich; auch war es nicht das Grausamste, dass ich darüber mit niemandem reden konnte und mich hilflos fühlte. Das Schlimmste in meinem ganzen Leben war, dass meine eigene Mutter davon wusste und mich dennoch ignoriert hat. Entweder war ich als Kind für sie Luft, oder sie fühlte sich gestört – oder sie neidete mir meine fröhlichen Momente. Dabei war ich zunächst von ihr gewollt, bevor sie merkte, dass mein Vater ein gutes und liebevolles Verhältnis zu mir hatte.«

Ich traute meinen Ohren kaum: Eifersucht und Ignoranz von der eigenen Mutter wurden schlimmer empfunden als Missbrauch! Die Ursache dafür, dass Lilly diese Vertrauenserschütterung mehr schockierte als alles andere war übrigens ein nachgeburtliches Mikrotrauma: Nach einer strapaziösen Geburt wurde die Kleine gründlich untersucht und weinte dabei – gestresst wie sie war – herzzerreißend laut. Die Mutter rief ihrer Tochter vom Bett aus beruhigend gemeinte Worte zu, wie: »Schätzchen, alles ist doch gut! Mami ist doch bei dir.« Die Untersuchungen wurden selbstverständlich dadurch nicht besser, geschweige denn unterbrochen, und so weinte das Neugeborene vor Verzweiflung noch mehr. Damit konditionierte die Mutter ihre Tochter darauf zu spüren, dass die Mutter wohl in der Nähe war, sie aber nicht vor Zudringlichkeiten schützte. Dieser Eindruck wurde durch die Übergriffe jedes Mal verstärkt. Auf solche Kleinigkeiten achtet meines Wissens nach kaum ein Therapeut. Wir hingegen stellen immer die Frage: »Warum genau ist das beschriebene Erlebnis so schlimm für Sie?« Und wir bekommen damit Antworten, die viel weiter zurückreichen und somit das »Referenzereignis« für weitere Erlebnisse darstellen.

Eine ganz alte offene Rechnung

Apropos »weiter zurück«. Sogenannte Reinkarnationstherapeuten, das sind in der Regel Hypnotiseure, die ihre Klienten in mutmaßlich »frühere Leben« zurückführen, berichten, dass traumatische Eindrücke durchaus bereits in Zeiten vor der letzten Zeugung, also in »früheren Leben«, erworben sein können. Menschen können – unabhängig von Kultur und Glauben – in einer einfachen, leichten Trance dazu angeregt werden, sich an etwas wie ein Vorleben zu »erinnern«. Ich persönlich kann mir sehr gut vorstellen, dass mit dem Tod die Existenz nicht endet und unter bestimmten Bedingungen das »Basisprogramm« des Menschen, die Seele, sich erneut körperlich niederschlagen kann. Aber noch fehlen genaue wissenschaftliche Erklärungen zu diesem Phänomen. Doch dieses Vorleben kann durchaus sehr erhellend sein, um bestimmte Eigenschaften und Verhaltensweisen von Menschen zu verstehen, denen bislang mit herkömmlichen Methoden nicht geholfen werden konnte. Manchmal hat man einfach für Störungen und Konflikte im heutigen Leben keine schlüssigen Anhaltspunkte. Da jedes Problem aber immer irgendeine Ursache haben muss, greifen wir manchmal tief in die Trickkiste und führen eine solche Rückführung durch. Was dann beim Probanden hochkommt, können uralte Einflüsse sein oder einfach auch nur Metaphern – jedenfalls wirken die dabei aufkommenden Emotionen sehr authentisch, und die Berichte erweisen sich stets als enorm aufschlussreich.

Ich persönlich befrage bei Rückführungen meine Klienten meist nach dem Todesdatum nebst Wochentag – denn wenn ich bei der Überprüfung dieser Angaben mittels eines elektronischen Kalenders eine einhundertprozentige Übereinstimmung erhalte, kann ich davon ausgehen, dass der Rest der Geschichte wahrscheinlich ebenfalls einen hohen Aussagewert haben dürfte und wir es nicht mit reiner Fantasie zu tun haben. Wofür so eine Rückführung gut sein kann, zeigt zum Beispiel dieser Fall:

Bernd (45) liebte seine Freundin Jessica abgöttisch. Obwohl sie fremdging, ihn ausnutzte, sein Geld verprasste, sich über ihn lustig machte und ihn öffentlich erniedrigte. Er lag der 1,72 Meter großen Frau mit seinen 1,59 Metern Körperlänge buchstäblich zu Füßen. Jeder, der die beiden kannte, versuchte, Bernd davor zu warnen, sich derart von Jessica dominieren zu lassen. Jeder riet ihm, sich von ihr zu trennen. Doch er konnte es einfach nicht. Der kleinwüchsige, aber sehr erfolgreiche Unternehmer kam damals zu mir in die Praxis, weil er eigentlich einen stressbedingten Sprachfehler korrigieren wollte – er stotterte.

Ein Blick auf seine Biografie zeigte: Sein angsterfülltes Verhältnis zur strengen Mutter war zwar schon ein bisschen enger, als es vielleicht gesund war, jedoch begründete das noch lange nicht seine masochistischen Züge.

Nachdem ich Bernd in eine tiefe Arbeitstrance heruntergefahren hatte, und ihn bat, gedanklich an einem linearen Zeitstrahl zum Ursprung seiner Probleme zurückzugehen, erlebte er eine spontane Rückführung. Ihm schoss durch den Kopf, dass er Jessica bereits einmal begegnet sein musste. Sie war im Jahr 1733 (so kam es ihm einfach in den Sinn) seine Mutter. Dieser Eindruck war sehr authentisch, wie er später sagte. In der therapeutischen Trancearbeit »erinnerte« er sich, wie er sie als Adliger aus Eifersucht in den Hungerturm werfen ließ, weil sie stets seinen Bruder bevorzugte. Kurz vor ihrem Tod verfluchte sie ihn, und er nahm sich selbst das Leben durch den Strick. Während der Hypnose sprach er zwar sehr langsam, aber ohne zu stottern. Ich half ihm zu verstehen, dass das, was er da offenbar erlebt hatte, für sein heutiges Leben keine Konsequenz mehr haben muss. Selbst wenn man sich vielleicht mal irgendwann durch irgendetwas schuldig gemacht haben sollte, jeder Mensch verdient eine zweite Chance und Vergebung.

Ungeachtet dessen, ob Bernds Vision tatsächliche Erinnerung oder bloße Fantasie gewesen war – seine Schuldgefühle, welche die Selbstquälerei erzeugt hatten, waren danach wie weggeblasen, und er trennte sich wenig später von Jessica. Übrigens: Falls es wirklich frühere Leben geben mag – dies ist ja zunächst nur ein Denkmodell –, muss es, damit es bei einem Menschen zu einem Symptomausbruch kommt, in seinem jetzigen Leben einen Auslöser dafür gegeben haben. Im Laufe der Jahrhunderte sind wir bestimmt schon alle einmal verhungert, von einem wilden Tier gefressen, erschlagen worden oder sonst wie gestorben. Daraus resultiert ja ganz offensichtlich noch lange kein Symptom – sonst müssten wir allesamt polypathisch oder multimorbide sein, also grundsätzlich mehrfachkrank. Erst wenn irgendwann der traumatische Eindruck bestätigt wird, ändert sich unser Verhalten.

Die menschliche Psyche können wir durch Erfahrung und Erkenntnisse beeinflussen, diese können sehr verborgen und vielleicht manchmal schwer zu fassen sein, doch das subjektive Empfinden entscheidet über unsere Gefühle – nicht die objektiven Fakten. Wie etwas erlebt, empfunden, interpretiert wird, ist von unserem Wahrnehmungsmuster gefiltert. Das kann mitunter auch manchmal zu Missverständnissen führen.

Ein unpassender Liebesbeweis

Das Ehepaar Karl und Lotte hatte seine Goldene Hochzeit schon hinter sich, als beide mich in meiner Praxis aufsuchten: er mit beginnender Demenz und sie mit schmerzenden Herzbeschwerden. Beide wollten etwas dagegen tun. Nun frage ich zu Beginn stets alle möglichen biografischen Daten ab und erkundige mich nach den aktuellen Lebensumständen, um Hinweise darauf zu bekommen, worin der krank machende Alltagsstress besteht. Es musste etwas geben, was beide sehr belastete – wahrscheinlich auch schon sehr lange, so meine Vermutung.

Beide saßen nebeneinander, jeder drückte sich etwas in seine eigene Sofaecke, und sie wirkten eigentlich sehr normal. Keine Turteltäubchen, aber auch keine Funkstille zwischen dem Paar. Also sagte ich irgendwann zu den beiden: »Über fünfzig Jahre verheiratet, da ist Ihre Partnerschaft aber offenbar sehr stabil?« Obwohl diese Bemerkung an beide gerichtet war, ergriff Lotte sofort das Wort. »Ja, ich schmiere ihm jeden Morgen sein Marmeladenbrötchen!« Hätte ich nicht genau aufgepasst, wäre mir eine kleine Geste von Karl entgangen, denn bei diesen Worten verdrehte er für einen kurzen Moment resigniert die Augen. Das musste ich natürlich sofort thematisieren und fragte ihn mit etwas amüsiertem Unterton: »Was war das denn für ein Blick?« Nach ein paar langen Sekunden des Schweigens sagte dieser lebenserfahrene, aber zusammengekauerte Mann kleinlaut: »Ich mag keine Marmelade!« Lotte riss überrascht die Augen auf und fragte entsetzt: »Was?!« Sie war sichtlich überrascht von dieser Nachricht. Er zuckte etwas mit den Schultern. So stellte sich heraus, dass Lotte die Eigenschaft hatte, stets und ständig kleine Aufmerksamkeiten zu präsentieren, manchmal auch, ohne sicherzugehen, dass diese auch wirklich gut ankommen, und er hatte sich angewöhnt, seine Meinung darüber zu verschweigen, weil er sie nicht kränken wollte. Beide gaben sich somit echte Liebesbeweise, allerdings in einer für den anderen wertlosen Währung. Als wir das aufgedeckt hatten, mussten beide erst einmal herzlich lachen. Doch für mich ergab sich aus diesen Persönlichkeitseigenschaften bereits ein wertvoller Hinweis, warum er eine beginnende Demenz hatte und sie schmerzhafte Herzbeschwerden. Karl hatte allmählich aufgehört, »selbst zu denken«, und Lotte zeigte unterbewusst mit ihren Herzbeschwerden, dass sie sprichwörtlich ihr *Herz* als unterversorgt empfand. Zu dieser Symbolsprache der Psyche werde ich später im Kapitel über Psychosomatik noch tiefer eingehen.

Nicht reicher sein dürfen als der Vater

Die Angst, eine Bezugsperson zu enttäuschen und dadurch Ablehnung zu erfahren, bedeutet für Menschen den größten Stress! So erleben wahrscheinlich Abermillionen von Menschen, dass sie im Leben weit unter ihren Möglichkeiten bleiben, nur um nicht vom schlechten Gewissen ausgepfiffen zu werden.

Karrierecoaches können davon ein Lied singen, dass sie mit allen Mitteln versuchen, einem Menschen zu finanziellem Wohlstand zu verhelfen, dieser jedoch den Erfolg mit einem unterbewusstes Sabotagemuster vehement verhindert. Einen solchen Fall bekam ich damals in die Praxis.

Als der fünfunddreißigjährige Versicherungskaufmann Thorsten S. im Frühling 2005 zu mir kam, hatte er schon einige Erfolgscoaches konsultiert. Einer davon riet ihm, er solle zunächst erst einmal sein Selbstbewusstsein aufbauen lassen, um künftig mehr Durchsetzungskraft in seinem Job zu bekommen. Seit Jahren schon bemühte Thorsten sich um berufliches Fortkommen und um ein höheres Gehalt, doch irgendwie scheiterte er immer im entscheidenden Moment. Selbstzweifel ließen ihn eine Karrierechance nach der anderen verpassen. Kollegen, die mit ihm zusammen in der Firma angefangen hatten, waren in Bezug aufs Gehalt schon längst an ihm vorbeigezogen.

Bei einem meiner Vorträge zum Thema »Selbstbewusstsein lernen« hatte Thorsten ein paar Wochen zuvor bereits erfahren, dass Selbstwertstörungen durch Vergleiche mit anderen zustande kommen: Vergleichen wir uns mit Menschen, die wir bewusst oder unterbewusst gering schätzen, so fühlen wir uns diesen überlegen. Erleben wir jedoch eine Vergleichssituation – und das kann bereits der Gedanke an einen Menschen in einer bestimmten Situation sein – mit jemandem, der uns Respekt einflößt oder Angst macht, so entwickeln wir Unterlegenheitsgefühle. Diese Unterlegenheitsgefühle stellen für einen Menschen keinen Anreiz dar, Ehrgeiz zu entwickeln, sondern sind bereits das Ergebnis einer unterbewussten Entscheidung: kein Machtgewinn – also Rückzug. Fatal ist, dass diese Minderwertigkeitsgefühle meist eine höhere Halbwertszeit haben als Euphorie, die oft nur von geringer Nachhaltigkeit ist.

So erklärte ich dem jungen Mann, dass »ein bisschen Selbstbewusstsein tanken« nur etwas bringt, wenn wir zunächst »den emotionalen Keller aufräumen«, also Ängste und Minderwertigkeitsgefühle von der Ursache her auflösen.

Thorsten willigte ein, und so stellte ich ihm zunächst die üblichen Fragen zu seiner Biografie. Unter welchen Geburtsumständen war er geboren, gab es Traumatisierungen, in welcher Geschwisterkonstellation war er herangewachsen, und wie war das Verhältnis zu den Eltern? Solche und viele andere Dinge, mit denen ich mein Gegenüber gründlich kennenlernen kann, werden zunächst abgefragt, denn diese beeinflussen meist schleichend unser Leben. Hierbei stieß ich auf etwas sehr Interessantes. Thorsten bewunderte und fürchtete seinen Vater zugleich. Dieser hatte sich mit nur geringer Schulbildung als Bergmann durch harte Arbeit auf einer Zeche emporgearbeitet und es schließlich zu einem für die damalige Zeit recht hohen Gehalt von monatlich über dreitausend D-Mark gebracht. Auf diese Summe war er offenbar ganz besonders stolz, sodass der Sohn diese Gehaltshöhe als Kind offenbar ständig als »magische Grenze« suggeriert bekommen hatte. Problematisch war nur, dass der Vater hart körperlich arbeitete und »Kopfarbeit« stets herabwürdigte. Gern hätte der Vater gesehen, wenn sein Sohn es ebenfalls durch »harte Arbeit« zu etwas gebracht hätte. Thorsten war aber von seiner Persönlichkeit her eher ein »Träumer und Denker«, und so arbeitete er lieber am Schreibtisch als mit Muskelkraft. Das brachte den feinfühligen jungen Mann nicht nur um die Anerkennung seines Vaters, sondern er zog sich sogar dessen Verachtung zu.

»Seiten umblättern und mit dem Taschenrechner rumtippen ist keine Arbeit«, lautete der Kommentar von Thorstens Vater zu seiner bestandenen Kaufmannsprüfung. Daraufhin war Thorsten so bitterlich enttäuscht, dass er den Kontakt zum Vater abbrach. In einer etwa einstündigen Sitzung, in der ich die bildhafte Erlebnisfähigkeit meines Klienten einmal nutzte – und nicht so sehr die Rationalisierungsfähigkeit, den Verstand –, brachte ich Thorsten dazu, sich in die Biografie seines Vaters hineinzuspüren. Nach nur wenigen Minuten war Thorsten klar, dass sein Vater sich selbst nie zugetraut hatte, kraft seines Intellektes erfolgreich zu sein. Harte Muskelarbeit war sein Erfolgsrezept. Seinen eigenen Sohn empfand der Vater als Bedrohung seines Selbstwertes, sodass er fortan dessen gesamte intellektuelle Bemühungen aus reinem Selbstschutz diskreditierte. Mit Demütigungen verankerte der Vater beim Sohn unbewusst und sicher auch versehentlich, dass dieser, falls er die »magische Verdienstgrenze« ohne Schweiß und Knochenarbeit überschritt, vom Vater endgültig geächtet würde.

Sowie Thorsten dieses Umstands gewahr wurde, empfand er zunächst eine unbändige Wut auf den Vater. Tränen voller Enttäuschung rannen dem schluchzenden jungen Mann das Gesicht hinunter, derweil er sich bei mir noch im »Betriebszustand« einer stabilen Trance befand.

Irgendwann wich der Groll jedoch dem tiefen Verständnis, dass der Vater es eigentlich gut gemeint hatte und dem Sohn lediglich sein eigenes Erfolgskonzept hatte übertragen wollen. Die Lösung des ganzen Dilemmas lag darin, dass ich Thorsten den Gedanken anbot, sich in seinen Vater »hineinzudenken«: Wie würde sich sein Vater fühlen, wenn er, sein Sohn, nun doch mit Kopfarbeit vermögend werden würde? Der »Hintergedanke« dabei: Wenn der Sohn durch Intelligenz reich werden würde, dann konnte der Vater ja folglich so dumm gar nicht sein. Thorsten erkannte während des Nachdenkens für sich sogar die offenkundige, aber zurückgehaltene Anerkennung des Vaters für die schulischen Leistungen. Das löste den Knoten. Noch im selben Jahr durchbrach der Sohn mit einem monatlichen Nettoverdienst von über zweitausendfünfhundert Euro die einstige geistige »Verdienstschallmauer«.

Wie viel Schmerz brauchst du?

Eliane kam im Januar 2016 zu mir. Sie litt unter starkem Gelenkrheumatismus. Recht bald fanden wir damals heraus, dass sie als Erstgeborene für den Vater eine Enttäuschung war, er hatte sich insgeheim einen Sohn gewünscht. Das Gefühl, männliche Eigenschaften haben zu müssen, wie etwa »Zupacken«, »Stark sein«, »Funktionieren«, löste bei der Frau Konflikte aus, die zu chronischen Entzündungen in den Gelenken führten. Nach dem Coaching ging es ihr zunächst deutlich besser, und ich hörte erst einmal nichts mehr von ihr. Im Frühling 2023, mitten in den Arbeiten zu diesem Buch, bekamen wir aber wieder Kontakt zueinander, und ich fragte Eliane bei der Gelegenheit, wie es ihr gesundheitlich gehe. Zu meinem Erschrecken sagte sie, dass es ihr seit einiger Zeit wieder schlechter gehe. Eine solche Rückmeldung macht mich immer persönlich betroffen, versuche ich doch in jedem einzelnen Coaching nach der Ursachenanalyse ein gründliches Aufarbeiten der Geschichte. Wenn dann jemand nach Jahren vermeldet, es gehe ihm wieder schlechter, packt mich das auch ein wenig bei meinem Ehrgefühl, und so bot ich Eliane eine weitere Traumreise per Videotelefonie an, um der Sache endgültig auf den Grund zu gehen. Hypnosesitzungen per Videotelefonie sind zwar praktisch, weil die Leute keine weite Anreise in Kauf zu nehmen brauchen, haben aber einen gehörigen Nachteil: Sehr kontrollierte Menschen erreichen manchmal nicht die nötige Trancetiefe, die für eine körperliche Einflussnahme erforderlich ist. Doch bei Eliane war das anders. Sie hatte großes Vertrauen zu mir und war zudem gut darin geübt, sich in eine ausreichend tiefe Trance fallen zu lassen. Und so führte ich sie noch einmal durch ihre frühesten Kindheitserlebnisse. Dass ihr Vater sich einen Sohn gewünscht und aus seiner Tochter einen Sohn zu machen versucht hatte, war tatsächlich von Eliane gut verarbeitet worden und triggerte nicht mehr. Also, was war denn dann der Grund für ihre wiederkehrenden Schmerzen? Es musste etwas gegeben haben, das ich beim ersten Termin vor Jahren übersehen hatte. Plötzlich kam Eliane etwas in Erinnerung, von dem sie eigentlich schon lange wusste, es aber nie in diesem Zusammenhang gesehen hatte: Ihre Mutter hatte starke

Exkurs: Wie geht es Ihnen?

Die scheinbar unscheinbare Frage »Wie geht es Ihnen?« hat es in sich. Denn Hand aufs Herz: Können Sie wirklich im Detail sagen, wie Ihr Befinden ist, seit wann und warum? Den meisten fällt das schwer. Warum? Nun, zum einen registrieren wir bestimmte Körperfunktionen ja nicht unbedingt. Ob die Milz einwandfrei arbeitet oder die Thymusdrüse – wer weiß das schon? Aber zum anderen – und das ist der wichtigere Aspekt – haben wir gelernt auszuhalten, durchzuhalten, zu verdrängen. Zähne zusammen, zwei Aspirin und weiter geht's. Die emotionalen Prioritäten werden verschoben zugunsten der Erwartungen und Anforderungen von ..., ja, von wem eigentlich? Ihren Anfang nimmt dieses Muster meist in der Erziehung. Mit Sätzen wie »Da ist doch nichts!«, »Stell dich nicht so an!«, »Nun reiß dich mal zusammen!« lernen wir, dass unsere eigenen Bedürfnisse denen der Eltern nachgeordnet sind. Die Eltern wiederum lehren uns diese Selbstverleugnung im Dienste der Leistungsgesellschaft. Funktionieren sollen wir, keine Fragen stellen sollen wir, Leistung liefern und uns nicht beschweren. Ora et labora – bete und arbeite! Die Braven üben das so lange ein, bis sie kaum noch etwas merken und erst in einem Moment der Kontemplation erkennen, dass sie öfter mal Schwindelanfälle haben und bei einer ärztlichen Untersuchung sich zeigt, dass der Atlaswirbel auf Zehntelmillimeterstärke abgenutzt war und beim nächsten Kopfnicken zu brechen drohte. Eine Querschnittslähmung wäre die wahrscheinliche Folge gewesen. So geschehen vor rund zwanzig Jahren in meiner Praxis. In Hypnose sagte ich der Dame, ihr Unterbewusstsein solle ihr einmal genau zeigen, was in ihrem Körper nicht stimmt. Dabei wollte die Frau nur abnehmen. Der Schwindel kam nach der Traumreise und wäre wahrscheinlich schon seit Monaten als latentes Alarmzeichen spürbar gewesen, wenn die Dame nicht wie ein Duracell-Häschen eifrig, pflichtbewusst sich um alles und alle gekümmert hätte – nur nicht um sich, denn das war einem fleißigen Mädchen ja in der Kindheit verboten worden.

Wenn Sie also gefragt werden: »Wie geht es Ihnen?«, haben Sie etwas zum Nachdenken. Vielleicht fällt Ihnen in einem ruhigen Moment auf, dass es Ihnen schon lange nicht so gut geht, wie es eigentlich könnte.

Wehen, wurde im Krankenhaus aber vom Personal nicht ernst genommen. Die Worte der Krankenschwester waren: »Ach, da ist noch nichts, das dauert noch mit der Geburt.« So ging das Tag für Tag, bis die Mutter eine Woche vor dem errechneten Termin vor Schmerzen kaum noch laufen konnte und fast die ganze Station zusammenbrüllte. Erst dann erbarmte sich das Krankenhauspersonal, sie in den Kreißsaal zu bringen, wo sie aufgrund einer Überdosierung von wehenauslösenden Mitteln Eliane in einer sogenannten Sturzgeburt entband. Dabei wurde festgestellt, dass die Kleine eine sogenannte Nabelschnurstrangulierung hatte. Das Wahrnehmungsmuster, welches sich dadurch entwickelt hatte, lautete: »Wenn ich mich in meiner Freiheit beschnitten fühle, zeigt mein Körper mit Schmerzen meinen Wunsch nach Befreiung!«

Deswegen konnten wir damals noch keinen absoluten Durchbruch erzeugen: Es fehlte die Lösung, wie Eliane sich von Erwartungsdruck befreien kann. Ich sagte ihr, dass Schmerzen immer einen Adressaten hätten, diese Sprache aber im Normalfall von niemandem verstanden wird und sie auch keinen Vorteil davon hat, wenn sie Schmerzen leidet, um damit etwas auszudrücken, was sie mit dem Mund auch sagen könnte. Mittlerweile ist sie aufgrund ihrer Krankheit berentet und hat damit alle Voraussetzungen geschaffen, künftig schmerzfrei zu sein. Nach kurzer Rückmeldung von ihr einige Tage nach unserem Videocoaching zeigte sich, dass sie genau auf diesem Weg ist.

Manchmal ruft die Seele einfach mit Schmerzen um Hilfe. Doch diesen Hilferuf hört beziehungsweise versteht kaum einer. Daher nehmen wir sofort die Alternative mit dem vermuteten geringeren Aufwand. Wir verabschieden uns aber vom alten Muster, sobald wir erkennen, dass dieses nicht wirklich zum Erfolg führt. Genau diese Gesetzmäßigkeit ist es, die wir verstehen müssen: Solange ich emotional agiere, unterbewusst handle, solange habe ich nur das Verhaltensrepertoire aus der Zeit des Entstehens des Verhaltens – also das Repertoire eines Kindes – zur Verfügung. Sobald ich mir Bewusstsein darüber verschafft habe, was ich warum genau will und was ich dafür in Kauf nehme, und ob mir das wirklich einen nachhaltigen Vorteil bringt, kann ich über mein Verhalten entscheiden. Eliane brauchte fortan keine Schmerzen mehr, um auf ihre Situation hinzuweisen, weil ihr bewusst wurde, dass sie nicht in der gleichen Situation wie ihre Mutter ist, die Sprache der Schmerzen ohnehin keiner versteht, sie einen Mund zum Reden hat, um ihre Bedürfnisse zu äußern und vieles mehr, was einem Kind nicht möglich war. Der »große Widerstand« wurde durch die Erkenntnis, dass sie psychosozialen Stress in Kauf nehmen kann, zum geringeren und damit überwindbar.

Darüber hinaus gibt es allerdings Menschen, bei denen die Angst, übersehen, überfordert, verurteilt und bevormundet zu werden, so groß ist, dass sie immer kränker werden und jede Therapie sabotieren, wenn sie diese denn überhaupt angehen. Nicht selten haben diese als Kinder gelernt, dass plötzlich, wenn sie krank geworden sind, alle Regeln außer Kraft gesetzt waren und das Leben – trotz Krankheit – komfortabler war.

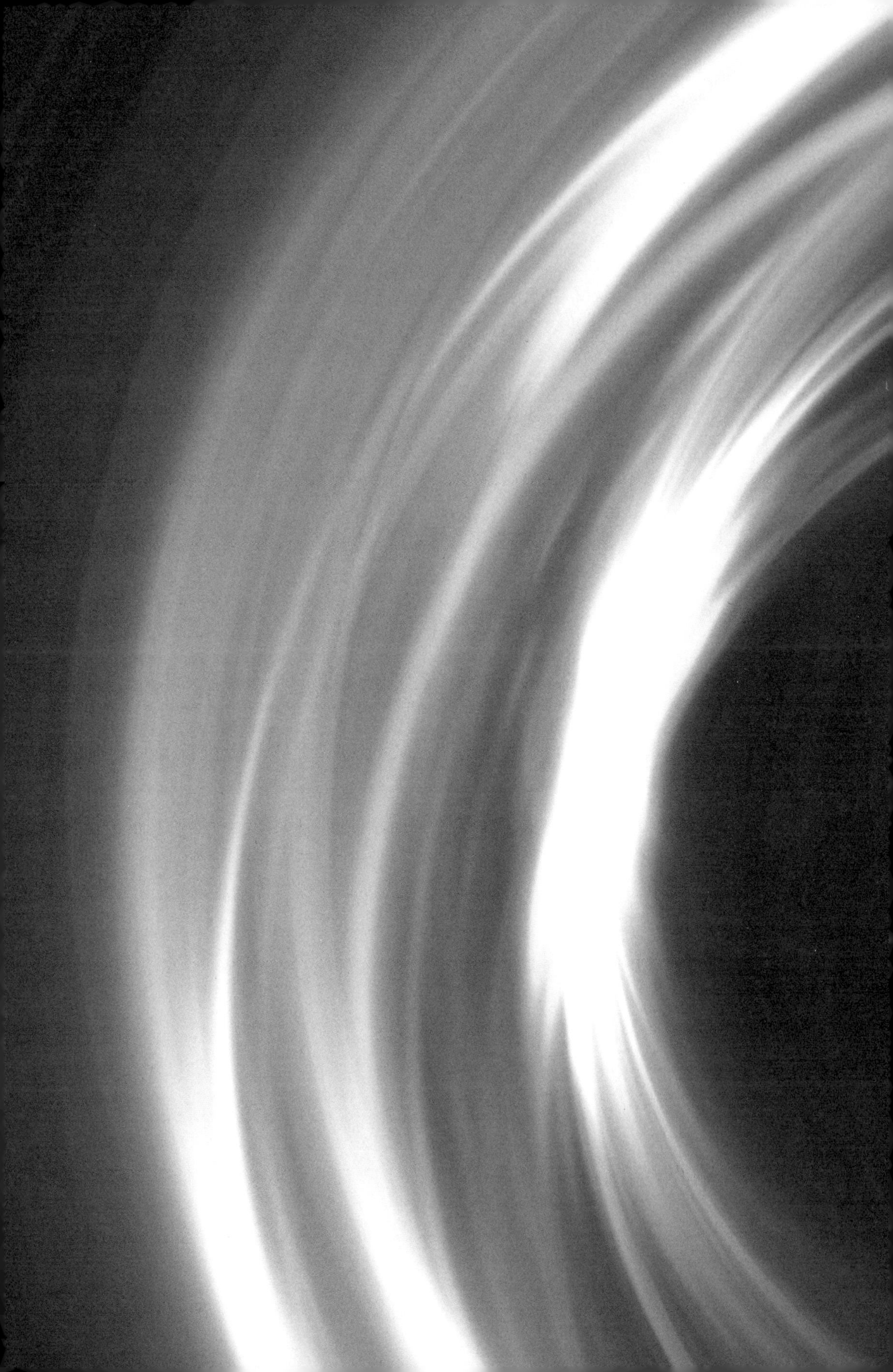

Krank machende Begleiter

Eltern programmieren Seelen

Deswegen rate ich Eltern auch: Belohnen Sie Ihre Kinder nicht fürs Kranksein. Die Menschen, die von Kindern als Bezugspersonen empfunden werden – das müssen nicht die leiblichen Eltern sein – sind für das Empfinden von Sicherheit des Kindes, für seine Entwicklung von Selbst- und Fremdvertrauen, für die Ausbildung seiner Fähigkeiten und Fertigkeiten, kurzum für alle Eigenschaften, mit denen man die Herausforderungen dieses Lebens einigermaßen stressfrei bewältigen kann, von höchster Wichtigkeit. In unserer aufgeklärten Gesellschaft wissen wir jedoch nicht nur ohnehin viel zu wenig darüber, wie wir Menschen gestrickt sind, die wohl allermeisten von uns fühlen sich überhaupt nicht mündig, fähig, potent, sicher, schlichtweg erwachsen. Und so neigen viele dazu, über ihre Kinder die Entbehrungen der eigenen Kindheit zu kompensieren – wir geben den Kindern das, was wir selbst gern gehabt hätten.

Belohnen Sie Ihre Kinder nicht fürs Kranksein

Eltern, die ihren Kindern im Krankheitsfall regelmäßig plötzlich mehr Aufmerksamkeit schenken, als diese je zuvor gekannt haben, meinen es zwar sicherlich gut, aber was lernen Kinder durch eine solche Erfahrung? Kinder lernen am besten durch starke Emotionen. Diese erlernten »Programme« verstärken sich durch Wiederholung. Bei vielen erwachsenen Fällen chronischer Erkrankungen oder auch bei Hypochondrie zeigt sich ein hoher »Krankheitsgewinn« für die Betroffenen durch erhöhte Aufmerksamkeit. Einige reagieren sogar zunächst mit Wut, wenn unsere Coaches ihnen erklären, dass wir sie nicht trösten, sondern ihnen helfen wollen. »Hilfe? Nein, dann interessiert sich ja keiner mehr für mich. Schließlich bekomme ich dann ja weder Rücksichtnahme noch Aufmerksamkeit«, so die stille Befürchtung der Patienten, die schon so manch oberflächlichem Therapeuten ein jahrelanges sicheres Einkommen beschert haben.

Gehen Sie mit den Krankheiten Ihrer Kinder natürlich um. Kinder können krank werden, und oft, sehr oft, sind Kummer, Überforderung und Angst der Grund, warum das Kind krank geworden ist. Motivieren Sie zur Besserung, und animieren Sie nicht mit Mitleid und viel Trost dazu, weiterhin krank zu bleiben. Das meine ich ernst. Wenn ein Kind krank ist, wird es entweder wieder gesund, oder es braucht Hilfe. Tappen Sie nicht in die Projektionsfalle: Geben Sie dem Kind nicht das, was *Sie* gern hätten, sonst bekommt es *Ihre* Probleme. Geben Sie dem Kind das, was es wirklich braucht – und das ist vor allem Zuversicht. Wenn ein Kind tatsächlich stressbedingt eine Auszeit benötigt und ständig krank wird, dann geben Sie ihm diese Auszeit, sonst verstärkt es seine Symptome so lange, bis Sie gar nicht mehr anders können, als es ins Krankenhaus zu stecken. Schauen Sie also immer genau hin: Ist Ihr Kind krank, oder ist es unglücklich beziehungsweise überfordert? Beide Fälle erfordern völlig unterschiedliche Maßnahmen.

Es mag Ihnen vielleicht etwas befremdlich vorkommen, aber wenn mich besorgte Eltern anrufen, weil ihre kleinen Kinder unter chronischen Schlafstörungen, Neurodermitis, Allergien oder Bettnässen leiden, reicht meist ein kurzes Gespräch mit den Kindern am Telefon, in dem ich ihnen die Ursachen erkläre, und dem Kind geht es wieder besser. Im Anschluss daran folgt ein längerer Termin mit Mutter oder Vater (je nachdem, wer der Verursacher beziehungsweise Trigger ist), damit sich der Zustand auch festigen kann.

Wenn Sie als Coach Klientinnen und Klienten haben, die möglicherweise einen sehr hohen Symptomgewinn ihr Eigen nennen, können sie sie ruhig darauf ansprechen, denn niemand leidet gern. Jeder sehnt sich nach dem Ausweg aus seiner Sackgasse. Oft sind sich Menschen einfach nicht darüber im Klaren, dass ihre eigenen Emotionen mit ihrer Krankheit zu tun haben, und erst recht nicht darüber, dass es einen Symptomgewinn gibt und der Preis dafür immer viel zu hoch ist.

Schauen wir uns noch einmal genauer an, wie es sich mit den Auslösern für Symptome verhält; diese können nämlich ebenfalls sehr verborgen sein.

Trigger lauern an jeder Ecke

Nur weil ein Baby zum Beispiel in ein liebevolles und sicheres Zuhause hineingeboren wird, hat es damit nicht automatisch Vertrauen in seine Mitwelt. Kinder können durch scheinbar harmlose Ereignisse wie Filme, Märchen oder Erlebnisse in der Schule getriggert werden. Oftmals sagen die Betreffenden auf meine Frage, wie sie ihre Kindheit empfunden haben, so etwas wie: »Ich hatte *im Grunde* ein gutes Elternhaus!« – »Meine Kindheit war *eigentlich* schön!« – »Ich *glaube*, meine Mutter hat uns geliebt.« Das lässt mich aufhorchen, deuten solche Ausdrücke wie »eigentlich«, »im Grunde« und »ich glaube« doch zumindest leise Zweifel an, ob wirklich alles gut war. Bei einer Mikrotraumatisierung werden bestimmte Kleinigkeiten im Alltag als schmerzhafter empfunden, als sie sein müssten, und der Betroffene weiß dabei oft gar nicht, warum.

Eine meiner Klientinnen litt unter schweren Kopfschmerzen und Haarausfall. Haarausfall bei Frauen ist meist durch starken emotionalen Stress bedingt. Doch nach eigenen Angaben hatte sie ein sehr liebevolles Elternhaus und eine glückliche Kindheit. Es gab also scheinbar keinen Grund, warum sie mit neunzehn plötzlich solche Probleme bekam. Die Ursache fanden wir in ihren Geburtsumständen. Sie war einige Tage übertragen, also zu spät geboren, und hatte große Schwierigkeiten, durch den Geburtskanal zu kommen. Die Geburtshelfer zogen sie mit großer Kraftanstrengung am Kopf und an den Haaren aus dem Leib der Mutter und verursachten dabei beim Baby logischerweise starke Schmerzen. Der Trigger für Schmerzen und Haarausfall, Jahre später, war etwas völlig Unscheinbares: ihre Abiturprüfungen. Die unterbewusste Ähnlichkeit zu einem großen Lebensabschnittsübergang unter Erwartungsdruck – und dessen Begleitschmerzen – rief die Erinnerung an dieses Ereignis auf. Nach ihren Angaben war die Zeit »zum Haare raufen«. Dieses Gefühl kam danach immer öfter, auch bei kleineren Triggern wie alltägliche Entscheidungen.

Die Persönlichkeit des Babys wird von Anfang an beeinflusst. Wenn Eltern Anregungen geben, positive Erfahrungen ermöglichen und das Kind in seinem Lernen unterstützen – beispielsweise indem sie es ermutigen, neue

Dinge auszuprobieren, oder stolz auf den Lernerfolg reagieren –, so wird das Kind sicher aufgrund dieser positiven Aufmerksamkeit mehr Neugierde, Kreativität und Durchhaltevermögen entwickeln. War es jedoch bereits während der ersten Monate starken Stressreizen ausgesetzt, so kann es aufgrund scheinbar geringfügiger Anlässe Angstmuster entfalten oder krank werden.

Ich war einmal Zeuge davon, wie eine fünfunddreißigjährige Frau aufgrund einer Filmszene, in der Tierquälerei gezeigt wurde, einen Nervenzusammenbruch bekam. Ein kleiner wuscheliger Hund wurde in eine Papiertüte gesteckt; diese wurde dann angezündet.[5] Keine Frage, eine unschöne Szene, die wirklich kein Mensch braucht, doch ein echter Nervenzusammenbruch erschien mir verdächtig überreagiert. Es muss ein Trigger für etwas gewesen sein, das noch viel schlimmer war als diese Szene. Und richtig vermutet: Ein tragisches Geburtstrauma mit Nabelschnurumwicklung und Notfall-Kaiserschnitt war die Ursache. Die Frau projizierte sich unterbewusst auf den Hund in der Tüte, denn auch er war in dunkler Enge in Lebensgefahr, so wie sie dreieinhalb Jahrzehnte zuvor als Baby.

Im Laufe meiner Arbeit als Tiefenpsychologe habe ich viele Menschen kennengelernt, die bei Tierquäler-Szenen in Rage geraten, Wutausbrüche bekommen oder extrem dogmatisch werden. In allen Fällen konnte ich eine Beziehung zu erlittener Misshandlung oder zumindest lebensbedrohlichem Kontrollverlust (Ohnmacht) durch andere darstellen. Wenn man eigene Betroffenheit mit ins Spiel bringt, ist meist Schluss mit lustig. Verletzte Menschen, die ihren eigenen Schmerz noch nicht reflektiert oder gar aufgelöst haben, sind leider leicht emotional zu manipulieren und für ideologische Zwecke zu missbrauchen. Man könnte auch sagen: Radikale, fundamentalistische Menschen haben ihre Geisteshaltung selten aus Überzeugung, denn mehr aus emotionalen Gründen. Meist steckt irgendeine Form von Angst dahinter, etwa Wut, Gier oder Trotz, wenn jemand nicht verhandlungsbereit oder offen für Argumente ist. Angstfreie Menschen sind entscheidungsfrei. Gerade wenn die Anfänge seines Lebens schwierig waren, ist es umso wichtiger, einen Menschen emotional wieder aufzufangen und ihm Vertrauen, Hoffnung und Zuversicht zu ermöglichen.

Wir brauchen zufriedene Eltern

Ungelöste Konflikte mit den eigenen Eltern sind oftmals problematisch. Eltern sollten eigentlich als Vertrauenspersonen für Stabilität sorgen. Viele Kinder leben jedoch fortdauernd mit Spannungen und Unbehagen, schämen sich selbst oft für ihre Emotionen und finden dann keinen Ausweg aus ihrer Lage. Verständnislosigkeit, Erwartungsdruck, Gereiztheit und Wut können solche Konflikte begünstigen und verschlimmern. Dadurch wird die emotionale Bindung zu den Eltern stark belastet. Dies wiederum kann zu Leidensdruck, Angst und Unsicherheit führen und letztlich zu problematischem Verhalten beim Kind, wenn diese Stresserfahrung ein bereits angelegtes Wahrnehmungsmuster bestätigt.

Man muss bei auffälligem, problembehaftetem Verhalten immer auf die frühkindliche Biografie schauen. Es gibt nämlich genauso gut Menschen, die im Laufe der Kindheit und Jugend sehr viel Stress erlebten, wie etwa der kanadische Schauspieler Keanu Reeves, der mit mehreren Stiefvätern aufwuchs, die teilweise Alkoholprobleme hatten und gewaltbereit waren. In seinem Leben musste Reeves einige sehr tragische Schicksalsschläge hinnehmen, wie etwa den Drogentod seines besten Freundes River Phoenix, die Totgeburt seiner Tochter Ava Archer, kurz darauf den Unfalltod von deren Mutter Jennifer und eine Leukämie-Diagnose bei seiner geliebten Schwester Kim. Dennoch ist Keanu Reeves bekannt für sein philanthropisches Engagement, seine Bescheidenheit und Bodenständigkeit, und er gilt als einer der höflichsten und angenehmsten Schauspieler Hollywoods. Möglicherweise, so meine Vermutung, ist er zunächst in einer liebevollen und positiven Atmosphäre aufgewachsen, bevor dann das Unheil in der Familie zuschlug. Man könnte jetzt natürlich anführen, dass die Genetik der entscheidende Faktor für eine Grundhaltung ist, doch wissen wir aus der Epigenetik, dass Gene an- beziehungsweise abgeschaltet werden und sich verändern können, und das wiederum hat mit Umweltfaktoren zu tun, also damit, wie ein Mensch lebt und was er erlebt. Und das Erleben beginnt schon sehr früh, da sind wir noch am Anfang unseres Entwicklungsprozesses.

Es sind nämlich vor allem die ersten Eindrücke des Lebens maßgeblich für das spätere Verhalten eines Menschen verantwortlich. Sie tragen entscheidend dazu bei, wie wir uns im Leben entwickeln, wie wir mit unseren Mitmenschen umgehen und welches Selbstwertgefühl wir besitzen. Sie sind von Anfang an der Maßstab, mit dem wir alle künftigen Erlebnisse und Beziehungen einordnen. Das bedeutet, wenn wir chronische Krankheiten und Verhaltensstörungen rückfall- und verschiebungsfrei wieder zum Abklingen bringen wollen, müssen wir uns anschauen, welche Lebensereignisse der Auslöser für die Symptome waren und was das ursächliche Stresserlebnis war, welches sich durch diesen Auslöser zu wiederholen schien.

Reaktionen kommen aus dem Unterbewusstsein

Verstehen, wie die Psyche tickt, ist der Schlüssel zur Heilung und zum Verstehen jeder chronischen Krankheit – körperlich und geistig. In unserer Gesellschaft begegnen uns viele Krankheiten, die sich in verschiedenen Symptomen äußern. Doch was wir oft nicht wissen, ist, dass diese Krankheiten tiefgreifende Wurzeln haben, die in der frühkindlichen Entwicklung oder eben sogar vor der Geburt liegen. Wenn wir lernen, diese Ursachen zu erkennen, können wir in großem Maße dazu beitragen, chronische Krankheiten zu lindern und sogar zu heilen und somit unser Wohlbefinden anzuregen. Wir können die ursprüngliche Quelle von Krankheit entdecken und verstehen, um schließlich eine Lösung für die teilweise lebenslangen Beschwerden zu finden. Jegliches menschliche Verhalten, unter dem man selbst leidet, kann ursächlich ergründet und damit verändert werden.

Meinen eigenen Zugang zu diesem Thema fand ich als Neunzehnjähriger. Ich habe mich schon seit der Kindheit für psychologische Zusammenhänge interessiert. Und so bemerkte ich eines Tages bei einer Freundin eine schwere Spinnenangst. Ich bot ihr an, diese zu überwinden. Das war für mich das Normalste auf der Welt, denn dass eine Spinnenphobie eine Angst vor Kontrollverlust ist und tatsächlich nichts mit einer Spinne zu tun hat, sondern nur mit dem, woran das Tier unterbewusst erinnert, war mir damals bereits bekannt.[6] Doch bei Antje war die Angst besonders ausgeprägt: Sie geriet bereits beim Anblick eines Bildes von einer Spinne in extremes Unbehagen, das sich zu einer Panik steigern konnte. Diese Angstschübe, von denen Antje sich immer nur sehr langsam erholte, schränkten ihr Leben sehr ein. Von ihren Eltern und Freunden hörte sie immer öfter »Stell dich nicht so an!« oder »Reiß dich doch mal zusammen!«. Gut gemeinte Ratschläge, die für Antje alles nur noch schlimmer machten. Doch was zunächst übertrieben erschien, hatte eine klare und logische Ursache, denn: Dieser Trigger rief bei ihr die Emotionen von sexuellen Übergriffen auf, die sie als Teenager mit ihrem neun Jahre älteren Bruder erlebt hatte. Dieser schaute oft durchs Schlüsselloch ihrer Zimmertür und kam immer dann herein und belästigte sie sexuell, wenn sie sich gerade für das Zubettgehen entkleidet hatte. Was für mich jedoch neu war und was sich in dem Gespräch herausstellte, war, dass auch das Verhalten des Bruders, so abscheulich es gewesen sein mochte, ein Trigger für eine viel früher zurückliegende Traumatisierung war. Das Verhältnis von Trigger und Symptom erschien mir noch ein wenig zu unausgeglichen, und außerdem war Antje bei den Belästigungen bereits neun Jahre alt. In dem Alter hat ein Mensch bereits ein ausgeprägtes Zeitempfinden, Verhaltensalternativen und generalisiert schon längst nicht mehr – egal, was einem Menschen in einem solchen Alter passiert, er weiß, dass das nicht das ganze Leben andauert, sondern nur einen Zeitabschnitt. Also fragte ich weiter, woran sie das Gefühl von »vom Bösen beobachtet zu werden, welches unversehens Zugriff ausübt« erinnert. Nach einer Weile des Nachdenkens sagte Antje, das Gefühl kenne sie von ihrer Geburt, genauer der nachgeburtlichen Untersuchung. Klar! Viele Babys erleben die kurzzeitige Trennung von der Mutter bei anschließender medizinischer Untersuchung. Diese kann für das Kind schmerzhaft, sicher jedoch sehr unangenehm sein. Babys wurden früher oft kopfüber in die Höhe gehoben und bekamen einen Klaps auf den Po, um den Atemreflex auszulösen. Heutzutage saugt man mit einem Schlauch die Atemwege und Speiseröhre frei. Anstelle dem Baby Ruhe und Sicherheit zu vermitteln, wird es gewaschen, gemessen, gewogen, bekommt ein kaltes Stethoskop auf Brust und Rücken gedrückt und erhält mit einem Stich eine Blutentnahme aus der Kopf- oder Fußvene und gegebenenfalls zusätzlich eine Pockenimpfung in den Arm. Das Absaugen der Bronchien und Lunge mittels eines Tubus erzeugt zwar keine Höhenangst, kann aber bei entsprechender Reizung der Atemwege zu einer späteren Bronchialerkrankung führen, wenn der Trigger dazu auftaucht. Selbstverständlich kann ein Trigger sehr viel stärkere emotionale Eindruckstiefe haben als das ursprüngliche Trauma. Ich habe zur Veranschaulichung einmal eine Regel formuliert, die ich – mangels eines besseren Ausdrucks – derzeit noch die Hundert-Prozent-Regel nenne. Sie besagt, dass es, damit es zu einem Symptomausbruch kommt, auf einen emotionalen Eindruck der Stärke zehn von hundert einen Trigger geben muss, der neunzig Prozent Eindruck macht. Und umgekehrt, wenn ein Mensch schwer traumatisiert ist (neunzig Prozent emotionale Eindruckstiefe), dann reicht bereits ein kleiner, läppischer Trigger von zehn Prozent, und »die Bombe geht hoch«, wie wir ja beim fiktiven Hund in der Tüte gesehen haben. Ein kleines Trauma muss stark getriggert werden, damit es zu einem Symptomausbruch kommt, und eine lebensbedrohliche Katastrophe braucht nur einen kleinen Wink, um eine starke Reaktion zu erzeugen. Das ist meiner Ansicht nach der Hauptgrund, warum nicht alle Menschen nach einem schrecklichen Erlebnis eine nachhaltige Störung entwickeln und umgekehrt einige Menschen aufgrund von scheinbaren »Kleinigkeiten« in der Folge große Probleme bekommen. Im Übrigen sind ja Trigger meist nicht sofort vergessen – sie können sich im Leben aufsummieren, und irgendwann ist das Fass voll. Je öfter man seine Ohnmachtsgefühle erlebt, desto notwendiger erscheint einem dann irgendwann ein Schutz davor.

Halten wir fest: Die Verknüpfung der Ereignisse »allein gelassen sein« und »einem Übergriffigen ausgeliefert sein« wäre ein guter Grund für die sehr verbreitete Angst vor Kontrollverlust.

Heutzutage – fast vierzig Jahre später – würde ich mit Antje im Coaching auch die vorgeburtlichen Erinnerungen durchgehen. Ich bin mir sicher, dass sich ihre Mutter ebenfalls subjektiv »dem unvermittelten Zugriff des Bösen« ausgeliefert fühlte, zumal der ältere Bruder meiner Bekannten in einer Vergewaltigung gezeugt wurde und dieses Ereignis während der Schwangerschaft mit dem zweiten Kind sicherlich öfter einmal in Erinnerung gerufen und über Neurotransmitter via Nabelschnur kommuniziert wurde. Damals sagte mir die siebzehnjährige Antje im Vertrauen, dass sie auch eine Libidostörung habe, also ihre sexuelle Erregbarkeit so gut wie abgeschaltet sei. Heute, nach all dem, was ich über Ursachen und deren verschiedene Auswirkungen weiß, erscheint mir das absolut nachvollziehbar.

Es hat also alles einen *Ursprung*. Das erklärt, warum eben nicht alle Menschen Angst vor Spinnen, Höhe und Insektenstichen haben und andere wiederum bei solchen Triggern extrem emotional und körperlich reagieren – es sind die Emotionen aus der Zeit der ursprünglichen Traumatisierung, die aufgrund der Eindruckstiefe reichhaltig neuronal verknüpft wurden. Antje war jedenfalls noch am gleichen Tag in der Lage, sich sowohl Bilder von Spinnen als auch eine reale Spinne in der Garage anzusehen, ohne einen Schauer, geschweige denn einen Schreikrampf zu bekommen. Sie hat den Auslöser von der Ursache emotional entkoppelt. Es ist ihr nun rational bewusst, woran die Spinne sie erinnerte, und das hat mit dem Tier nichts mehr zu tun. Der bewusste Verstand steuert nun mal nicht unseren Körper. Das ist das Besondere daran, wenn man sich Ursachen und Auslöser endlich bewusst gemacht hat: Dann ist ein Trigger zwar immer noch nicht angenehm, aber er erzeugt keine automatische körperliche Reaktion mehr!

Ebenfalls in dieser damaligen Zeit bat mich eine weitere Freundin um Hilfe, sie litt sehr unter Zwangshandlungen. Die dreiundzwanzigjährige Mona konnte damals ihre Wohnung nicht einfach verlassen und gehen. Stets fühlte sie sich gezwungen, immer wieder zurückzukehren und zu kontrollieren, ob wirklich alle Haushaltsgeräte ausgeschaltet waren. Der

Leidensdruck war enorm, war sie doch einfach nicht mehr in der Lage, irgendwo rechtzeitig zu erscheinen, weil sie drei- bis viermal zurück in die Wohnung gehen und alle Geräte kontrollieren musste. Im Freundeskreis wurde Mona dafür mal bemitleidet, mal ausgelacht, mal beschimpft, wenn sie dadurch mal wieder den Bus verpasste und jemand sehr lange auf sie warten musste. Sie schämte sich sehr für ihren »Tick«, wie sie es nannte, und ließ sich dankbar auf meine Hilfestellung ein.

Bei der Befragung nach der Ursache in einer leichten Trance sagte sie, sie könne sich plötzlich daran erinnern, wie sie in ihrem Kinderbettchen lag und sah, wie ein Bügeleisen, das auf einem Bügelbrett in ihrem Zimmer stand, die Bügelwäsche in Brand setzte. Die Mutter stürzte herein, geriet in Panik und schrie vor Entsetzen. Dadurch wurde das kleine Mädchen offenbar so schockiert, dass sie fortan einen unbemerkten Feuerausbruch von Haushaltsgeräten für sehr wahrscheinlich hielt. Jahrzehnte nach diesem Ereignis, als die mittlerweile junge Frau ihre eigene Wohnung bezogen hatte und somit die alleinige Verantwortung für die Sicherheit des Hausrates hatte, brach das Muster durch, und sie entwickelte einen Kontrollzwang. Diesen lösten wir dadurch auf, dass ich sie in Trance alle möglichen Szenarien, die bei nicht ausgeschalteten Geräten entstehen konnten, gedanklich durchspielen ließ und sie dadurch entscheiden konnte, ob sich zur Vermeidung eines Unfalles mit geringer Wahrscheinlichkeit ein Zwangsverhalten noch »lohne«.

Das emotionale Unterbewusstsein hat immer die Regie über das Verhalten. Macht man ein »emotionales Update« auf Basis der Reife und der Möglichkeiten eines Erwachsenen, bleiben die kindlichen Reaktionen aus.

Eine spezielle Form der Psychotherapie, die sogenannte kognitive Verhaltenstherapie, versucht einen solchen Vorgang ebenfalls, doch ist er hier meist langwierig und bedarf vieler Wochen Therapie, um zumindest das Symptom zu dämpfen. Man könnte den Entkoppelungsprozess verkürzen. Dazu müssten Therapeuten den Zugang zur Emotionalität des Patienten finden, denn durch eine Trance mit hoher emotionaler Eindruckstiefe entstehen weit mehr neuronale Verschaltungen als bei rein rationalen Gesprächen – das bedeutet, eine Verhaltensänderung kann damit sehr rasch bewirkt werden. Offiziell geht man in der Medizin davon aus, dass solche Zwangshandlungen, wie oben beschrieben, nur mit großem Zeitaufwand behandelt und zumeist nur gelindert, nicht aber geheilt werden können. Bei der medikamentengestützten Therapie können zudem Nebenwirkungen wie Übelkeit, Schlafstörungen, Impotenz oder Selbsttötungsabsichten auftreten. Meiner Ansicht nach könnte der Patient auf solche Prozeduren ganz verzichten, wenn der Therapeut nicht symptomatisch, sondern ursächlich an die Probleme herangehen würde.

Der vierzigjährige Louis litt seit mehr als zehn Jahren unter starken Schmerzen im rechten Oberschenkelmuskel. Medizinisch therapiert wurde auf Zerrung, Verspannung und Entzündung mit Salben, Spritzen und Massagen – nichts half. Als er zu mir kam, konnte er mit seinem Bein kaum mehr auftreten. Auf meine Frage, wann das Ganze begann, berichtete er mir von einem Streit mit seiner Freundin vor elf Jahren. Sie schlug ihm im Zorn mit der Faust auf den Schenkel. Der Schmerz klang ab, doch er kam wieder. Auf meine Bitte hin, die Augen zu schließen und mir zu sagen, wie er sich bei dem Streit fühle, woran im Leben ihn das erinnere und wann im Alltag er ein solches Gefühl erneut verspüre, sagte Louis zögerlich, seine Mutter hätte ihm mit vier Jahren auf den Oberschenkel geschlagen. Sie sei offenbar überfordert mit dem »lärmenden und frechen Kind« gewesen und einfach ausgerastet. Mein Klient fühlte sich damals missverstanden und zu Unrecht bestraft. In einer Trance brachte ich all diese Gefühlserinnerungen kontrolliert wieder zum Vorschein. Die gespannte Atmosphäre im Großraumbüro einer Finanzagentur stresste ihn einfach jeden Tag. Zum einen musste mein Klient Dienstleistungen verkaufen, hinter denen er nicht stand, und zum anderen herrschte ein übermäßiger Erfolgsdruck auf der Arbeit. Beides zusammen – Schuldgefühle und Druck – ergaben die Mischung, die den Schmerz der Bestrafung lebendig hielt. Als wir das emotional entkoppelt hatten (Druck bleibt Druck, daran ändert auch der Schmerz nichts), verschwand der Schmerz innerhalb von Stunden. Am Abend des Coachings war er kaum noch spürbar.

Das, was wir hier durchführen, ist keine Schmerztherapie, es ist noch nicht einmal überhaupt Therapie, sondern wir zeigen den Menschen die Zusammenhänge zwischen Stress und deren Auswirkungen auf den Körper. Fast überflüssig zu sagen, dass die junge und unreife Mutter schon vor diesem Ereignis dem Jungen das Gefühl gab, er hätte alles falsch gemacht, zumal er ein Zeugungsunfall war und sie und ihr Baby während der Schwangerschaft genau dieses Gefühl, »alles falsch gemacht zu haben«, begleitete. Der Schlag auf das Bein erzeugte lediglich später eine körperliche Verortung der mütterlichen Traumatisierung.

Psychosomatik – die Schnittstelle zwischen Medizin und Psychologie

Wir sind damit also im Bereich der Psychosomatik – der Schnittstelle zwischen Medizin und Psychologie. Doch was genau versteht man darunter? Psychosomatik betrachtet den Wirkzusammenhang zwischen Körper und Geist. Unsere psychische und emotionale Verfassung hat über das Drüsensystem einen direkten Einfluss auf unsere körperliche Gesundheit. Man kann auch sagen: Störung aufgrund von Emotionen. Wenn Menschen nicht in ihren Bedürfnissen unterstützt werden oder längere Zeit Stress erleben, kann das ihre körperliche Gesundheit beeinträchtigen. Psychosomatische Symptome sind nachweisbare Erscheinungen, die sowohl auf einer seelischen Ebene als auch auf einer körperlichen Ebene auftreten. Viele Menschen leiden zum Beispiel an chronischer Müdigkeit, Kopfschmerzen, Schlaflosigkeit, Muskel- und Gelenkschmerzen und Magen-Darm-Problemen, die auf psychosomatische Probleme zurückzuführen sind. Oft denken Menschen: »Ach, das ist ja nur psychosomatisch – dann kann es ja nicht so schlimm sein. Vielleicht ist es ja nur eingebildet.« Aber das ist völlig falsch! Psychosomatische Störungen sind nicht eingebildet und können die Lebensqualität des Betroffenen stark beeinträchtigen. Sie erfordern ein völlig anderes therapeutisches Vorgehen als eine somatische, medizinische, symptombezogene Behandlung. Einfach nur warten, bis man von allein wieder gesund wird, funktioniert hier nicht. Einen Knochenbruch behandelt man ganz anders als den Grund dafür, warum man sich verletzt hat. Eine blutige Darmentzündung heilt meist von ganz allein, wenn die krank machende Ursache behoben ist. »Psychische Ursache« heißt nicht »Schraube locker«! Wenn man von »psychosomatischen« Symptomen spricht, bedeutet das also nicht, dass jemand »verrückt« ist, sondern dass er lediglich keine biochemischen oder mechanischen Ursachen für seine Probleme hat. Bei Liebeskummer oder Angst vor einem Krieg oder einer Krankheit braucht man schließlich zur Heilung keine Prothese oder Tablette, sondern eine andere Sichtweise auf die Dinge.

Man kann Immaterielles nicht mit materiellen Eingriffen verändern. So, wie man ein Programm nicht verändert, indem man am Computer herumschraubt, so kann man die Psyche nicht durch Substanzen beeinflussen, sondern nur durch die *Wirkung* der Substanzen, also auch unabhängig vom tatsächlichen Auftauchen der Stoffe – das ist nicht dasselbe. Psychosomatische Ursachen mit Medikamenten zu behandeln ist in etwa so, wie wenn man nächtliche Albträume von einem Zimmerbrand mit einem Feuerlöscher bekämpfen und den Menschen künftig am Einschlafen hindern wollte.

Um psychosomatische Störungen erfolgreich behandeln zu können, ist es wichtig, die emotionalen Faktoren, die die Symptome verursachen, zu behandeln. Eine Psychotherapie und ein ergänzendes psychosomatisches Training können dazu beitragen, die Symptome der Betroffenen positiv zu beeinflussen und zu reduzieren. Doch viel schneller und zudem nachhaltiger sind Verfahren, die die Symptomursache angehen und dort die Lösung ansetzen. Dies bedarf weder langwieriger Therapien noch irgendwelcher Trainings, sondern nur eines emotionalen Neubewertens der ursprünglichen Stresssituation, *Reframing* genannt. Hierfür sind keinerlei Medikamente erforderlich. Allerdings ist, neben der innerlichen Zustimmung des Klienten, eine hohe didaktische Kompetenz des Analytikers dabei erforderlich. Dieser muss ja nicht nur die Ursache aufspüren, sondern vor allem die Klientinnen und Klienten zur Erkenntnis der Lösung führen. Wie das funktioniert und was damit alles möglich ist, darum geht es in diesem Buch, denn ich habe ein solches Verfahren erforscht und entwickelt.

Psychosomatische Störungen, wie beispielsweise Krankheiten der Verdauungsorgane – so etwa Morbus Crohn, Colitis ulcerosa, Reizdarm, Magenbrennen –, beruhen allesamt auf dieser Ursache: Immunschwäche aufgrund von Angst vor Ablehnung. Man fühlt sich bedroht, will sich wehren, traut sich aber nicht. Die Folge: Neurotransmitter wie Adrenalin, Histamin und Acetylcholin werden ausgestoßen und regen in einer Kettenreaktion die Bildung von Magensäure an. Diese ist auf körperlicher Ebene dazu da, alles von außen Kommende zu zersetzen. Der Magensäurespiegel steigt, und der Darm bekommt Schübe von nicht neutralisierter Säure. So verdaut sich der Körper praktisch selbst – nur war der Körper mit diesem Programmbefehl gar nicht gemeint.

Übrigens ist der Darm nicht nur einfach ein langer Schlauch, in dem unsere Nahrung ausgewertet wird, sondern ein Immunabwehrstoffe-produzierendes Organ, und zudem ist unser gesamter Gastrointestinaltrakt – von der Mundhöhle bis zum Anus – ummantelt von einem Nervengeflecht vom Ausmaß des Kleinhirnes. *Der Darm denkt!*

Unterschied zwischen symptom- und ursachenbezogener Therapie

In der Tiefenpsychologie betrachten wir Symptome als Ausdruck von Stress. Innere Konflikte, ungelöste Spannungen, schwere Enttäuschungen und weitere emotionsgeladene psychische Prozesse können sich sowohl im Verhalten also auch körperlich niederschlagen.

Symptome sind daher keine Krankheit und keine Dummheit – sie sind sehr intelligente Schutzkonzepte, deren Ursachen aus der frühesten Kindheit stammen. Dementsprechend können verschiedene Symptome zusammenhängen. Eine Ursache kann sich, je nach Lebenssituation, verschiedenartig auswirken. Ein erworbener Diabetes etwa kann durch die gleiche Ursache zustande kommen wie zum Beispiel eine starke Kurzsichtigkeit und ein Burn-out-Syndrom: ein Schuldgefühl wegen unverdienter Belohnung, vielleicht weil die Eltern einem unterschwellig vermittelt haben: »Kinder sind eine Belastung, weil sie viel Geld kosten, wer nicht arbeitet, soll auch nicht essen!« Solche Sätze können dafür sorgen, dass ein Mensch, wenn er sich etwas Süßes gönnt, seine Bauchspeicheldrüse mit Stresshormonen blockiert, weil sie mit dem Ausstoß von Insulin den Zucker aufspalten und somit organverfügbar machen würde. Wenn ein solcher Mensch glaubt, er müsse »genau hinsehen«, dürfe keine Fehler machen – man hört dann von Eltern solche Sachen wie »Hast du keine Augen im Kopf?! Träum nicht rum!« – und glaubt, er könne sich nur mit Fehlerfreiheit seine Existenzberechtigung sichern, der übertrainiert jene Augenmuskeln, die fürs »genaue Hinschauen« notwendig sind, und lässt die Augenmuskeln, die für das »Fernsehen/Herumträumen« angefordert werden, untertrainiert: Er wird damit kurzsichtig. Ein Burn-out-Syndrom kann eine Äußerung derselben Ursache sein: arbeiten zu müssen, ohne Rücksicht auf die eigenen Bedürfnisse, nicht nachzulassen, keine Pause machen zu dürfen; kurzum, sich nicht schuldig zu machen, weil man noch nicht genug Leistung erbracht hat. In der Medizin nennt man solche Symptomverbände *Syndrome* oder *Symptomkomplexe*. Allerdings werden damit nur gleichzeitig auftretende Symptome einer Diagnose bezeichnet. Etwa beim ADHS-Syndrom, wo Unruhe und Konzentrationsstörung mit gesteigerter Erregbarkeit einhergehen. Doch ich möchte anregen, auch völlig unterschiedliche Krankheitsbilder, die zudem zeitversetzt auftreten können, auf eine gemeinsame Ursache hin zu untersuchen.

Daher bezeichne ich diese zusammenhängenden Symptome als »Drachen mit mehreren Köpfen«. Es kann in der therapeutischen Praxis ein durchaus wertvolles Hilfsmittel sein, den gemeinsamen Nenner verschiedener Symptome herauszufinden, denn zum einen kommt man dann umso präziser an die genaue Ursache heran, und zum anderen kann man mit der Bekämpfung der Ursache einen kurativen Einfluss auf alle beteiligten Symptome nehmen.

Als mir im Jahr 2007 dieser Zusammenhang klar wurde, hatte ich daraufhin in meinem Buch »Heilen ohne Medikamente« ein sehr anschauliches Beispiel dafür beschrieben. Es handelt von einer jungen Frau, die unter völlig verschiedenen Ängsten litt.

Hier ist ihre Geschichte:

Caroline, eine intelligente und sehr bodenständige junge Ärztin, litt seit ihrer Kindheit unter diffusen Ängsten, vorrangig unter der Angst vor Dunkelheit. Jahrelang konnte sie nachts nur bei eingeschaltetem Licht schlafen. Ihre Ängste bezogen sich zudem auf Einbrecher, Schlangen und Vampire. Bereits das Geräusch des Fahrstuhls in ihrem Wohnhaus versetzte sie allabendlich in Unruhe. Echter Leidensdruck entstand bei Caroline jedoch erst, als sie sich aus beruflichen Gründen zwischenzeitlich in Afrika und Mittelamerika aufhalten musste und sich nach Einbruch der Dunkelheit (also gegen 18 Uhr) außerhalb geschlossener Räume ängstigte und unwohl fühlte. Gerade die potenzielle Gefahr durch Schlangen in der Dunkelheit fraß sich immer wieder in ihren Gedanken fest und schränkte sie in ihrem Beruf sehr ein, was sie jedoch jahrelang tapfer hinnahm.

Übersteigt der Leidensdruck allerdings eine bestimmte Toleranzgrenze, ist der Betroffene plötzlich offen für Alternativen. So kam sie zu mir in die Beratung, um die Angst endgültig aufzulösen.

Als Erstes suchte ich im Beratungsgespräch nach dem gemeinsamen Nenner dieser Ängste. Vor allem der Aspekt der Vampir-Angst machte mich sehr nachdenklich, denn warum sollte eine kluge, reflektierte und moderne junge Frau Angst vor etwas haben, was sie noch nie beobachten konnte? Bevor man vor etwas Angst hat, muss man es mit seinem Schrecken kennengelernt haben. Sie persönlich haben wahrscheinlich ja auch keine Angst vor Schnirx. Warum nicht? Weil Sie keine Vorstellung davon haben, was das sein könnte, und sich daher auch nicht davor schützen müssen. Man kann nur vor etwas Angst entwickeln, wenn man in irgendeiner Weise damit einmal schlechte Erfahrungen gemacht hat.

Um an Informationen heranzukommen, die nur das Unterbewusstsein preisgeben kann, musste ich also Carolines bewusste Verstandeskontrolle etwas ausbremsen und arbeitete mit dem bildhaften Vorstellungsvermögen. Auf meine Frage, wann sie sich zum ersten Mal vor Vampiren gefürchtet habe, erinnerte sich Caroline an ein Erlebnis, das einen Hinweis lieferte: Im Alter von vier Jahren sah sie im elterlichen Wohnzimmer die Parodie »Tanz der Vampire« von Roman Polanski. Dieser Film ist zwar eine Persiflage auf das Vampir-Genre, doch hat Polanski diesen amüsanten Streifen nicht für Vierjährige gedreht. Während sich ihre Eltern köstlich amüsierten, ängstigte sich die kleine Caroline fast zu Tode. Nun drängt sich die Frage auf, warum sich die Kleine damals nicht an der Reaktion der Eltern orientierte und unreflektiert mitlachte – das wäre die normale Reaktion einer Vierjährigen gewesen, wenn sie unvorbelastet gewesen wäre. Sie war aber nicht unvorbelastet, so mein Verdacht.

Und es stellte sich für mich noch immer die Frage, warum sie ausgerechnet nur vor diesen Gruselgestalten Angst bekam. Warum nicht auch vor Friedhöfen, alten Menschen oder Leichen – immerhin ist Caroline Ärztin, sie hat kein bisschen Angst vor alten Menschen oder Toten. Was war das angstauslösende Element? Der Umhang der Vampire? Die Stimme der Untoten? Die Eckzähne?

Die Auflösung brachte das tiefer gehende Arbeiten mit Carolines bildhaftem Vorstellungsvermögen. Durch frei assoziative Fragen landeten wir bei einer Erinnerung, einige Minuten vor Carolines Geburt. Sie sagte, sie habe das Gefühl, dass sich ihre eigene Nabelschnur um den Hals gewickelt und ihr die Blutzufuhr zum Gehirn bedrohlich abgeschnürt habe. Und so war es auch: In einer Schockreaktion, hervorgerufen durch Hypoxie (Sauerstoffmangel) im Gehirn, hatte der ungeborene Körper Stuhl ins Fruchtwasser abgesetzt, wodurch sich dieses grünlich verfärbte und eintrübte. Nachdem die Fruchtblase geplatzt war, bemerkten die Geburtshelfer und Ärzte das trübe Fruchtwasser und wussten sofort: Das Kind ist in Gefahr und muss schleunigst geholt werden. Sofort wurde ein Notkaiserschnitt eingeleitet. Damit konnte das Mädchen von der Nabelschnur um den Hals befreit werden und war in Sicherheit.

Und so erklärt sich auch Carolines Angst. Es war genau diese erste und ernste Erfahrung der Machtlosigkeit, die sich die Psyche gründlich gemerkt hatte. In genau diese Kerbe schlugen dann im Laufe des Lebens weitere traumatische Ereignisse. Die Angst vor Dunkelheit nahm hier ihren Ursprung: Es war dunkel, sie geriet in Lebensgefahr und konnte sich nicht selbst helfen – erst »das Licht«, also der Kaiserschnitt, befreite sie. Einbrecher entsprechen denselben Kriterien: Sie kommen im Dunkeln, können gefährlich sein, und plötzliches Licht hilft, um sie zu vertreiben. Und auch die Angst vor Schlangen liegt hier begründet: Die Nabelschnur, die sich bedrohlich eng um den Hals legt, entspricht genau den Kriterien einer Würgeschlange. Zuletzt das Symbol des Vampirs: Es ist ebenfalls die Nabelschnur, die symbolisch mit

Blut zu tun hat und in diesem Falle den Hals angreift. Man ist diesem Angriff in der Dunkelheit hilflos ausgeliefert. Licht hingegen vertreibt Vampire, wie uns Polanski zeigte. Wie bereits ausgeführt, können wir nichts vergessen – seien die Erlebnisse auch noch so unbewusst, sie sind eben gespeichert. Um sich vor erneuter Lebensgefahr im Dunkeln zu schützen, generalisierte Caroline ihre Angst auf alles, was den erlebten Kriterien entsprach.

Allein die Reflexion dieser Ursachen – also das Erkennen des Drachens anhand seiner vier Köpfe – verschaffte Caroline die Möglichkeit, sich von allen Ängsten schlagartig und vollständig zu befreien.

Zurück in Mittelamerika machte sie nach einigen Tagen eine Nachtwanderung im Dschungel, bei der sie nicht nur Fledermäuse und Reptilien beobachtete, sondern auch wild lebende Krokodile fütterte und unter Dschungelbäumen wanderte, in denen sich mit Sicherheit auch Baumschlangen befanden. Ihre Angst aber konnte sie nun durch Interesse ersetzen.

Warum konnte Caroline sich durch bloße Reflexion so schnell von verschiedenen Ängsten befreien? Weil Angst als Vermeidungsstrategie ein intelligenter Schutz vor Machtlosigkeit ist, der innerhalb von Sekunden von der eigenen Psyche entwickelt wird. Wenn man den ursprünglichen Auslöser der Angst isoliert, wird damit die Generalisierung genauso schnell wieder aufgehoben. Caroline möchte sicher noch immer nicht von ihrer Nabelschnur stranguliert werden, aber sie braucht nun nicht länger zu generalisieren (also auf Ähnliches übertragen) und kann zudem das Risiko der Strangulation im Dunkeln durch die Nabelschnur getrost eingehen (die Wahrscheinlichkeit, dass dies noch einmal passieren könnte, ist schlicht nicht gegeben).

Nachtrag: Auch im Jahr 2023 ist Caroline noch immer angstfrei.

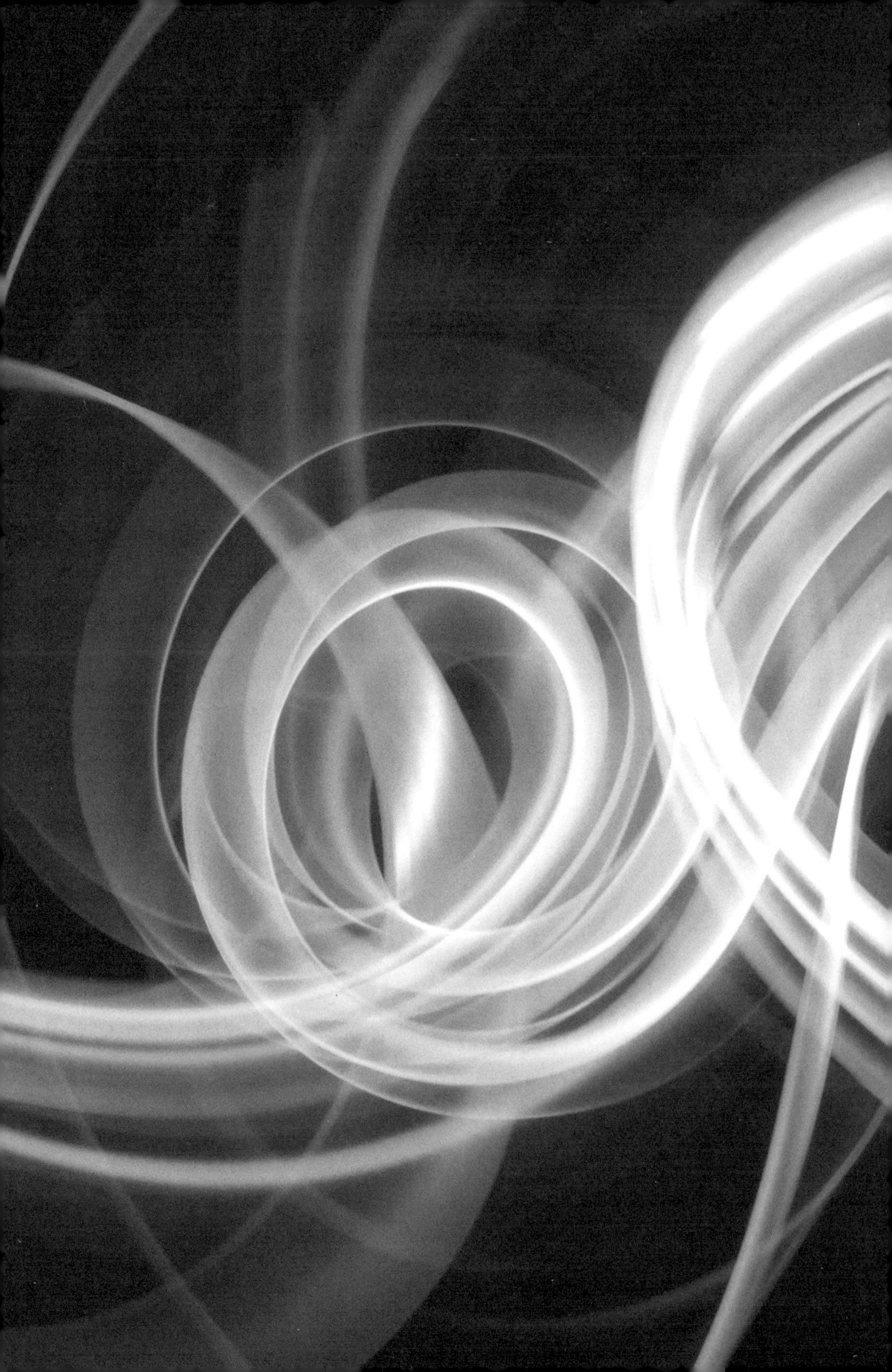

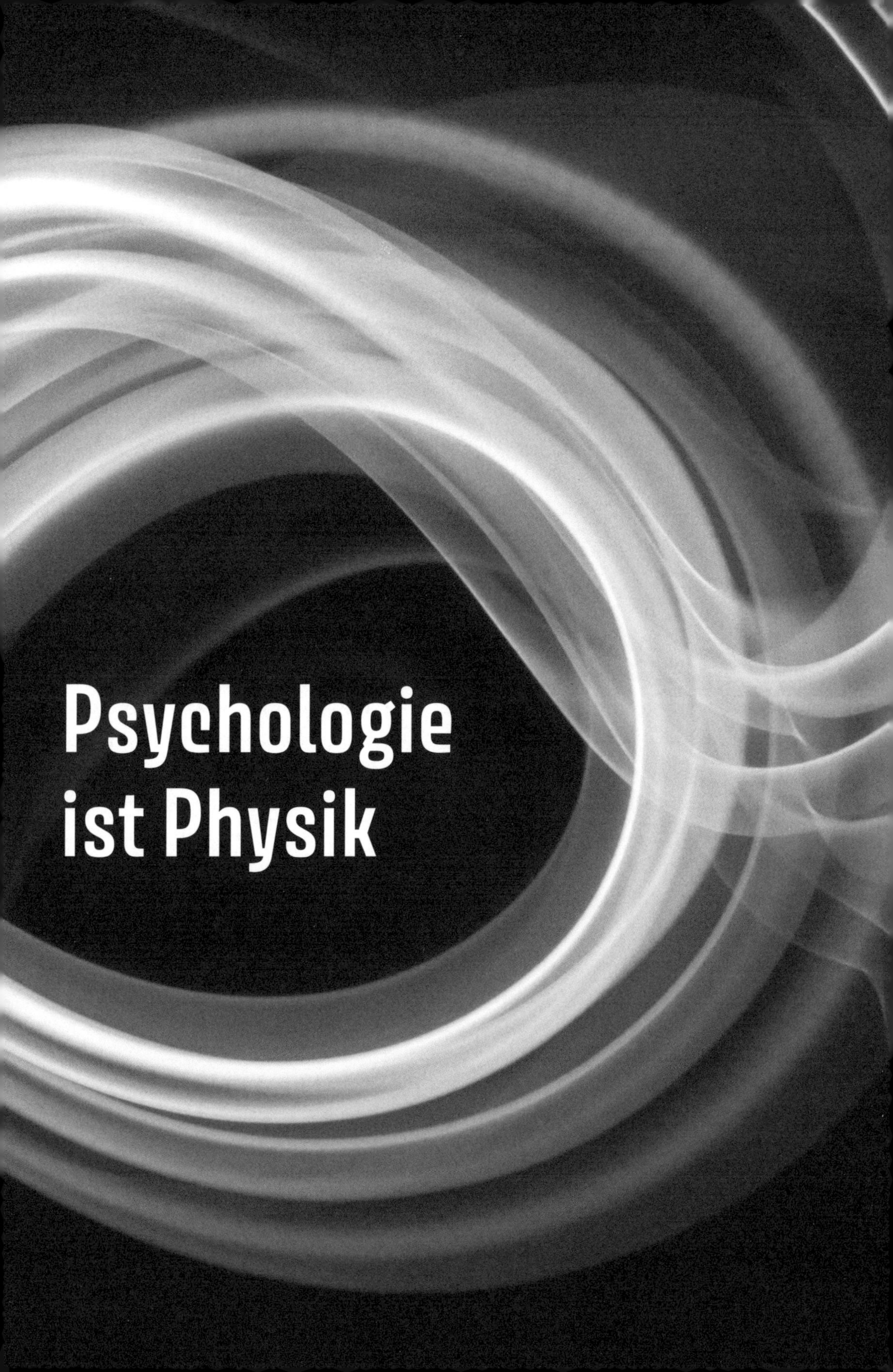

Psychologie ist Physik

Die Formel der Seele

Aufgrund meiner jahrelangen Arbeit mit Menschen, die ihre Lebenssituation verbessern wollten, bin ich zu einem Erklärungsansatz gelangt, mit dem man die Zusammenhänge zwischen Erlebnissen und Verhalten herleiten kann.

Ich bin der Ansicht, die Psyche folgt nur einem einzigen Bestreben: Das, was uns motiviert, was uns zu Opfern oder Tätern werden lässt, was uns krank, zufrieden, arm oder reich macht, kann man auf eine einzige Formel herunterbrechen.

Ich nenne sie den *Algorithmus der Psyche*. Diese Formel ist von der Elektrotechnik inspiriert. Sie lautet:

Vitalität = Entfaltung – Widerstand

Vitalität (Lebenskraft) entsteht durch die möglichst widerstandsfreie Entfaltung der eigenen Persönlichkeit. Wir wollen alle so leben, wie es unserer Persönlichkeit entspricht. Dies gilt von Zeugung bis zum letzten Atemzug. Die Vitalität ist zwar auf Ressourcen angewiesen, also einen funktionsfähigen Körper, aber sämtliche empfundenen Einschränkungen dieser Ressourcen sind von Stress begleitet. Ob Nährstoffmangel, Behinderung, Organschädigung, Freiheitsberaubung oder andere Einschränkungen – das alles kann als Stress empfunden werden, muss aber nicht! Wird es nicht als Stress empfunden, ist es auch kein Entfaltungshindernis. Nur weil jemand etwa eine körperliche Behinderung hat, muss er damit noch lange nicht unglücklich sein! Und umgekehrt, nur weil jemand einen gesunden, funktionierenden Körper hat, ist er noch lange nicht stressfrei. Es entscheidet die Entfaltung über die Vitalität, nicht die Ressource!

Die Formel **Vitalität = Entfaltung – Widerstand (Stress)** soll auf einfache Weise verdeutlichen, wie die Vitalität einer Person von verschiedenen Faktoren abhängt. Hier steht Vitalität für die Energie, Leistungsfähigkeit und Lebensfreude, die eine Person hat.

Entfaltung auf der anderen Seite repräsentiert das persönliche Wachstum, die Weiterentwicklung und die Fähigkeit, die eigenen Potenziale auszuschöpfen. Dieser Faktor hat einen positiven Einfluss auf die Vitalität.

Stress steht für die negativen Faktoren, die die Vitalität einer Person beeinträchtigen können, wie zum Beispiel Arbeitsüberlastung, Konflikte, gesundheitliche Probleme oder Ängste. In der Hauptsache ist es Erwartungsdruck, der bei den meisten Menschen chronischen Stress erzeugt.

Die Formel besagt, dass die Lebenskraft, der Lebenswille eines Menschen, gleich der persönlichen Entfaltung minus dem Stress ist, den er oder sie erlebt. Das bedeutet, dass eine höhere Entfaltung und geringerer Stress zu einer höheren Vitalität führen, während eine geringere Entfaltung und höherer Stress zu einer geringeren Vitalität führen. Um die individuelle Vitalität zu verbessern, kann man daher sowohl daran arbeiten, die persönliche Entfaltung zu steigern als auch den Stress zu verringern. Der Widerstand kann durch verschiedenen Faktoren – wie Hoffnung, Mut oder Anpassung – verringert werden.

Bei *Anpassung* denken vielen Menschen an »sich bedingungslos mit etwas abfinden, was nicht zu ändern ist« und hoffen insgeheim, dass Änderung der äußeren Umstände doch irgendwie möglich sein müsste, was wiederum bedeutet, dass sie sich eben nicht abfinden, sondern glauben, »klein beigeben zu müssen«. Damit wäre eine echte Anpassung natürlich unmöglich – der Stress bliebe bestehen. Wie eine solche Anpassung und damit Stressverringerung tatsächlich möglich ist, ohne sich selbst zu belügen und auch ohne dabei seine Würde zu verlieren, das ist das große Kunststück des Reframings. Dazu später mehr in den Kapiteln über Stress.

Hoffnung bedeutet nichts anderes, als dass die Wahrscheinlichkeit für absoluten Widerstand nicht bei einhundert Prozent liegt. Unter Berücksichtigung der eigenen Fähigkeiten und Möglichkeiten findet eine Chancen-Risiko-Abwägung statt. Das Ergebnis daraus ergibt den Grad an Hoffnung, oder auch Glaube. Überwiegt dieser Wert den Wert des

Widerstandes, führt dies zu einer Aktivität. Diese kann allerdings konstruktiv oder auch destruktiv sein. Aus Hoffnungslosigkeit oder fehlendem Glauben ergibt sich Resignation.

Betrachten wir die Bestandteile dieser Formel, in die man auch Zahlenwerte einsetzen kann, wenn wir eines Tages eine Definition der dazugehörigen Parameter und Maßeinheiten sowie eine Möglichkeit, diese zu messen, hätten.

Beginnen wir mit der Variablen *Widerstand*. In der Elektrotechnik wird Widerstand in Ohm gemessen und als »R« (für Englisch »resistance«) bezeichnet. Er kann von »null« bis »unendlich« gehen. In unserem Gehirn fließen, solange die Psyche den Körper beseelt, bei jeder Aktivität messbare Ströme. Der Stromfluss geht immer den Weg des geringsten Widerstandes. Bei einem Gewitter beispielsweise schlägt der Blitz entweder an der ihm nächsten gelegenen (höchsten) Stelle ein oder dort, wo das Material am leitfähigsten ist (etwa in einen Blitzableiter aus Metall).

Beim menschlichen Verhalten erzeugt die Befürchtung oder Wahrnehmung von Widerstand Stresshormone. So wählte ich anstelle von Ohm die Bezeichnung »Widerstand« und gebe diesen Wert ebenfalls mit »R« in die Formel ein. Stresshormone haben eine blockierende Funktion, sind quasi der Widerstand gegen die Entfaltung. Sie werden immer dann ausgestoßen, wenn Absicht und Erwartung nicht mit dem Wahrgenommenen oder Erlebten übereinstimmen. Leider gibt es noch keine exakte Definition und Messmethode für subjektive Stresseinheiten. »Hoffnung« beispielsweise verringert den Stress ebenso wie das Herabsetzen der Erwartung oder die Abwertung des Stressauslösers. Wenn einem Hundephobiker gesagt wird, dass der Hund vor ihm harmlos sei und nur spielen möchte, verringert sich durch die Abwertung des Stressauslösers die Angst. Sagt ein Arzt einem schwer kranken Patienten, dass er auf dem Wege der Besserung sei, verringert sich der Stress durch Hoffnung.

Der nächste Parameter *Entfaltung* bedeutet all das, was die Absicht eines Menschen ausmacht. Seine emotionalen Prioritäten, seine Bedürfnisse, die

Art, sich zufrieden zu fühlen, fließen in diesen Parameter mit ein. So kann jemand beispielsweise ein extremes Freiheitsbedürfnis haben und Flexibilität bevorzugen, und ein anderer ist eher sicherheitsbedürftig oder strukturaffin. Wieder ein anderer definiert sich über Hilfsbereitschaft und ein anderer über Einkommensgenerierung. Es gibt Menschen, die brauchen das Gefühl zu führen, und welche, die sich lieber ein- oder unterordnen. In allen Fällen dieser Ambitionen entsteht das Gefühl von Zufriedenheit, wenn diese ausgelebt werden.

Hindert man einen Menschen an dem, was er erwartet oder beabsichtigt, so werden fünf verschiedene Stresshormone ausgeschüttet. Das wohl bekannteste davon ist Adrenalin. Es ist unmöglich, nicht auf Stress zu reagieren. Je größer der Widerstand empfunden wird, desto geringer ist die Vitalität (Lebenskraft). Gefängnisinsassen beispielsweise haben es in der Hinsicht meist etwas besser als Altenheimbewohner, denn Erstere haben oftmals noch die Hoffnung, eines Tages wieder freizukommen und den Widerstand gegen die Entfaltung damit zu verringern. Im Altenheim ist die Hoffnung auf ein selbstbestimmtes Leben wesentlich geringer, und so reduziert sich folglich auch die Lebenskraft. Rund fünfzig Prozent aller Altenheimbewohner versterben innerhalb der ersten sechs Monate des Aufenthaltes. Und nur, um Ihnen vielleicht eine Frage vorwegzunehmen: Nur weil jemand fünfundsiebzig oder achtzig Jahre alt ist, heißt das nicht, dass er damit automatisch am Ende seiner potenziellen Lebenserwartung ist. Das menschliche Genom reicht angeblich für eine Lebensspanne bis weit über hundert Jahre aus, wie einige Völker dieser Erde ja auch zeigen.[7]

Die hohe Mortalität hat natürlich nicht allein mit der Institution »Seniorenheim« zu tun, sondern auch mit unserem Gesellschaftsmodell; alte Menschen werden, außer vielleicht von ihren Enkeln und Kindern, oft als wertlos und belastend erachtet. Suizidanten beispielsweise haben im Prinzip schon noch ausreichend Lebenswillen und -kraft, befürchten aber einfach einen zu großen Widerstand gegen ihre Erwartungen an die Entfaltung und resignieren. Ändert sich diese Sichtweise, werden die Selbsttötungsabsichten fallen gelassen. Ich weiß, das klingt alles sehr technisch und gefühlskalt, aber an diesem Beispiel zeigt sich deutlich, dass Menschen eben mit Konstruktivität oder eben auch mit Destruktivität an ihre Grenzen oder Stressquellen herangehen. Außerdem ist es an der Zeit, dass wir menschliches Verhalten endlich in einer Art begreifen, dass wir die Chance haben, die Lebensqualität gezielt, methodisch und vor allem nachhaltig zu erhöhen. Dazu brauchen wir nur zu verstehen, wie die Psyche tickt. Sie folgt Naturgesetzen, ja sogar dem der Schwerkraft.

Psyche und Schwerkraft

Als Isaak Newton im Jahre 1687 sein Schwerkraftgesetz formulierte, ahnte er wahrscheinlich nicht, dass dieses eines Tages auch in der Sozialpsychologie Anwendung finden würde. Doch die Anziehung der Masse gilt tatsächlich auch für soziale Systeme. Nicht nur ein fester Körper mit einem Masseschwerpunkt wirkt mit einer Gravitationskraft auf einen anderen anziehend, wobei ihre Stärke proportional zum Produkt der beiden Massen und umgekehrt proportional zum Quadrat ihres Abstandes ist, was etwa dazu führt, dass ein Apfel zur Erde fällt und nicht umgekehrt – und auch nicht zum Mond. Nein, auch Minderheiten von Menschen haben das Bestreben, sich einer Mehrheit anzuschließen, vorausgesetzt, diese Mehrheit besitzt eine Reichweite zur Minderheit und eine Eigenschaft, mit der die Minderheit in Resonanz geht.

Dabei ist das entscheidende Kriterium von »Mehrheit« nicht etwa die quantitative Menge, also Anzahl der Menschen, sondern deren vermutete Überlegenheit.

So lassen sich beispielsweise Kinder von ihren Lehrkräften ohne jegliche tatsächliche rechtliche Grundlage im Klassenzimmer einsperren, weil sie vielleicht Repressalien befürchten – außer sie sind volljährig und der Lehrkörper ist nur ein Referendar. Ein anderes Beispiel haben viele während des Corona-Lockdowns erlebt. Die meisten Menschen hielten sich an die Order, einen Mundschutz zu tragen, obwohl sogar auf den Verpackungen der Hinweis stand, dass er keine Viren abhält. Die Menschen, die sich mit ihrer Meinung in der Minderheit fühlten, schlossen sich der vermeintlichen Masse an und forderten teilweise andere dazu auf, sich ebenfalls anzuschließen. »Inzestuöse Amplifikation« nennt das der Londoner Experimentalpsychologe

Daniel Richardson. Der Mensch sei ein Herdentier und folge meist einem Anführer. Diesem zu widersprechen sei »äußerst unangenehm«, so der Forscher. In einem beeindruckenden Experiment von dem französischen Psychologen Serge Moscovici (1925–2014) zeigte sich, dass Menschen sich sogar völlig gegen ihre Überzeugungen verhalten, wenn sie sich unter »Gruppenzwang« gesetzt fühlen. Moscovici zeigte sechs Probanden eine Anzahl farbiger Dias, allesamt in Blautönen. Was die Teilnehmer nicht wussten, es gab zwei eingeschleuste Querulanten, die behaupteten, ein Dia sei grün. Nach und nach schlossen sich die anderen dieser offenkundig falschen Meinung an. Wie ich eingangs schon erwähnte, es ist der psychosoziale Stress, den wir Menschen meiden wie der Teufel das Weihwasser. Wir sind keine Einzelgänger, wir sind harmoniebedürftige Gruppenwesen. Dissonanzen erzeugen Stress und lassen das Gehirn mehr Serotonin und Energie verbrauchen. Das stellt den Widerstand dar, der uns die Richtung ändern lässt. Massenpsychologen wissen, man braucht einem Menschen nur das Gefühl zu geben, er sei von der Gruppe, die über seine Freiheit entscheidet, ausgeschlossen, und schon wird er gefügig. Daher ist auch ein einseitiger Journalismus, der die Massenmedien bedient, so kritisch zu betrachten, denn die Medienmeinung ist nicht unbedingt die Massenmeinung, wird aber oftmals als solche empfunden. Der Psychologe Salomon Ash hat 1951 in einem berühmten Experiment gezeigt, dass nur maximal 25 Prozent der Menschen in der Lage sind, einem Konformitätsdruck standzuhalten. 5 Prozent entwickeln bei Autoritätsdruck sogar blinden Gehorsam. Eine autoritäre Erziehung, die dem Kind das Gefühl gibt, Grenzen seien unverhandelbar und Grenzüberschreitungen werden grundsätzlich geahndet, ist meiner Ansicht nach der Grund dafür, dass sich einige Menschen derart leicht manipulieren und instrumentalisieren lassen, selbst und besonders bei einer vorliegenden hohen Intelligenz, wie Daniel Richardson bemerkte.

Hoffnung macht eine jüngere Version des Richardson-Experiments, bei dem sich Minderheiten zur »Anziehungsmasse« entwickelten, wenn den »Anführern« eine hohe Kompetenz und Glaubwürdigkeit zugesprochen wurde – eine sehr schöne Beobachtung, die zeigt, dass die »anziehende Masse« in Sozialsystemen tatsächlich keine physische, sondern eine psychische ist!

Alkohol gegen das Gefühl des Widerstands

Wie sehr einen Menschen der empfundene Widerstand gegen seine Entfaltung verzweifeln lassen kann, habe ich einmal in meinem Buch über Alkohol beschrieben. Da geht es um den vierundfünfzigjährigen Unternehmer Jochen, welcher wegen seines Alkoholkonsums in großen Schwierigkeiten war. Schon lange betrug sein tägliches Pensum mehr als zwei Liter Bier oder auch Wein. Nur mit Mühe konnte er sich allabendlich zurückhalten, nicht noch mehr zu trinken. Morgens aufzustehen gelang ihm nur noch mit eiserner Disziplin. Die tägliche Arbeit als Entwicklungschef seiner eigenen Firma konnte er zwar bewältigen, aber für seine cholerischen Ausraster bedurfte es immer geringerer Anlässe. Zu Hause beruhigte sich Jochen dann mit Alkohol. Seine Frau, die keinen Alkohol mochte, machte sich nicht nur Sorgen, sondern ihm auch Vorwürfe wegen seiner Trinkerei.

Im Analysegespräch fragte ich ihn, was der Anlass für seine Ausraster sei. Als hätte ich in ein Wespennest gestochen, antwortete der Unternehmer: »Die Dummheit der Mitarbeiter!« Und so berichtete er mir von der Verantwortung, die er zu tragen habe, und dass er immer wieder mit Engelsgeduld den jungen Ingenieuren von vorn bis hinten Dinge erkläre, die sie seiner Meinung nach seit dem ersten Semester beherrschen sollten. »Doch wenn ich zum zehnten Mal die gleichen Sachen erkläre, und die kapieren das immer noch nicht, und die Kunden beschweren sich schon, dann ist's vorbei!«, machte er seinem Unmut Luft.

Aha, ausgebremst und aufgehalten werden, das waren die Trigger. Ich fragte Jochen, wie er sich fühle, wenn er mal mit seinem Auto im Stau stehe. Er solle das Gefühl auf einer Skala von null bis zehn bewerten. Da hätte ich auch einen Stier fragen können, was er von roten Tüchern halte. »Da werd' ich wahnsinnig! Elf!«, kam die für mich nicht unerwartete Antwort. Nachdem ich alle notwendigen biografischen Daten erfragt hatte, machte ich mit Jochen eine Hypnosesitzung, in der ich ihn seine Geburt nacherleben ließ. Er spürte deutlich, wie es bei seiner Geburt nicht vor- und nicht zurückging. Der Kleine kam aufgrund von Geburtskomplikationen drei

Tage lang nicht aus dem Mutterleib heraus. Drei ganze Tage übertragen! Das nenne ich mal Widerstand, der ihm da entgegengebracht wurde. Alle Situationen oder Personen, von denen er sich aufgehalten fühlte – Mitarbeiter, Lieferschwierigkeiten, Verkehrsstaus – waren der künftige Trigger an die erlittene Lebensgefahr. Um diese aus dem Bewusstsein zu verdrängen und sie dadurch nicht mehr zu spüren, trank er.

Natürlich haben wir das Gefühl, bei seiner Geburt aufgehalten zu werden, von seinem Berufsalltag entkoppelt, sodass Jochen sich fortan nicht mehr mit Alkohol betäuben musste. Aber an diesem Beispiel sieht man sehr schön, was »Widerstand« bedeuten kann.

Vor vielen Jahren hatte ich einmal eine Klientin, die eine Allergie loswerden wollte. Sie wirkte äußerlich sehr maskulin. Ihre Kleidung, ihre Körperhaltung, ihre Kurzhaarfrisur und vor allem ihre tiefen, senkrechten Falten über der Nasenwurzel sowie die heruntergezogenen Mundwinkel und die dunklen Schatten um ihre Augen ließen vermuten, dass sie in der Kindheit eher männlich als weiblich geprägt worden sein musste. Sie wirkte sehr verhärtet und verbittert. Irgendwie hatte ich den Eindruck, sie müsste einen sehr autoritären und gewaltbereiten Vater haben, der sich wahrscheinlich eher einen Sohn gewünscht hätte als ein Mädchen. Hierbei sei erklärt, dass Kinder sich in ihrer Selbsterziehung nicht unbedingt an den freundlichsten Menschen orientieren, sondern eher an den durchsetzungsfähigsten. Kinder wollen schließlich erfolgreich werden – egal wie. Die Psyche will sich entfalten.

Die Dame erzählte mir, sie habe Rachenmandelkrebs gehabt, der im Krankenhaus medizinisch behandelt worden sei. Sie war danach noch monatelang in psychotherapeutischer Behandlung. Dort wurde aber nicht die Ursache der Krankheit besprochen, sondern lediglich die seelischen Folgen des Symptoms. Es wunderte mich also gar nicht, als ich erfuhr, dass sie eine Symptomverschiebung bekommen hatte: Die Wut darüber, »nur« eine Frau zu sein und sich gegen die, damit verbundene, Abwertung nicht wehren zu dürfen, betraf zunächst nur ihre Mandeln – das sind Abwehrstoffe produzierende Drüsen –, doch danach ihre Genitalien. Sie verlor durch eine sogenannte Totaloperation ihre Gebärmutter und die Eierstöcke. Ein »Erfolg« ihrer gequälten Psyche, denn von da an war sie ja »keine Frau mehr«, so die unterbewusste Logik, basierend auf den Emotionen eines kleinen Kindes.

Ich verhalf ihr dazu, echtes Verständnis für die Lage ihres Vaters zu entwickeln und Frieden mit ihm zu schließen. Er war einfach nur schwer frustriert gewesen, weil er aufgrund des Krieges, der harten Arbeit, des gleichschaltenden, menschenverachtenden Regimes, in dem er aufgewachsen war, nicht leben durfte, wie er wollte. Daher wünschte er sich einen Sohn, um sich selbst durch ihn zu verwirklichen. Nun kam da leider nur eine Tochter. Er hatte sie folglich ebenso behandelt, wie er behandelt worden war, wenn er mal nicht »männlich«, hart, eiskalt, folgsam, durchsetzungsfähig und so weiter gewesen war. Das verstand meine Klientin und entwickelte plötzlich Mitgefühl für den Vater.

Ab diesem Moment ist das Opfer kein Opfer mehr, weil der Täter als Opfer wahrgenommen wird und somit keinen seelischen Widerstand mehr erzeugen kann.

Damit dürfte bei ihr das Risiko einer weiteren Verschiebung gebannt sein, weil sie nun anstelle des krank machenden, destruktiven Wegs zur Entfaltung den konstruktiven wählen kann.

Schlimmes in Kauf nehmen, um noch Schlimmeres zu vermeiden …

Gehen wir also davon aus, dass die Naturgesetze auch für menschliches Verhalten gelten, so haben wir damit einen sehr praktikablen Ansatz, auch die scheinbar unsinnigsten Verhaltensweisen zu verstehen und zu erklären – und damit auch zu verändern.

Weitere Beispiele für den Versuch, den Widerstand zu vermeiden, sind die klassischen Verhaltensweisen wie Rauchen, Trinken, Trotzverhalten, Essen, Krankwerden oder Gewaltbereitschaft. Auch Allergien sind mit diesem Denkmodell erklärlich, wenn wir davon ausgehen, dass Allergene nicht zwangsläufig krank machen. Die Ausschüttung von Histamin ist immer stressgetriggert. Das bedeutet, um noch Übleres zu vermeiden, nimmt der Allergiker »lieber« einen Schub in Kauf. Dieser ist tatsächlich die geringere Stressquelle, weil sie nicht mit Machtlosigkeit in Bezug auf psychosozialen Stress einhergeht. Eine Allergie entspricht einer destruktiven Defensivtaktik. Sie hat mit unterdrückter Wut und Angst vor Ablehnung zu tun, die dadurch ihre Erlösung findet, dass sich die Abwehr körperlich auf das Allergen stürzt, anstelle das tatsächliche Problem zu lösen.

Beispiel: Allergie aufgrund von Kindstaufe

Dazu ein Beispiel: Meine dreißigjährige Klientin Penelope litt seit Langem unter einer Allergie, bei der sich nach dem Haarewaschen ihre Kopfhaut schuppte. Sie hatte schon vieles versucht, um ihrem Leiden Abhilfe zu verschaffen, und entschloss sich zu einem tiefenpsychologischen Coaching bei mir im Institut. Was ursprünglich als eine Allergie auf Shampoo diagnostiziert worden war, machte Dermatologen und Friseure zunehmend ratlos, denn selbst, wenn nur Medikamente oder hautpflegende Tinkturen aufgetragen wurden, war danach die Kopfhautreizung schlimmer. Als Symptombeginn gab die Frau ihre Pubertät an. In der Zeit hatte sie das Gefühl, ständig fettige Haare zu haben, und wusch diese teilweise mehrfach täglich. In den Jahren davor hatte es keine Auffälligkeiten bei der Kopfhaut gegeben. Allerdings wusste Penelope, dass sie schon als Kind nicht gern nasse Haare gehabt hatte, und als sie einmal als Neunjährige in einen starken Regenguss geraten war, hatte sie einen Wutanfall bekommen und war danach tagelang von migräneartigen Kopfschmerzen geplagt worden. Bei der Ursachenanalyse kam heraus: Stress durch häufig erforderliche Haarwäschen während der Pubertät (in der Pubertät neigen Haare schneller dazu, fettig zu werden), einhergehend mit pubertärer Eitelkeit. Damit begann das Symptom der Kopfhautreizung, doch der Ursprung lag weiter zurück. Laut Erinnerung der Mutter hatte Penelope als Baby bei der Taufe untröstlich geschrien, sodass die Zeremonie rasch hatte beendet werden müssen.

In Trance nach diesem Ereignis befragt, was an der Taufe für sie so verstörend gewesen sei, sagte die Klientin: »Ich will nicht, dass der mich am Kopf anfasst!« Im weiteren Verlauf der Sitzung erinnerte sich Penelope an ihre wohl recht schmerzhafte Geburt, bei der sie aufgrund von Komplikationen schließlich mit der Geburtszange geholt worden war. Das daraus resultierende Wahrnehmungsmuster war: Der Kopf ist die Angriffsstelle für bevormundende strukturelle Gewalt. Dies wurde bei der Taufe offenbar bestätigt (viele Kinder spüren während der Taufe die ernste Stimmung in der Kirche, also quasi, dass »etwas in der Luft liegt«, und weinen daher). Der triefende Regenguss wurde somit zu einem starken Trigger, der in der Pubertät durch die erforderlich gewordenen häufigen Haarwäschen unter Kontrolle gebracht werden »sollte«. Als das nichts brachte, entwickelte die Probandin eine Allergie gegen jegliche Kopf- und Haarbehandlung. Allein das Manipulieren an ihren Haaren, verbunden mit Wasser, erzeugte eine stressbedingte Hautreizung.

Die Lösung, die letztlich die Kopfhaut wieder abheilen ließ, war eine emotionale Neubewertung der damaligen Erlebnisse bei der Geburt und der Taufe. Sie erkannte, dass weder das Wasser noch irgendwelche Zusatzstoffe darin die Reizung auslösten, sondern dass aufgrund des subjektiv empfundenen Gefühls der Bedrohung ein massiver Ausstoß von Stresshormonen über die Kopfhaut ausgeschieden wurde. Dieser führte aufgrund der Übersäuerung des Kopfhautmilieus zu Juckreiz und Abschuppung.

In einem gedanklichen Zukunftsszenario ließ ich Penelope erleben, wie angenehm sich eine behutsame Haarwäsche beim Friseurbesuch anfühlen kann. Sie ersetzte hierdurch das Gefühl von Bedrohung, Bevormundung und Unfreiwilligkeit durch das Empfinden von freiwillig herbeigeführter wohltuender Behandlung. Die Stressreaktion bleibt hierbei aus. Das ursprüngliche Trauma wurde identifiziert, und die emotionale Reaktion darauf entsprach fortan der Reife einer Erwachsenen.

Ihre Rückmeldung nach vier Wochen war, dass sie sich weitgehend symptomfrei fühle. Die Kopfhaut sei erholt, der Juckreiz verschwunden. Besonders interessant sei für sie, dass sie seit dem Tag bei mir wesentlich gelassener durchs Leben gehe.

Wir erinnern uns: Psychosozialer Stress, also Ausgeliefert-Sein, Bevormundung oder Ablehnung, ist für Menschen oftmals schlimmer als Krankheit oder Schmerz, und sie begegnen diesem sehr oft eher machtlos und destruktiv.

Bei diesem Stichwort möchte ich noch einmal genauer auf Stress eingehen, weil dieser nun einmal der Schlüssel zu Krankheit und Heilung ist.

Das folgende Kapitel stammt aus meinem Buch »Die Psychologie des Jungbleibens«. Wem dieser Teil bekannt ist, kann zum übernächsten Kapitel weiterblättern.

Stressbewältigung I

Viele glauben, Stress sei so etwas wie Gereiztheit, Wut oder Ärger. Doch diese Gefühle sind bereits die Folge von Stress. Es gibt sehr viele verschiedene Stresshormone mit unterschiedlichen Funktionen. Sie werden ausgeschüttet, wenn das, was man erlebt, nicht mit dem übereinstimmt, auf das man sich eingestellt hat, was man also erwartet hat. Unser Gehirn erzeugt mit seinen neuronalen Verschaltungen elektromagnetische Wellen im Millielektronen-Volt-Bereich. Rein technisch gesehen ist unser Gehirn ein Frequenzgenerator, ein Sender. Da wir Sinnesorgane haben (Augen, Nase, Tast-, Gehör- und Geschmackssinn), die die äußere Realität wahrnehmen und in elektrische Impulse übersetzen können, sodass das Gehirn sie interpretieren kann, ist unser Gehirn auch ein Empfänger. Das Gehirn sendet, empfängt und vergleicht Informationen. Ähnlich einer Fledermaus, die mit ihrem Echolot piepsend Ultraschallsignale ausstößt und hört, was zurückkommt. Und das, was da gesendet wird, nenne ich unsere Absichten bzw. unsere Erwartungen. Das, was zurückkommt, nenne ich unsere Wahrnehmungen und unser Erleben.

Nur einmal angenommen, ich hätte die Absicht, einen Schluck Tee aus meiner Tasse zu trinken. Dann melden meine Augen ans Gehirn: »Okay, es sieht aus wie Tee.« Die Absicht, es zu trinken, bleibt bestehen, ebenso wie die Erwartung, dass es auch schmeckt wie Tee. Mein Gehirn scannt das alles ab und vergleicht Input mit Output. Angenommen, ich trinke nun einen Schluck und meine Rezeptoren im Mund sagen: »Der ist ja kalt!«, dann haben wir eine Dissonanz zwischen Gesendet und Empfangen. Das heißt, was ich da erlebe und wahrnehme, ist nicht das, was ich erwartet habe. Und dieser Unterschied, diese Dissonanz, sorgt für die Ausschüttung von Stresshormonen. Aus der Nebenniere kommen diese selbst gemachten STOPP-Schilder und signalisieren mir: »Stopp! Nicht weiter diesen Tee trinken – obwohl er nicht gefährlich ist. Denn das, was du da erlebst, ist nicht das, was du erleben wolltest! Da ist ein großer Unterschied!« Und je größer der Unterschied ist, desto mehr Stresshormone werden ausgeschüttet.

Zumeist lernen wir, bei Stress solle sich das unerwünschte, unerwartete Außen im Wahrnehmen und Erleben verändern. Doch die Welt verändert sich nicht so einfach. Das stresst uns dann noch mehr. Der Wunsch, etwas zu verändern, wird größer. Wenn die Toleranz, die Akzeptanz und die Flexibilität fehlen und stattdessen Wut hochkommt, dann nenne ich das Hass. Doch wir haben eine Möglichkeit, anders mit dem Unterschied zwischen Erwarten und Erleben umzugehen. Wir wären in der Lage, uns einfach auf das einzustellen, was wir erleben. Wir könnten einfach unsere Gehirnwellen verändern. Wenn mir nun jemand sagt, der Tee ist kalt, weil das nämlich Eistee ist, dann kann ich mich darauf einstellen, ohne dass meine Wahrnehmung mich stresst. Ich erwarte ja gar nichts anderes! Mehr noch, die Temperatur ist für mich jetzt sogar völlig in Ordnung. Ein Wunder! Wir selbst entscheiden, ob wir gestresst sind oder nicht, allein über unsere Erwartungen. Wir können uns einfach auf etwas einstellen. Wir können aufhören, etwas zu erwarten – und schon haben wir keinen Stress!

Wenn zwei Menschen nicht einer Meinung sind, dann verbraucht deren Gehirn Serotonin, und das mag es gar nicht. Das fühlt sich an wie ein Energieverlust. Wenn Sie also von Ihren Eltern, Partnern, Chefs gar nichts anderes erwarten, als dass die genervt, unzufrieden, verständnislos und besserwisserisch sind, dann ist der Stress weg.

Es gibt nur sehr wenige Dinge, auf die ein Mensch sich nicht einstellen kann. Dazu gehören Stromschläge und Unregelmäßigkeiten. Letzteres zeigt sich etwa bei der sogenannten chinesischen Wasserfolter, bei der ein gefesselter Mensch unter tropfendem kaltem Wasser verharrt. Die Wassertropfen laufen zufällig mal links oder rechts die Gesichtshälfte hinunter. Die permanente Herausforderung, sich darauf einzustellen, erzeugt den Foltereffekt. Sogar auf Stockhiebe kann sich ein Mensch einstellen, wie man durch Berichte von Überlebenden der deutschen Konzentrationslager weiß, vorausgesetzt, sie werden mit einer gewissen Monotonie verabreicht. Erwartbares stresst nicht so stark.

Ich habe aus dieser Erkenntnis ein sehr schönes Coachingwerkzeug entwickelt, mit dem es einer einundvierzigjährigen Klientin gelang, über die Weihnachtsfeiertage und Jahreswende mehr als zwölf Kilogramm abzunehmen.[8] Nachdem ich herausgefunden hatte, warum sie üblicherweise in dieser Zeit stets zunahm – nämlich weil ihre Verwandten für gewöhnlich zu solchen Gelegenheiten zu Besuch kamen und mit ihren Ansichten und Meinungen ein purer Stressfaktor für meine Klientin waren –, half ich ihr, sich genau darauf einzustellen und nichts anderes mehr von ihnen zu erwarten: Die Verwandten sollten einfach mit ihren Ansichten bleiben dürfen, wie sie sind – damit konnte deren Verhalten kein Stress mehr erzeugen. Und ohne Stress kein Fett.

Stress entsteht nur, wenn man etwas wahrnimmt, erwartet oder erlebt, auf das man sich nicht eingestellt hat. Chronischer Stress entwickelt sich, wenn die Anpassung auf das Wahrgenommene nicht erfolgt. Beispielsweise, weil die Stressquelle nicht versiegt oder die Stressabbaumechanismen – Ausscheiden oder Bewegen – nicht möglich sind. Viele angebliche Krankheitsbilder entstehen durch chronischen Stress, etwa Autismus, Epilepsie, Narkolepsie, Neurodermitis oder auch die anankastische Persönlichkeitsstörung, bei der vom Betroffenen zwanghaft ein hohes Maß an Perfektion, Ordnung und Regelmäßigkeit angestrebt wird. Unflexible und ängstliche Menschen sind leichter zu stressen als flexible, risikobereite, selbstsichere. Hilft man den Betroffenen, die ursächliche Stresssituation zu verarbeiten, schwächen sich die Symptome ab.

Was sind Absichten?

Absichten sind Bestrebungen, mit denen ein Mensch seine negativen Emotionen auszugleichen oder positive Emotionen zu erlangen versucht. Sie basieren auf seinen biologischen, persönlichen, charakterlichen und soziokulturellen Eigenschaften.

Hat man beispielsweise Hunger, kann die Absicht sein zu essen, um den Hunger mit einem Sättigungsgefühl auszugleichen. Es kann aber auch die Absicht sein, nicht zu essen, etwa weil man sich gerade im Hungerstreik befindet und den Ausgleich seiner Emotionen darin sucht, auf seine Protesthaltung aufmerksam zu machen. Auch kann jemand mit einem Hungergefühl weiterhin nahrungsabstinent bleiben, weil er gerade heilfastet und den Punkt des Hungergefühls überwinden will. Ebenso kann ein Hungriger auf Nahrung verzichten, etwa zugunsten eines geliebten Menschen, dem er seine Mahlzeit überlässt. Emotionale Resonanz, auch Mitgefühl genannt, wäre dann die Absicht, die dahintersteht.

Wenn jemandem ein Unrecht widerfährt, kann seine Absicht sein, Gerechtigkeit zu fordern oder Rache zu üben. Er kann aber auch die Absicht entwickeln, das Unrecht ungesühnt zu lassen, vielleicht weil er glaubt, somit seine Schuldgefühle ausgleichen zu können. Oder aber auch, weil er fürchtet, durch Rache oder Justiz würde er den Täter weiter provozieren und die zu erwartenden Repressalien würden infolgedessen noch größer. Sehr religiös geprägte Menschen könnten vielleicht vergeben, weil ihre Absicht ist, ein moralisches Vorbild zu sein oder einfach keinen Punktabzug auf dem »Karmakonto« zu riskieren – falls man daran glaubt.

Womit sich Menschen emotional ausgleichen oder verwirklichen, ist vielschichtig, aber nicht unmöglich zu katalogisieren, wenngleich dieser Versuch sicher nicht Anspruch auf Vollständigkeit erheben kann.

Wir unterscheiden verschiedene Absichten, die aber alle eines gemeinsam haben: Bei der Verwirklichung will ein Mensch möglichst wenig Widerstand erfahren, und durch die Verwirklichung fühlt ein Mensch sein Potenzial.

Einfach ausgedrückt: Menschen wollen keinen Stress, sondern möglichst glücklich sein, wissen aber meist nicht, wie.

Auch hier möchte ich Ihnen ein paar Grundannahmen darlegen, denn wir haben einige Eigenschaften, die teilweise unveränderlich sind.

Wir haben ein biologisches Geschlecht, das sich entsprechend unterschiedlich in einer Yin- oder Yang-Polarität auszudrücken versucht.

Wir haben ab Zeugung eine Persönlichkeit, die auf unterschiedliche Art beschrieben werden kann: Solche Beschreibungen bieten beispielsweise die indischen, indianischen, chinesischen, keltischen oder abendländischen Sternzeichen. Die Persönlichkeit hat weder mit den Sternen noch mit der Geburt, ja noch nicht einmal mit dem von Astrologen berechneten Lebensplan zu tun. Weitere Deutungsweisen liefern das Tiroler Zahlenrad, das Baumhoroskop, die Palmblatt-Bibliotheken oder auch die Chiromantie (Handlese-Psychologie) und viele mehr.

Hinzu kommen Eigenschaften, die Numerologen anhand der Quersumme aus den Ziffern des Geburtsdatums benennen können.

Für unveränderliche Eigenschaften brauchen wir uns nicht zu schämen. Selbst wenn diese manchmal auf Unverständnis bei Partnern, Eltern oder Vorgesetzten stoßen, wir können sie nicht verändern. Sie sind nicht pathologisch, können aber durch den Versuch der Unterdrückung ins Kompensationsverhalten überschießen. Unveränderliche Eigenschaften sorgen nicht selten für große zwischenmenschliche, aber auch intrapersonale Konflikte, nur weil in unserer Kultur die Vorstellung besteht, wir wären alle gleich und müssten somit alle dem gleichen Wertesystem angehören. Das ist leider absolut falsch. Jeder Mensch ist anders. So wie das Klima und Wetter in Venedig ein anderes ist als in Nova Scotia, obwohl beide Provinzen auf dem gleichen Breitengrad liegen. Geht man also davon aus, dass die Absicht eines Menschen durch unveränderliche Grundeigenschaften mitbestimmt wird, so ist menschliches Verhalten damit schon um ein Vielfaches berechenbarer, als wenn man frustriert davon ausgeht, dass doch eigentlich jeder jeden verstehen und ihm oder ihr zustimmen müsste.

Sie finden im Anhang ab Seite 241 die genauen Beschreibungen der abendländischen Sternzeichen.

Kommen wir nun zu den veränderlichen Verwirklichungsbestrebungen, den menschlichen »Soft Skills«:

konstruktiv oder destruktiv

Das ist eine der Kardinalsunterscheidungen. Der konstruktive Umgang ermöglicht Wachstum, Entwicklung, Gemeinschaft, der destruktive nimmt Zerstörung, Krankheit, Isolation und Zerfall in Kauf.

offensiv, defensiv oder akzeptierend

Wie geht man mit Einschränkungen um? Ein offensiver Mensch geht seine ihm gesetzten Grenzen an. Trotz, Jähzorn, Gewaltbereitschaft, aber auch Begeisterung und Aktivismus gehören zu seinem Repertoire. Psychosoziale Widerstände werden als überwindbar eingeschätzt.

Der Defensive vermeidet die von außen gesetzten Grenzen und interpersonale Konflikte, zuungunsten seiner Selbstachtung, Vitalität und Würde. Zieht sich immer weiter zurück. Psychosoziale Widerstände werden als unüberwindbar eingeschätzt.

Mit Akzeptanz ergründet man Wege der Grenzaufgabe des anderen, man versucht, eine Win-win-Situation zu schaffen, aufgrund derer psychosoziale Widerstände aufgehoben werden. Voraussetzungen sind Selbst- und Fremdvertrauen sowie eine humanistische Einstellung.

strategisch oder taktisch

Ein strategisch Denkender ist impulskontrolliert und fokussiert sich auf ein Fernziel. Er hat die Konsequenz seines Handelns im Blick und kann ganz bewusst dessen Nachteile in Kauf nehmen. Er verfügt über Selbstdisziplin und ist sich meist der Konsequenz seiner Handlung und der Verantwortung dafür bewusst.

Ein taktischer Mensch wird immer zugunsten eines raschen emotionalen Ausgleichs entscheiden. Ihm geht es darum, so schnell wie möglich eine Zustandsänderung herbeizuführen, läuft aber dabei Gefahr, die Nachteile aus den Augen zu verlieren. Taktische Reaktionen können manchmal Reue nach sich ziehen. Es ist eine Frage von »jetzt« (Taktik) oder »ab jetzt« (Strategie).

intellektualisierend, emotionalisierend, aushaltend oder gestaltend

Intellektualisierende versuchen sich über Verständnis und (meist verbale) Kommunikation zu verwirklichen. Sie sind bei Konflikten erfinderisch und rational. Das findet man oft bei den sogenannten Luftzeichen (siehe Seite 241ff.).

Emotionalisierende versuchen sich über Nachempfinden und Körperausdruck zu verwirklichen. Bei Konflikten ziehen sie sich zunächst zurück. Das entspricht dem Aspekt der sogenannten Wasserzeichen.

Aushaltende versuchen, sich über Ausdauer, Beharrlichkeit und Körperkraft durchzusetzen. Bei Konflikten festigen sie ihre Position. Typisch für Erdzeichen.

Gestaltende Menschen versuchen, über Begeisterung und Aktivismus Ausgleich zu erreichen. Bei Konflikten versuchen sie, andere zu überreden, anstatt sie zu überzeugen. Daran erkennt man auch Feuerzeichen.

führend, folgsam, beobachtend, organisierend, desintegrativ, belebend

Führende wollen nicht nur ihr eigenes Leben gestalten, sondern versuchen, Mitmenschen auf ihre Ideen einzuschwören. Sie sind soziologisch an der Spitze einer sozialen Gruppe. Typisch für Erstgeborene.

Folgsame Menschen orientieren sich sehr an anderen und versuchen, sich als aktiver Bestandteil in eine soziale Gruppe einzubringen. Sehen sich eher als Unterstützer und Teamplayer. Typisch für Folgegeborene.

Beobachtende Menschen partizipieren von anderen konsumtiv. Sie schließen sich sozialen Gruppen zwar an, aber meist ohne bestimmte Funktion oder Rolle, außer der des Beobachters. Typisch für Sandwichkinder.

Organisierende Menschen stellen ihre Strukturkompetenz zur Verfügung. Sie erstellen Systeme und schaffen Ordnung, um sich dadurch zu verwirklichen. Typisch für Nachzügler-Kinder.

Desintegrative sind unbeteiligt, manchmal sozial desinteressiert und fühlen sich außerhalb von sozialen Strukturen wohl. Sie sind nicht unnahbar, sondern eher reserviert. Typisch für Einzelkinder.

Belebende Menschen sind oft im Mittelpunkt und beliebt, ohne dabei einen Mehrwert schaffen zu müssen. Sie werden einfach undefinierbar als Bereicherung empfunden. Typisch für Letztgeborene mit Anschluss an Geschwister.

vermeidend oder erreichend

Ein Vermeidungsverhalten bedeutet in jedem Falle »weg von«. Vermeider sind problemorientiert, autoritätsbezogen, lernen gut aus Fehlern und sind durch Sanktionen zu motivieren.

Das Erreicherverhalten ist durch ein »hin zu« kennzeichnet. Erreicher sind ergebnisorientiert, chancenbezogen und werden durch Erfolgsaussichten motiviert. Kompetenzbezogen und daher durch Sanktionen selten zu beeindrucken.

introvertiert oder extrovertiert

Introvertierte machen vieles mit sich selbst aus. Sie benötigen keine Auseinandersetzung mit anderen oder scheuen diese. Sie bevorzugen Abgeschiedenheit und Rückzug bei Herausforderungen und Konflikten.

Extrovertierte definieren sich über die Wirkung auf andere, machen ständig einen »Innen-außen-Abgleich« und neigen dazu, sich an anderen zu orientieren. Sie suchen bei Herausforderungen Rat und Kontakt.

vertrauensvoll oder skeptisch

Vertrauensvolle Menschen haben meist ein hohes Maß an Selbstsicherheit. Sie benötigen selten dauerhafte Begleitung und können als besonders risikobereit empfunden werden.

Skeptische Menschen haben wenig Selbstsicherheit und damit meist auch wenig Fremdvertrauen. Kontrolle und rationales Erfassen geben ihnen das Gefühl von Sicherheit.

autoritär – dominant oder devot

Menschen, die sich auf Autoritäten beziehen, egal ob positiv oder negativ, fühlen sich meist unfrei. Ihr Bestreben ist dadurch gekennzeichnet, dass sie entweder der Autorität widerspruchslos entsprechen (devot) oder ihr trotzen (dominant), beziehungsweise selbst autoritäres Verhalten entwickeln.

liberal – respektvoll und würdevoll

Liberale Menschen entwickeln eher einen Bezug zu Kompetenzen und fühlen sich dadurch entscheidungsfrei und unabhängig. Respektvolles Verhalten mit einem hohen Maß an Selbstachtung und Würde ist kennzeichnend. Verwirklichen sich bis ins Grenzenlose.

Neben den Absichten gibt es noch die vier Kategorien von Wahrnehmungspräferenzen und deren Mischtypen:

auditiv, visuell, taktil-kinästhetisch, olfaktorisch-gustatorisch

Auditive Menschen verlassen sich eher auf das Gehörte, können sich akustische Informationen am besten einprägen und nutzen die Ohren und die verbale Kommunikation bevorzugt.

Visuelle Menschen verlassen sich eher auf das Gesehene, können sich optische Informationen am besten einprägen und nutzen die Augen und die gestische/mimische Kommunikation bevorzugt.

Taktil-kinästhetische Menschen verlassen sich eher auf das Ertastbare, können sich Informationen am besten durch Berührungen einprägen und nutzen die Finger, Lippen und Zehen bevorzugt zur Wahrnehmung.

Olfaktorisch-gustatorische Menschen verlassen sich eher auf das Riechen und Schmecken, können sich ätherische Informationen am besten einprägen und nutzen bevorzugt den Gaumen, die Lippen und die Nase.

geizig oder spendabel

Geizige Menschen sind von einem Mangelbewusstsein geprägt und versuchen, sich Sicherheit durch Sparsamkeit und Festhalten und Ressourcenschonung zu verschaffen.

Spendable Menschen setzen eher auf Aussäen oder Unterstützen, um sich wohler zu fühlen. Das extreme Gefühl von Verlust, Mangel oder auch materieller Ungerechtigkeit kann als destruktive Grundeinstellung für ein Leben in übersteigerter Sparsamkeit und gelebter Armut sorgen. Spendabilität in ihrer destruktiven Form kann in der Absicht, ein schweres Schuldgefühl loswerden zu wollen, zu Verschwendung führen. Beide Parameter können konstruktiv oder destruktiv motiviert sein.

gierig oder genügsam

Gier ist eine extreme Form von Machtlosigkeit. Wenn Gier destruktiv ausgelebt wird, ist sie wie ein schwarzes Loch, das alles verschlingt, was dem Sättigungsempfinden dienlich sein kann. Genügsamkeit als destruktiv ausgelebte Absicht kann eine moralisierende Botschaft tragen. Im konstruktiven Fall sind genügsame Menschen durch das Besinnen auf das »Ist« geprägt, nicht auf das »Könnte«.

neidisch oder missgünstig

Neid und Missgunst sind ebenfalls von einem Mangelempfinden geprägt, doch kann Neid konstruktiv gelebt werden, im Sinne von: »Ich will auch, was du hast!«, und Missgunst ist die destruktive Entfaltungsvariante im Sinne von: »Du sollst nicht haben, was ich nicht habe!«

Diese Parameter könnte man nun auf einer subjektiven Skala, beispielsweise von null bis zehn, wobei zehn der stärkste Wert ist, quantifizieren und damit Werte für Blockierung oder Motivation ermitteln. Somit wäre menschliches Verhalten in gewissen Grenzen berechenbar wie das Wetter, zwar noch nicht sonderlich präzise, aber das hängt nur von der Datenlage und Rechenkapazität ab. Vieles, was vor dreißig Jahren noch als völlige Science-Fiction galt, ist heutzutage »kalter Kaffee«, wie etwa Zehnjährige, die sich auf dem Schulhof nicht nur Videofilme anschauen, sondern sogar selbst welche drehen, schneiden und sofort veröffentlichen. Oder auch komplett neue Musikstücke von längst verstorbenen Interpreten oder aufgelösten Bands, die meist noch nicht einmal von Kennern vom Original zu unterscheiden sind. Ob Elvis, die Beatles oder Nirvana, die künstliche Intelligenz leistet so etwas bereits und lässt Künstler »von den Toten auferstehen«. Bedenkt man, dass die noch wirklich in den Kinderschuhen steckt, bekommt man eine Vorstellung davon, was eines Tages machbar sein wird.

Da sollte es also als nicht zu weit hergeholt erscheinen, menschliches Verhalten vorauszusagen, wenn man weiß, wie die Psyche tickt. Das könnte nicht nur für die Militärs, für Börsenspekulanten und den Strafvollzug interessant sein, sondern tatsächlich auch für das Bildungs-, Gesundheits-

und Sozialwesen. Ich persönlich glaube an die Mathematik der Psyche und hoffe, dass ich dazu beitragen kann, dass Menschen in Zukunft allein mit dem Beantworten von einigen Fragen sich selbst online therapieren können – Menschen zu traumatisieren ist ja schließlich auch »gelungen«. Dann geht das Gegenteil auch.

Doch leider gibt es auch Faktoren, die vielen Verhaltensforschern, Therapeuten, Generälen, Pädagogen und KI-Programmierern ins Handwerk pfuschen. Dazu gehören die Phänomene *Trotz* und *Übertragung*. Sie stellen jede soziale Beziehung vor eine große Herausforderung.

Übertragung und Projektion

Nehmen Sie einen Diaprojektor, der das Bild einer roten Backsteinmauer zeigt. Stellen Sie sich weiter vor, dieses Bild würde nun auf eine weiße Hauswand geworfen. Was sehen Sie dann? Sie sehen eine rote Backsteinwand dort, wo eigentlich eine weiße Wand zu sehen wäre. Das beschreibt das Phänomen der Übertragung – man schließt von sich auf andere. So nimmt man bei einem anderen Menschen Eigenschaften wahr, die dieser gar nicht hat.

Ergänzen Sie diesen Effekt noch mit einem Abwehrmechanismus, dann haben Sie eine Projektion. Vereinfacht ausgedrückt handelt es sich dabei um eine böse Unterstellung von eigenen, meist verdrängten negativen Eigenschaften bei jemandem, von dem man sich moralisch bedroht fühlt. Eifersüchtige kennen das: Man unterstellt dem anderen Untreue, weil man insgeheim selbst seine Anfälligkeit für Seitensprünge unterdrückt. Zu Zeiten des weltweiten Corona-Lockdowns konnte man sehr oft beobachten, dass Menschen von anderen die Einhaltung der Hygieneregeln mit unterschwelliger Gewalt einforderten und diese Regeln selbst aber nicht befolgten.

Der Abwehrmechanismus der Projektion funktioniert folgendermaßen: Das eigene schlechte Gewissen verurteilt einen für bestimmte Eigenschaften, wie etwa Geiz, Gier, Wollust, Promiskuität, Lüge, Hass, Betrug oder Gewaltbereitschaft. Nun versucht man, den inneren Konflikt dadurch zu vermeiden, dass man diese Eigenschaften auf einen Mustervertreter des Gewissens projiziert und sich selbst damit moralisch aus der Schusslinie bringt. Man kritisiert am anderen, was man an sich selbst ablehnt, obwohl der andere eigentlich moralisch unverdächtig ist.

Übertragung ist ein extrem häufiges Phänomen, das jede soziale Beziehung stören kann.

Lehrer, die vor einer Schulklasse stehen, haben oft damit zu kämpfen, dass Schüler ihnen per se misstrauen, einfach nur, weil Lehrer zu Mustervertretern der eigenen Eltern gemacht werden. Und Eltern stellen nun einmal in unserer Gesellschaft für Kinder oft eine moralische Gefahr dar – allein deshalb, weil sie die gesellschaftlichen Regeln durch Erziehung zu vermitteln versuchen und nicht etwa durch das Erleben-Lassen von natürlichen Konsequenzen.

Auch KI-Programmierer täten gut daran, nicht davon auszugehen, dass es eine »persönlichkeitslose« Intelligenz gibt, schon gar nicht bei Humanoiden. Die am häufigsten geäußerten Bedenken in Bezug auf Künstliche Intelligenz betreffen ja Fragen der Moral. Wie soll sich ein intelligenter Roboter im Konfliktfall entscheiden? Dabei ist die Frage ganz einfach zu beantworten: »Wie ein Mensch!« Ein Mensch kann sich nur aufgrund der vorhandenen Informationen entscheiden, und er tut es auch. Die Informationslage wird aber in den seltensten Fällen erschöpfend sein, also bedarf es eines Algorithmus, der dem menschlichen Handeln entspricht – und der hat den Humanismus als Prämisse: Menschen wollen immer nur Gutes tun, denn sie mögen keinen Widerstand gegen ihre Absichten und Werte. Und damit können wir doch alle gut leben.

Erwartungsdruck und Trotz

Übertragung ist deshalb eine solche Problematik, weil der Übertragende praktisch blind ist für denjenigen, der einem seine Wertmaßstäbe nahebringen will. Und so entsteht allein durch die Vermutung einer Erwartung Trotz. Trotz nenne ich den »verlorenen Kampf um Freiheit«. Damit stehen sich Menschen, die eigentlich glücklich sein könnten, selbst im Weg.

»Wir haben es doch nur gut gemeint!« – »Du hast doch alles, was ein Kind braucht!« und »Wir haben doch immer alles für dich getan!« Kennen Sie solche Sprüche? Das sind Sätze, die auch verurteilte Straftäter, Obdachlose, Prostituierte, Drogensüchtige und Söldner von ihren Eltern gehört haben. Wenn die lieben, guten Eltern tatsächlich wissen, wie man alles gut und richtig macht, warum sind dann deren Kinder keine Erfolgsikonen? Die Antwort: weil es der elterliche Erwartungsdruck ist, gegen den Kinder sich auflehnen. Sie erinnern sich: »Die eigene Absicht widerstandsfrei zu verwirklichen«, das ist das Bestreben des Menschen. Sobald die elterliche Erwartung mit der Absicht ihres Kindes kollidiert, schaffen sie eine Grenze. Auf diese Grenze reagiert das Kind – entweder mit dem Offensiv- oder dem Defensivverhalten. Je mehr Eltern ihr Kind beispielsweise vor Gefahren schützen wollen, desto weniger kann das Kind die Erfahrung machen, Gefahren selbst meistern zu können. Gefühle der Unmündigkeit und Unterlegenheit sind aber keine, welche der eigenen Expansions- und Reifungsabsicht entsprechen.

Ich mache dies mal etwas deutlicher. Wenn Erzieher einem Kind zu oft sagen: »Renne nicht einfach immer los, pass auf, dass du nicht hinfällst, sei vorsichtig, wenn du dahin und dorthin gehst«, und dies mit erdrückender Liebe so lange wiederholen, bis das Kind dem Rat folgt, dann wird der Nachwuchs unter Umständen, um elterlicher Ablehnung zu entgehen, immer zögerlicher, risikoscheuer, was im Alter die Parkinson'sche Krankheit begünstigt, jene Schüttellähmung, die einen Menschen zittrig werden und unsicher Halt suchen lässt. Ich kenne Menschen, die in einer Hypnosesitzung, bei der sie sich an Szenen aus der Kindheit erinnerten, genau diese gut gemeinten elterlichen Vollbremsungen als eine der Ursachen für ihre Parkinson-Erkrankung ausmachen konnten. In der Medizin wurde lange vermutet, dass auch bakterielle oder virulente Infektionen zu dieser Krankheit führen können. Doch 1961 konnte der in der Ukraine geborene Wiener Pharmakologe Oleh Hornykiewicz zusammen mit dem Wiener Neurologen Walther Birkmayer an zwanzig Parkinson-Patienten zeigen, dass durch die Gabe von Levodopa, einem Dopamin erzeugenden Wirkstoff, die Parkinson-Symptome innerhalb von Minuten abklangen und die Patienten spektakuläre Verbesserungen zeigten.

Bereits 1958 zeigte der schwedische Pharmakologe Arvid Carlsson, dass ein künstlich ausgelöster Dopaminmangel bei Kaninchen und Mäusen Parkinson-Symptome auslösen kann, die bei Gabe von Dopamin wieder verschwinden. Für alle infektiösen Erkrankungen gilt, dass sie nicht durch Neurotransmitter rasch abklingen können, sondern nur durch die Reduktion der Keimbelastung.

Negative Emotionen können durchaus krank machen. Wenn ein Kind zudem auch noch vom Charakter her dazu neigt, Ratschläge und Anweisungen nicht als Hilfestellung, sondern als Bevormundung einzustufen (wehenauslösende Mittel zur Geburtseinleitung oder Ähnliches können hierbei prägend wirken), dann erzeugen Sie bei Ihrem Kind mit all Ihrer »Liebe« glattweg eine Trotzreaktion.

Problematisch ist zudem, dass es Kindern wesentlich schwerer fällt, sich gegen den Erwartungsdruck »lieber Eltern« zu wehren als gegen den ohnehin liebloser Eltern. Ihre Kinder wollen sie schließlich nicht enttäuschen, indem sie plötzlich aufhören, »lieb« zu sein. Sätze wie »Eine Zwei in der Klassenarbeit ist ja schön, aber noch mehr freuen wir uns, wenn du das nächste Mal eine Eins mit nach Hause bringst« zeigt dem Kind, dass es nur geliebt wird, wenn es auf seine Rechte und Bedürfnisse verzichtet und sich dem System Schule unterordnet, dessen verlängerter Arm nun die lieben Eltern sind.

In vielen Fällen gelang es darzustellen, dass sogar Autismus seine Ursachen in emotionaler Überforderung hat. Eltern, die ihr Kind mit Reizen überschütteten, zwangen es förmlich dazu, Emotionen und Erwartungsdruck zu verknüpfen. Dadurch wurden die Kinder quasi emotional dauerblockiert. Das erwartungsdrucklose Spiegeln von Emotionen, wie auch etwa bei der Delfin-Therapie, konnte Autisten bislang gut helfen. Delfine sind sehr verspielt, sehr intelligent und zudem extrem interaktiv, erwarten aber vom Kind keine Reaktionen. Diese für das Kind ungewohnte Erfahrung scheint der Schlüssel für die Verhaltensänderung zu sein, die oft wie ein Ausbruch aus einem inneren Gefängnis beschrieben wird. Die Wirkung der erwartungsdruckfreien Interaktion – man könnte das Liebe nennen – auf den Menschen ist erstaunlich. Der amerikanische Herzspezialist Dr. Dean Ornish beschreibt in seinem Bestseller »Die revolutionäre Therapie: Heilen mit Liebe. Schwere Krankheiten ohne Medikamente überwinden«[9] mehrere wissenschaftliche Studien, die eindeutig belegen, dass Liebe selbst unheilbar kranke, todgeweihte Patienten wieder aufleben lässt. Selbst im Tierversuch konnte bewiesen werden, dass bei Kaninchen, denen man – durch Streicheln, Sprechen und Spielen – täglich nur eine halbe Stunde Aufmerksamkeit schenkte, sechzig Prozent weniger künstlich herbeigeführte Arterienverkalkung auftrat als bei den Tieren, die man schlichtweg ignorierte.

Das Gegenteil von Liebe – Angst und Erwartungsdruck – kann massiv als Entwicklungsbremse für die Selbstbestimmtheit, die Mündigkeit und das Verantwortungsbewusstsein in der Entwicklung des Kindes angesehen werden.

Trotzreaktionen können einem Menschen wirklich das Leben schwer machen und sogar zu Gesetzesbruch (Delinquenz) führen. Überhöhte Geschwindigkeit beim Autofahren, notorisches Verspäten, Rauchen, Alkoholmissbrauch, Ratschläge missachten – die Trotzreaktionen beziehen sich immer auf subjektiv empfundenen Erwartungsdruck. Es gibt nicht nur Menschen, die nach einer Herzoperation oder nach einer Organtransplantation wieder rauchen, obwohl sie spüren, wie schädlich der Qualm ist, nicht nur übergewichtige Menschen, die nach einer Ernährungsberatung erst recht Dinge essen, die sie für falsch halten, sondern auch Schüler, die weiterhin die Schule schwänzen, obwohl sie bereits versetzungsgefährdet sind. Selbst ich erlebe in meiner Praxis, dass es Menschen gibt, die trotz eines mehrstündigen Termins zur Analyse und Änderung des Verhaltens aus dem Gebäude gehen und nichts von alledem umsetzen, obwohl sie wissen, dass sie sich damit schaden. Das sind allerdings allesamt Menschen, die aufgrund des Erwartungsdrucks ihrer Angehörigen kamen und zudem ein stark gestörtes Verantwortungsbewusstsein hatten.

Ich definiere »Trotz« als eine *erhöhte unreflektierte Widerstandsbereitschaft in psychischer Dauerreaktion auf permanente Bevormundung im Kindesalter*.

Und da wir fast alle in unserer Kindheit mehr oder weniger bevormundet wurden, ist Trotz eine Volkskrankheit – ohne je als Krankheit eingestuft worden zu sein. Ich fasse Trotz als den verzweifelten Versuch eines Menschen auf, die eigene Entscheidungsfreiheit zu bewahren, nachdem sie ihm jahrelang beschnitten wurde. Erinnern wir uns: Das Bestreben der Psyche ist letztlich Machterlangung. Doch mächtig fühlt sich nur, wer keinen vorgezeichneten Weg geht, sondern durch Entwicklung selbst sein Verhalten generiert. Der Satz »Jetzt hör doch mal endlich auf meinen Rat!« ist damit psychologisch gesehen kontraevolutionär und zudem pädagogisch betrachtet unsinnig – weil Gift für die Entscheidungsfreiheit des Menschen. Eine chronische Trotzreaktion wird damit quasi heraufbeschworen.

Mit dieser erhöhten Widerstandsbereitschaft wehrt sich ein trotziger Mensch künftig gegen alles, was als Bevormundung empfunden wird. Therapievorschläge gehören ebenso dazu wie Bitten, Appelle und unausgesprochene Erwartungen – selbst wenn die Ratgeberquelle ein Arzt, ein Rechtsanwalt oder gar der beste Freund ist. Falls er doch einen Rat annimmt, so wird der Trotzkopf sich mit Händen und Füßen dagegen wehren, zuzugestehen, dass er tatsächlich »seine Freiheit verkauft« hat. Der verstorbene britische Wirtschaftsprüfer Allen Carr, Autor des Bestseller-Ratgebers »Endlich Nichtraucher«, ist ein solcher Fall. Allen Carr rauchte zeitweilig die Menge von hundert Zigaretten täglich und »übertraf« damit seinen strengen Vater, der »nur« achtzig Zigaretten »schaffte«. Als Carr eines Tages auf Drängen seiner Frau zu einem Hypnotiseur ging, um das Rauchen per Suggestion loszuwerden, brachte der notorische Trotzkopf es nicht fertig, sich selbst einzugestehen, dass er im Anschluss an den Termin aufgrund der Hypnose kein Verlangen mehr nach Zigaretten hatte. Seinen etwas hilflosen Versuch, sich selbst zu erklären, warum er nicht mehr rauchte, schrieb er dann als Buch nieder. Tragisch und bedenklich zugleich ist, dass Allen Carr 2006 an Lungenkrebs starb, dreiundzwanzig Jahre, nachdem er in die Welt posaunt hatte, er sei Nichtraucher. Die Klientinnen und Klienten, die zu mir in die Praxis kommen, überprüfe ich zunächst auf ihr Trotzverhalten, bevor ich das Coaching angehe.

Ein trotziger Mensch will nur *scheinbar* nicht sein Ziel erreichen, sondern einfach nur das Gegenteil dessen, was von ihm erwartet wird, um seine Entscheidungsfreiheit zu verteidigen. Und wenn diese Fremderwartung, die noch nicht einmal der objektiven Realität entsprechen muss (der Glaube an die Erwartung reicht!), zudem auch noch der ursprünglichen eigenen Zielsetzung gleichkommt, wie etwa »Räum doch mal dein Zimmer auf!« oder »Iss doch mal was Vernünftiges!«, dann wehrt sich der Trotzkopf sogar gegen seine eigenen Ziele – Hauptsache, er verteidigt seine Entscheidungsfreiheit und fühlt sich nicht bevormundet.

Damit wird auch klar, dass die bekannte »Pubertätsrevolte«, *kein Naturphänomen* ist, sondern ein *Sozialphänomen*, also eine leicht zu vermeidende Reaktion auf das Empfinden permanenter elterlicher Bevormundung. Trotz geht immer einher mit *fehlendem Verantwortungsbewusstsein*. Der Trotzkopf denkt nicht strategisch, welche Konsequenzen sein Verhalten haben könnte, sondern er denkt taktisch, wie er jetzt und hier seine Freiheit verteidigen und Erwartungsdruck loswerden kann.

Das Tückische ist natürlich, dass gerade ein trotziger Mensch zum Spielball der Erwartungen geworden ist: Man braucht nur einfach das Gegenteil der eigenen Absicht als Erwartung an ihn zu stellen. Wenn der Trotzkopf diese Erwartung für authentisch erachtet, wehrt er sich dagegen und tut das Konträre. So erklärt sich beispielsweise, warum viele Kinder erst recht nicht für den Unterricht üben, wenn man es ihnen bei Strafe verordnet, obwohl sie bereits versetzungsgefährdet sind und sich selbst für ihre »Faulheit« hassen. Trotz können Sie von vornherein verhindern, indem Sie Ihren Kindern Entscheidungsfreiheit lassen *und* die Konsequenzen ihrer Entscheidungen spürbar machen. Man kann Menschen einfach um das bitten, was man von ihnen möchte, und dabei erwähnen, welche natürliche nachteilige Konsequenz das Nichtentsprechen der Bitte hat.

Doch Vorsicht: Selbstsichere Menschen, Feuerzeichen oder auch Letztgeborene wissen meistens, dass nur sehr selten etwas wirkliche, echte und dauerhafte Konsequenzen hat. Risikobereite, intellektualisierende Menschen oder auch Luftzeichen lassen sich selten emotional erpressen. Also bluffen Sie nicht!

Ist die Psyche messbar?

In der Wissenschaft heißt es, dass Phänomene beobachtbar und erklärbar sein müssen. Selbst wenn man die Ursache eines Phänomens nicht beobachten kann, so kann man es zumindest anhand seiner Auswirkungen nachweisen. Das gilt beispielsweise für das Higgs-Teilchen, nach dem die Teilchenphysiker so lange gesucht haben. Man kann das Higgs-Boson selbst nicht beobachten, aber seine Wechselwirkung mit anderen Teilchen, daher gilt seine Existenz als bewiesen, und sein Entdecker Peter Higgs wurde 2013 dafür mit dem Nobelpreis ausgezeichnet. Genauso verhält es sich wohl auch mit der Psyche des Menschen. Kaum einer leugnet sie, aber beweisen lässt sich ihre Existenz bislang nur anhand der Auswirkungen auf den Körper.

Schon lange gibt es technische Geräte, die mit sogenannten Bioresonanz-Systemen arbeiten und mithilfe des Hautwiderstandes, Biophotonen – also Lichtpartikel, die von den Körperzellen abgestrahlt werden – oder schwacher elektromagnetischer Felder versuchen, einen Einfluss auf den Körper oder genauer gesagt auf seine Steuerung zu nehmen. Ich selbst befasse mich seit über zwanzig Jahren mit solchen Techniken, bin mit vielen dieser Geräte vertraut und kann sagen, dass man damit durchaus beeindruckende Ergebnisse erzielen kann. Deutsche Forscher und Entwickler scheinen mit ihren Geräten, von denen einige sogar die heiß begehrte Zulassung als Medizinprodukt erhalten, auf diesem Gebiet Pionierarbeit zu leisten, die sich sehr gut in den Praxisalltag integrieren lässt. So ist es mir beispielsweise mit dem virtuellen Gerät CodeCoder® des Heilpraktikers Hans Otfried Dittmer (1952–2018) gelungen, eine schwere Zungenbisswunde innerhalb von sechs Stunden nahezu vollständig schließen zu lassen (normal sind mindestens zwölf Stunden). Mit Auramed, einem Messgerät der Entwicklerin Martina Gruber, das in verschiedenen Farbabstufungen die sogenannte Aura des Menschen darstellt, konnte ich einer Frau auf einem Monitor die Vorboten ihres Brustkrebses zeigen, woraufhin sie zu einem Arzt ging, der das bestätigte. Mit einem anderen Apparat, dem Radionik-Gerät Quantec® des Entwicklers Peter-Raphael von Buengner, gelang es mir, einen zehn Jahre alten Mischlingshund mit starker Gelenkarthrose, der eigentlich eingeschläfert werden sollte, für ein ganzes Jahr schmerzfrei zu bekommen. Und das allein über die Eingabe einiger Daten des Tieres in einen Computer. Von Buengner gelang es sogar einmal im Auftrag des Berliner Senats, einen umgekippten Dorfteich wieder zu renaturieren. Quantec® arbeitet mit Erkenntnissen aus der Quantenphysik und sendet Pakete von Lichtwellen an das Zielobjekt. Wenn man bedenkt, dass Max Planck vor über hundert Jahren schon sagte, dass Materie aus Wellen bestehe, ist das also gar nicht so abwegig.

Mit einem Gerät zur Befeldung, genannt MF150A, welches auf einem Patent des Biophysikers Dieter Broers basiert, konnte ich bei mir selbst chemotherapiebedingte Nebenwirkungen wie Schwindel und Nervenstörungen abschwächen. Es erstellt zwischen zwei Applikatoren ein schwaches elektromagnetisches Feld, mit dem Zellen wieder in ihren Urzustand versetzt werden können.

Mit verschiedenen medizinischen Lichttherapiegeräten unterschiedlicher Größe lassen sich Muskelschmerzen lindern, Narbengewebe lässt sich aufweichen, und sogar die Heilung von Knochenbrüchen kann beschleunigt werden. Die Farb- und Lichttherapie findet ja sogar zur Unterstützung der raschen Genesung in modernen Krankenhäusern statt. Obwohl diese Erfolge definitiv nicht auf Autosuggestion und Placeboeffekt zurückzuführen sind, wäre bei einigen der vielen Geräte, die es auf dem Markt gibt, ein Rest von Skepsis angebracht. Nicht alles, was teuer ist, hochtechnisch aussieht und ein exotisches Design hat, hat auch eine nachweisbare Wirkung. Ich vermute einmal, dass der Orgon-Strahler von Wilhelm Reich wahrscheinlich dazugehört. Er ist nicht wirkungslos, aber ähnlich wie beim Voodoo-Zauber muss der Bestrahlte genau wissen, dass er behandelt wird, sonst gibt es keinen therapeutischen Effekt. Insofern hat mich am stärksten eine Erfahrung mit dem Transmitter-System der Hamburger Firma Metavital beeindruckt. Der Elektroingenieur Klaus Valentiner erfand zusammen mit dem Biophysiker Professor Fritz-Albert Popp (1938–2018) eine Technik, die er Multidimensionale nicht lineare Spektrografie (MNLS) nannte und die in besagtem Transmittersystem zur Anwendung kommt. Hierbei setzt der Proband einen kopfhörerähnlichen Sensor auf und sieht während der Messung auf einem Monitor, ob es Störungen oder Blockaden gibt, die seinen Körper beeinträchtigen können. Auf medizinische Schnittzeichnungen werden dann die Messergebnisse projiziert, sodass man sehen kann, ob Muskeln, Knochen, Blutzellen oder Organe noch unbelastet arbeiten oder ob Störfelder vorhanden sind. Ich erinnere mich noch sehr gut an eine Dame, die eigentlich gar nicht so richtig freiwillig bei mir war. Ihre Angehörigen brachten die hagere Frau zu mir und übernahmen auch die Rechnung für mein Honorar. Das ist leider meist eine sehr ungünstige Voraussetzung, weil ich für ein erfolgreiches Coaching (ich bin ja kein Wunderheiler, sondern psychologischer Berater) der inneren Zustimmung bedarf. Und diese fehlte leider bei – nennen wir sie – Ilse. Die Mittfünfzigerin setzte sich mit überkreuzten Armen auf mein Sofa und schaute mich fast feindselig an. Sie machte keinen Hehl daraus, dass sie von mir und meiner Arbeit weder etwas verstand noch verstehen wollte, und das alles offenbar für totalen Quatsch hielt, was ich tat (sie ging wahrscheinlich davon aus, dass ich Hypnosetherapeut sei, weil man ihr gesagt hatte, ich würde mit Hypnose arbeiten). Lediglich ihr Leidensdruck aufgrund einer starken Putzmittelallergie war hoch genug, um den Termin bei mir wahrzunehmen. (Hatte ich oben schon erwähnt, dass Allergien Konditionierungen sind und allesamt Bevormundungsstress-getriggert sind?) Sie sprühte vor Aggressivität und schaute mich mit weit aufgerissenen Augen durch ihre »Halt-mich-nicht-für-blöd«-Brille an. So nenne ich die Brillenform, die die Augenform und die Augenbrauen in einer Art betont, als würde man mit strengem Blick die Augen zu schmalen Schlitzen ziehen. Ich hatte aufgrund meiner tiefenpsychologischen Analyse ihrer Biografie die starke Vermutung, dass die Dame als Baby einen Abtreibungsversuch mit Gift überlebt hatte, sich daher permanent angegriffen fühlte, innerlich vor Wut kochte und Haushaltsreiniger wahrscheinlich Mutters Mittel der Wahl gewesen war, um den Fötus abzutreiben. (Sie glauben gar nicht, was ich in meiner Praxis für Geschichten höre, auf welchem Wege verzweifelte Mütter in den vorangegangenen Generationen versucht haben, ihre Kinder abzutreiben. Gruselig!)

Jedenfalls war dieser Coachingtermin für mich kein Ponyhof, da die innere Zustimmung der Klienten nun mal über den Erfolg entscheidet. Das ist wie bei einem Kinofilm: Wenn man sich nicht auf die Handlung einlässt, kann der beste Regisseur die tollsten Szenen drehen und der Zuschauer bleibt unberührt – wir hatten ja weiter oben schon darüber gesprochen, dass die Kontrolliertheit den Zugang zur Emotio verwehren kann.

Was mache ich also in meiner Not, die Dame irgendwie davon zu überzeugen, dass ich weder ein Jahrmarktschwindler noch ein Schamane bin, sondern mit Ansatz und Methode arbeite? Ich schließe sie an das METAVITAL HUMAN TS® (Transmitter-System) an, um ihr zu zeigen, wo ihre Störfelder liegen und was davon die Ursache ist. Zunächst erschienen Scans vom Schädel und den Kopforganen, dann vom Thorax und schließlich vom Abdomen mit seinen inneren Organen, jeweils versehen mit kleinen Markierungen der Messergebnisse, und zwar in einer Schulnotenskala von eins bis sechs. Helle gelbe Markierungspunkte stehen für eins – sehr gut, alles in Ordnung; rote für drei bis vier – hier sollte man hinschauen, denn es könnte sich etwas Organschädigendes zusammenbrauen; und schließlich die dunkelbraunen und schwarzen Fünfer und Sechser, die anzeigen, dass das betreffende Organ in akuter Gefahr sein könnte. Auf dem Monitor war die exemplarische Schnittzeichnung des Bauchraumes zu sehen und darin die grün gezeichnete Gallenblase. Diese war voller Sechser, die Zeichnung war übersät mit schwarzen Punkten, die alarmierend darauf hinwiesen, dass das Feld, das auf die Galle einwirkt, stark negativ geprägt war. Die Klientin glaubte offenbar, sie würde auf dem Monitor Scans ihres tatsächlichen eigenen Körpers sehen, und rief, als sie die Grafik sah, triumphierend aus: »Ha, jetzt habe ich Sie, Herr Winter! Ich habe nämlich gar keine Gallenblase mehr! Die ist rausoperiert!« Ich entgegnete nur lapidar: »Und jetzt sehen Sie auch, warum. Da steckt so viel Wut in Ihren Knochen, dass Ihnen die Galle förmlich überkochte, und dieses Thema ist noch lange nicht erlöst. Ich zeige Ihnen jetzt einmal, woran das liegt.« Ich schaltete in den Analyse-Modus des Gerätes. Mit etwas Erfahrung kommt man schnell dahinter, wo man in diesem hochkomplexen Programm zu suchen hat, und da stand schwarz auf weiß bei den krank machenden Ursachen »Wut, Ablehnungsgedanken, Abtreibungsgedanken der Mutter«. Damit war Ilse erstaunt, aber überzeugt, und ich konnte die hypnotische Traumreise beginnen, in der ich sie in die emotionale Lage ihrer Mutter versetzte, um zu verstehen, dass diese keine mörderische Sadistin war, sondern ein seelisch misshandeltes, völlig hilfloses und unverstandenes Mädchen, das sich das Leben auch einst anders vorgestellt hatte. Mit dieser Einsicht konnte Ilse der Mutter verzeihen, was schließlich dafür sorgte, dass die Putzmittel keinen allergischen Schub mehr auslösten. Der ehemalige Feind war unschädlich gemacht.

Jedenfalls, und das wollte ich mit diesem Kapitel sagen, sind die Auswirkungen unserer Psyche, die alles wahrnimmt und nichts vergisst, sogar mithilfe moderner Technik messbar und quantifizierbar! Übrigens arbeiten laut Hersteller nicht nur viele niederländische Allgemeinmediziner mit dieser Technik, sondern auch Pferdeärzte (Metavital hat ein spezielles Analyse- und Balancierungssystem für Pferde entwickelt). Tierärzte stehen vor der besonderen Herausforderung, dass Pferde keine Schmerzlaute äußern, was die Diagnostik enorm erschwert. Zudem können erfolgreiche Turnierpferde auch locker einige Millionen Euro kosten – da sollten die Diagnose und Therapie schon besonders zuverlässig sein.

Aber man braucht gar nicht so tief zu schürfen, um die Auswirkungen der Psyche zu beobachten und damit ihren Einfluss zu messen. Die Zwillingsforschung zeigt, dass sich selbst bei eineiigen Zwillingen, die also erbgleich sind, körperliche Merkmale wie Größe, Haarwuchs und Augenfarbe deutlich unterscheiden können – was folglich auf äußere Umwelteinflüsse zurückzuführen sein muss –, denn am genetischen Bauplan selbst kann es nicht liegen.

Exkurs: Sprachhygiene

Aus dem Neurolinguistischen Programmieren (NLP) wissen wir, dass Ihr Unterbewusstsein »hört«, was Ihr Mund »spricht«. Das bedeutet nichts Geringeres, als dass alles, was Sie sagen, einen Einfluss auf Ihre unterbewussten Programmierungen hat. Ihre Emotionen können von Ihren Sprachzentren gesteuert werden, selbst wenn der Verstand das unterschätzt. Wenn Sie also Veränderungen im Leben anstreben, etwa abnehmen, vermögend, sucht- oder angstfrei werden wollen, dann achten Sie auf Ihre Worte. Mit Formulierungen wie: »Ich habe immer Angst vor…«, »Immer passiert mir das, wenn…«, oder »Ich bin…« konsolidieren Sie den Ist-Zustand.

Beispielsweise halte ich es für wirklich besonders ungünstig, dass sich Mitglieder von Suchtselbsthilfegruppen stets vorstellen müssen mit: »Ich bin süchtig.« Wie bitte will man diesen Zustand jemals durchbrechen und suchtfrei werden, wenn man sich stets selbst bescheinigt, dass man es nicht ist? Genauso rate ich Übergewichtigen, sich selbst neu zu definieren und beispielsweise auf Spitznamen wie »Molly«, »Dickie« oder »Moppel« ab sofort zu verzichten. Ja, der Körper sieht so aus, wie man es ihm aufgetragen hat. Aber er wird auch weiterhin nach Ihren tatsächlichen Gedanken gestaltet werden. Also beschreiben Sie sich als das, was Sie sind, wenn Sie keine Symptome haben. »Ich hatte zugenommen«, »Ich war konstant übergewichtig« – das ist beweisbar, ja, aber ob es auch weiterhin so ist, wissen wir nicht. Menschen, die zu mir sagen: »Ich habe immer Angst vor Spinnen«, rate ich, die Formulierung »Ich hatte Angst vor Spinnen« zu verwenden, denn man weiß ja nie, ob die Angst nicht mit dem heutigen Tag schon vorbei ist. Geben wir also der Zukunft eine Chance, indem wir einfach etwas auf die Sprache achten und nichts versehentlich in Stein meißeln, was schon ab heute der Vergangenheit angehören kann. Eine Veränderung beginnt in einem Augenblick. Reden Sie sich nicht mit Affirmationen ein, Sie wären reich, schlank oder sonstwas, denn das glauben Sie sich nicht, sonst würden Sie nicht affirmieren. Finden Sie vielmehr Beweise dafür, dass es anders ist, und sagen Sie sich dies. Ihr Äußeres folgt Ihren Worten.

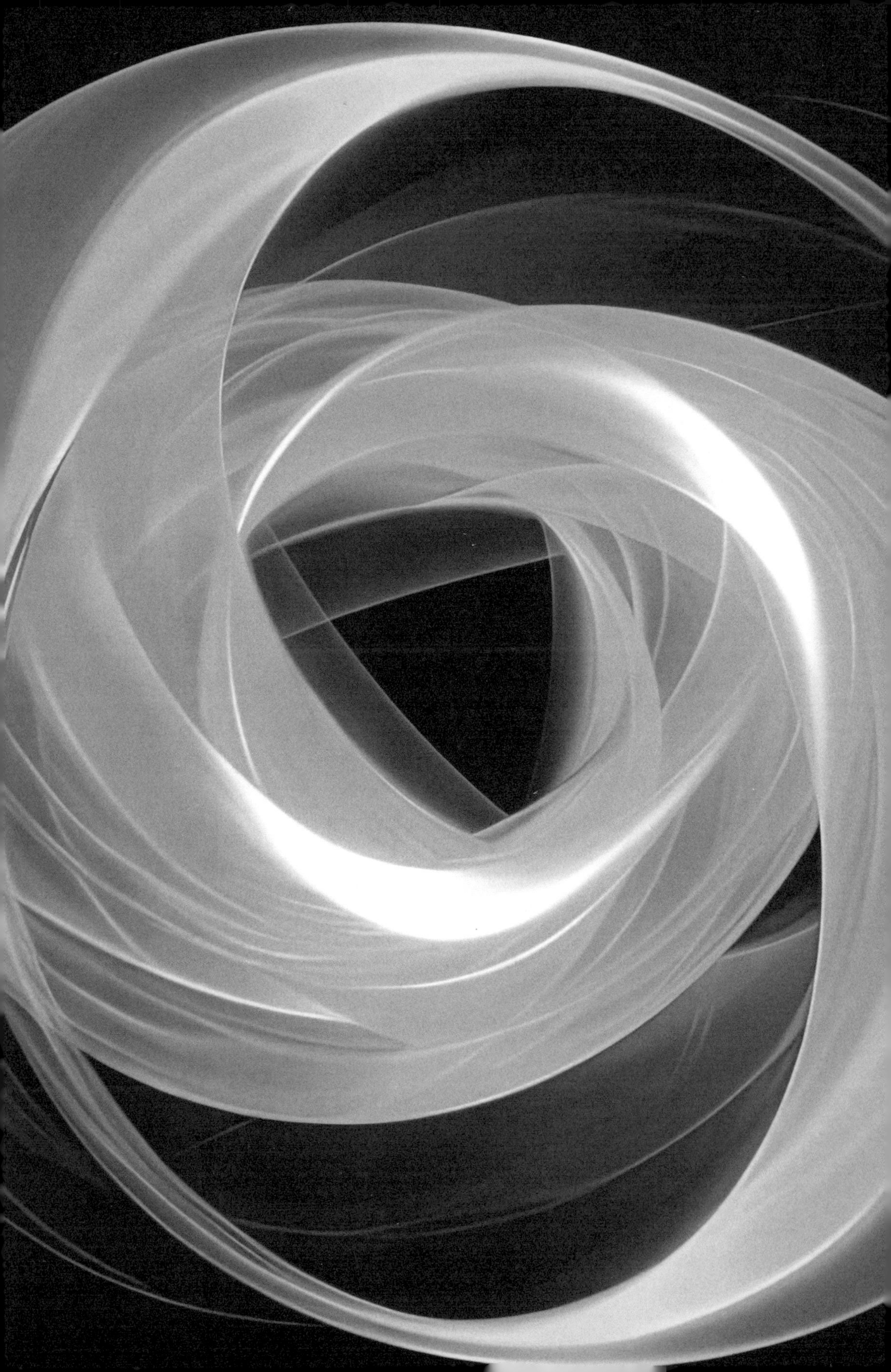

Psychosomatik zum Nachschlagen?

Das große Buch der Antworten ist im eigenen Kopf

In der klassischen Psychosomatik wird davon ausgegangen, dass die betroffenen Körperfunktionen für verschiedene krank machende Lebensthemen stehen. So heißt es etwa, dass Magenbeschwerden daher rühren, dass der Betroffene »etwas, auf seelischer Ebene Schwerverdauliches geschluckt hat«, und Fußprobleme seien ein Hinweis darauf, dass man es offenbar scheut, »seinen Weg zu gehen«. Nun, in Einzelfällen mag das auch durchaus zutreffend erscheinen. Jedoch kann man nicht die Rechnung ohne die Komplexität der menschlichen Erfahrungen machen. So habe ich beispielsweise eine Frau im Bekanntenkreis, die seit Wochen unter einem schmerzhaften Fersensporn unter der Fußsohle litt. Der Auslöser dazu kam mit ihrer Beförderung zur Führungskraft zwei Monate zuvor. Es war ihr unbehaglich, plötzlich die Vorgesetzte ihrer Kollegen zu sein, und sie verspürte in deren Reihen auch Argwohn und unterschwellige Anfeindung. Man könnte nun sagen: »Sie will diesen Weg wohl nicht weitergehen«. Doch die Ursache dafür fand sie in ihrer Kindheit. Ich fuhr sie in einer dreiminütigen Trance herunter, die sie einfach nur mir zuliebe über sich ergehen ließ. Sie hatte starke Vorbehalte gegen Hypnose und alles, was mit vermutetem Kontrollverlust zu tun hat, doch die Schmerzen waren so quälend, dass sie verzweifelt genug war, um keinen ernsten Widerstand auf mein Angebot, ihr zu helfen, zu leisten. Ich bat sie, die Augen zu schließen, und fragte sie: »Warum ausgerechnet der Fuß? Was hast du damit schon einmal Schlimmes erlebt, an das du unterbewusst erinnert wurdest?« Die Antwort auf diese Frage fand sie in der folgenden Nacht im Halbschlaf. Sie rief an und schilderte, welche Erinnerung in ihr aufgestiegen sei. Als sie ein kleines Mädchen war, wollte sie an einem sonnigen Märztag in einem nahe gelegenen Bach spielen, was ihre Oma ihr mit dem Hinweis auf die niedrige Temperatur des Wassers verboten hatte. »Eine Schwalbe macht noch keinen Sommer.« Allerdings sind Kinder ja oft recht unempfindlich in Bezug auf Wassertemperaturen, vor allem, wenn sie beim Planschen darin großen Spaß haben. Und so zog die Kleine verbotenerweise kurzerhand Schuhe und Strümpfe aus und watete durchs Wasser. Leider befand sich an einer Stelle in dem Bach eine große Glasscherbe, in die das Mädchen prompt hineintrat. Mit ihrer blutenden Fußsohle humpelte sie nach Hause, doch anstelle etwas Trost und Verständnis zu bekommen, empfing die Großmutter sie mit einer Strafpredigt. Das Gefühl, anstelle von Verständnis Schuldzuweisungen und Anfeindungen zu erhalten, wurde durch die Beförderung vierzig Jahre später angetriggert und sorgte für starke chronische Fußschmerzen, die übrigens seit dieser Nacht verschwunden waren.

Daher möchte ich hier anstelle eines endlos langen Registers für Störungen und Organentsprechungen, wie es sie in Hülle und Fülle im Buchhandel gibt, eine ganz andere Systematik vorschlagen, gewissermaßen eine Art Formel, mit der man die großen, umfangreichen Nachschlagewerke, die ja trotzdem niemals erschöpfend sein werden, auf ein handliches Maß reduzieren kann.

Die Formel lautet:
Bedeutung = Ursache + Auslöser
Das führt uns ohne medizinische Kenntnisse zum Verstehen von Symptomen und damit auch oft zum richtigen Therapieansatz.

Die individuelle Bedeutung erfragen

Als Erstes brauchen wir die individuelle Bedeutung des betroffenen Organs oder der gestörten Körperfunktion. Die finden wir mit der Frage: »Was bedeutet dieses Organ/diese Funktion für Sie?«

Für gewöhnlich antwortet ein Klient dann mit: »Weiß ich nicht.« Das bedeutet, er hat vielleicht noch keinen Zugang zu seinen Emotionen. Also führt man ihn in eine leichte, nicht zu tiefe Trance, indem man ihn beispielsweise für eine Minute einen Punkt oberhalb seiner Augen, ohne zu blinzeln, fixieren lässt und ihm dann gestattet, die Augen zu schließen. Dabei suggeriert man ihm, er sei jetzt in Hypnose und könnte damit mühelos auf sein Unterbewusstsein zugreifen. Wenn man dabei überzeugend genug ist, reicht das völlig aus, um Antworten auf Fragen zu bekommen.

Es gibt Menschen, für die hat das Herz beispielsweise die Symbolbedeutung »Herzlichkeit« oder schlicht »Liebe«. Diese Menschen bekämen Herzleiden möglicherweise aufgrund von innerfamiliären Disharmonien. Für andere wiederum ist das Herz von der Symbolbedeutung her eher eine Pumpe. Der begünstigende Faktor für deren Herzprobleme wäre in diesem Fall vielleicht eine hohe Arbeitsbelastung. So wie ein »schwarzer Anzug« in der Traumdeutung ein Traumsymbol für »Tod« und »Trauer« (Beerdigungsanzug) sein kann, aber auch für »Geschäftstüchtigkeit« (Business-Anzug) oder auch »Kontrolle durch eine Autorität« (Men in Black, Geheimdienstler). Ein anderes Beispiel: Die Leber bedeutet für einige schlicht »das Leben«, andere erinnern sich an die Redewendungen »einem ist eine Laus über die Leber gelaufen« oder »man ist eine beleidigte Leberwurst«. Der Unterschied besteht darin, dass in einem Fall Kränkungen und im anderen Fall Ausweglosigkeit der Auslöser für Leberprobleme waren. Nun könnte man hier einwerfen, dass vielleicht überhöhter Alkoholkonsum die Ursache von Leberproblemen sein könnte, doch so einfach ist es nicht. Zum einen, weil nicht alle Alkoholiker Leberprobleme bekommen, und zum anderen, weil es eben der Grund zum Trinken ist, der über Genuss und Bekömmlichkeit oder Besäufnis und Kummer-Ertränken entscheidet.

Es hängt also wirklich sehr von der individuellen Symbolbedeutung ab, woran ein psychosomatisch erkrankter Mensch leidet. Selbstverständlich kann ein wenig medizinisches Hintergrundwissen nicht schaden, aber es ist eben nicht immer so, dass die Schilddrüse mit Abwehr (dem Schild), die Milz mit Kontrolle und Perfektionismus (untaugliche Blutplättchen aussortieren) und die Thymusdrüse mit Mut und Entschlossenheit zu tun haben.

Sicher hilft oft der Griff in die Psychosomatik-Kiste, um rasch eine Einschätzung zu bekommen, was einen Menschen krank gemacht hat. So hat der Kopf meist mit Denken zu tun und die Hände mit Arbeiten. Die Nase mit Nähe und die Knie mit Demut. Aber eben nicht immer. Die Bedeutung der Organe und ihrer Funktionen ist absolut individuell.

Nach der Ausbildung bei mir erreichen mich öfter mal Anfragen meiner ehemaligen Studenten wie: »Ich habe demnächst eine Frau mit einem Zervix-Karzinom, was steckt dahinter?« Oder auch: »Morgen kommt ein Mann mit Gynäkomastie zu mir. Was soll ich da machen?« Meine Antwort ist dann immer die gleiche. Sie lautet: »Fokussiere dich nicht auf Symptome, besinne dich auf den Alltagsstress der Menschen, dessen Auslöser und Ursachen, und dann frage sie, was sie glauben, warum sie ausgerechnet dieses Symptom haben.« Damit bekommt man in der Regel eine gute Antwort darauf, was einen Menschen so derartig ge-*kränkt* hat, dass er ein Symptom entwickelt hat. Die Antwort ist immer im Kopf der Klientin oder des Klienten. Das Unterbewusstsein vergisst nichts und steuert unseren Körper. Also schauen wir uns nun noch einmal das Thema Auslöser oder Trigger an.

Den Auslöser isolieren

Der Auslöser kommt auf leisen Sohlen. Oftmals ist man sich zunächst gar nicht darüber im Klaren, was einen angetriggert hat. Darauf kommt man dann aber, indem man sich selbst in eine Trance herunterfährt, dann gedanklich in die Situation vor dem Symptomausbruch versetzt und dabei auf die Gefühle achtet, die dabei hochkommen. Dieses Reflexionsvermögen ist nicht jedermanns Sache, lernen doch die meisten, es gäbe keine ernst zu nehmenden unterbewussten Gedanken und Symptome kämen halt aus heiterem Himmel, weil man Pech oder schlechte Erbanlagen hatte. Aber man kann es trainieren, indem man sich immer wieder sagt: »Es muss einen Auslöser geben, es muss ein negatives Gefühl gegeben haben, und sei es auch nur für eine Sekunde.« Auslöser können, wie schon beschrieben, Fernseh- oder Kinoszenen sein, aber auch natürlich Medienberichte, Werbeplakate oder einfach nur die eigenen Gedanken, die plötzlich Erinnerungen aufrufen. Gerade Werbung arbeitet ja über Trigger, natürlich wollen die keine negativen Traumen hervorholen, sondern das genaue Gegenteil: Glücksmomente. Mit am Lagerfeuer sitzenden rauchenden Cowboys, mit duftender Bettwäsche oder mit spielenden Kindern im Garten werden Emotionen aufgerufen, die für einen Augenblick glücklich machen. Aber das kann eben auch nach hinten losgehen, wie eine Bekannte von mir erlebte. Ihr damaliger Freund hatte sich mit Auspuffgasen in seinem Wagen umgebracht. Immer wenn sie dann in Werbefilmen für Autos deren Auspuffrohre sah, bekam sie einen Weinkrampf. Allerdings war auch hier der Verlust des Freundes nicht die Ursache, sondern ihre eigene Geburt, bei der sie zu ersticken drohte. Der Suizid des Freundes war nur ein Trigger. Eine Bestätigung dafür, dass die Gefahr zu ersticken noch immer nicht gebannt war. Durch die Werbung wurde dieser Trigger immer wieder aufgerufen.

Auslöser können absolut alles sein, an das man einst negative Emotionen geknüpft hat, die mit absolutem Kontrollverlust zusammenhingen. Nur weil etwas mal nicht ganz so schön im Leben war, erzeugt das noch lange kein Wahrnehmungsmuster. Erst wenn das subjektive Gefühl von absoluter Machtlosigkeit hinzukommt – und das haben wir nur in der frühen Kindheit –, wird dieses Erlebnis derart deutlich negativ interpretiert, dass das Unterbewusstsein künftig alles in Kauf nimmt, um eine Wiederholung zu vermeiden.

Die Ursache erkennen

Und da sind wir auch schon beim wichtigen Thema »Ursache«. Es ist eine verständliche Verlockung für den Analytiker, beim Beispiel Auspuffgase den Suizid des Freundes als Ursache auszumachen. Aber erinnern wir uns bitte immer wieder an die Frage: Warum genau ist das so schlimm für dich? Dabei landen wir immer bei einem Erlebnis höchst subjektiver Art. Ein Erlebnis, das nicht interpretiert werden kann, bei dem es zu absolutem Stress gekommen sein muss. Die Ursache kann mikroskopisch klein sein, daher spreche ich von *Mikrotrauma*. Aber sie bringt den Stein ins Rollen. Weitere Ereignisse im Leben, die in ihrer emotionalen Eindruckstiefe noch viel schwerer wiegen können, lassen das Wahrnehmungsmuster eskalieren. Wenn immer und immer wieder der erste Eindruck, das Urtrauma, bestätigt wird, folgt die Schlussfolgerung: Das Leben ist offenbar immer wieder genauso, wie ich es am Anfang erlitten habe. Die häufigsten Ursachen sind die Ängste der Mutter während der Schwangerschaft. Ob Hypochondrie, die Angst, krank zu werden, oder Ableismus, die Behindertenfeindlichkeit, beides kann die Ursache haben, dass die Mutter während der Schwangerschaft beseelt war von dem Gedanken, das Kind könne krank oder behindert geboren werden. Der frühere Verlust eines Kindes oder einfach nur die Angstmacherei eines Arztes können rasch dazu führen. Trennungsängste der Mutter oder ein abgegangener Zwilling können die Ursache für übersteigerte Harmoniebedürftigkeit und die Suche nach dem perfekten Partner sein. Promiskuität, also ständig wechselnde Sexualpartner, eine Form der Suche nach Anerkennung, hat oftmals die Ursache, dass das Kind im Mutterleib sich geborgener und geliebter fühlte als nach der Geburt und diesen Verlust zu kompensieren versucht. Die Tierquäler, die ich erlebt habe, sind ausnahmslos unerkannte Misshandlungsopfer. Sie projizieren sich selbst auf das wehrlose Lebewesen, um unterbewusst darauf hinzuweisen, was sie selbst erlitten haben. Solche Menschen verändern sich meist um 180 Grad, wenn man ihr Trauma erkennt und auflöst.

Sie sehen: Verhaltensweisen, über die wir den Kopf schütteln oder die Nase rümpfen, haben oft logische und verständliche Ursachen.

Grundsätzlich führt die Frage zum Alltagsstress – »Und warum genau war das so schlimm für Sie?« – immer zur Ursache in den ersten Lebensmonaten ab der Schwangerschaft. Dort kann man sie auch am besten auflösen.

Mit ein bisschen medizinischem Grundwissen, Erfahrung oder Bauchgefühl bekommen Sie zwar rasch eine Vorstellung davon, was die häufigsten Bedeutungen von Organen und Körperteilen sind, doch dabei ist stets zu beachten: Wenn die Deutung beim Patienten nicht in Resonanz geht, dann ist sie meist auch nicht zutreffend, außer der Patient ist blockiert, ein Trotzkopf oder nicht in der Lage, seine Gefühle zu reflektieren. Ansonsten können Sie davon ausgehen, dass beispielsweise der Kopf mit Denken, Behaupten, Verantworten (den Kopf hinhalten) oder auch Bevormundung zu tun hat (bei der Geburt am Kopf mit Geburtszange oder

Saugglocke gezogen). Die am Kopf gelegenen Sinnesorgane können dann im Speziellen bedeuten:

Ohren: Gehorchen müssen, Überforderung, Bevormundung (es nicht mehr hören können), Verurteilung (die Ohren lang gezogen bekommen), der Lüge überführt werden (rote Ohren bekommen) oder auch Wachsamkeit (die Ohren spitzen)

Nase: Sympathie – Antipathie, (jemanden riechen können oder nicht), Bevormundung (die Nase voll haben), erlittene Lieblosigkeit (Kälte, Erkältung, Schnupfen). Sexualität, Neugier, Weisheit

Augen: Genauigkeit, Wachsamkeit, Kontaktbereitschaft (jemandem schöne Augen machen)

Mund: Wahrheit, Essen, Liebesbedürfnis

Auch die Volksweisheiten können manchmal auf die richtige Spur führen, wenn einem etwas »an die Nieren« geht, einem »auf den Magen schlägt«, oder einem eine »Laus über die Leber gelaufen« ist.

Aber Sie sehen: Es ist doch immer besser, die Patientin oder den Klienten in Trance zu fragen, welche Symbolbedeutung sie oder er selbst genau dem Körperteil zumisst. Prinzipiell gilt für jede psychosomatische Krankheit und Störung: Der Grund ist immer psychosozialer Stress; es ist immer so, dass man sich an der Verwirklichung seiner Absicht gehindert fühlt. Die Lösung ist immer herauszufinden, was ist diese Absicht? Wer steht dagegen? Und wie kann man im Heute damit anders umgehen? Bevor wir die letzte Frage angehen, widmen wir uns noch einmal intensiv dem Thema Widerstand.

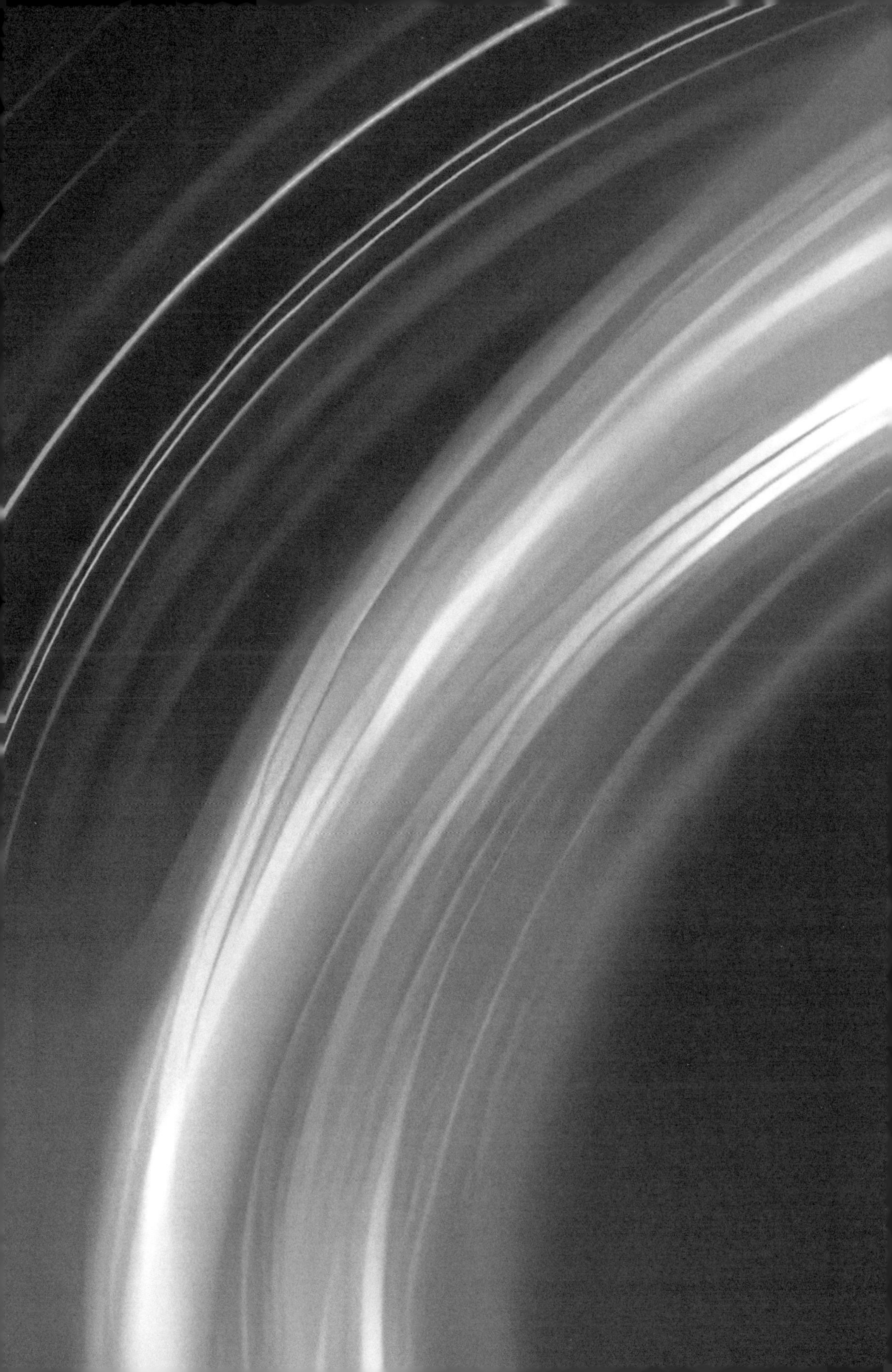

Warum einige Menschen scheinbar Dummes tun

Warum nur, warum?

Von Milton Erickson (1901–1980), dem wohl bekanntesten Hypnosetherapeuten des letzten Jahrhunderts, gibt es eine Anekdote darüber, wie er einen Esel in den Stall brachte.

Auf einer Farm aufgewachsen, beobachtete der fünfjährige Milton, wie sein Vater sich Abend für Abend abrackerte, den störrischen Esel in den Stall zu führen. Er schob und zog mit großer Kraft an dem Tier, bis es ihm schließlich nach einiger Plackerei gelang, den Esel einzusperren. Eines Abends stellte sich der Kleine mit dem Rücken zum Stall vor den Esel, drückte diesem mit der Hand auf die Nase und versuchte, ihn rückwärts auf die Weide zu schieben. Und was passierte? Der Esel spürte, dass von dem Jungen kein ernst zu nehmender Widerstand ausging, und schob ihn langsam Schritt für Schritt in den Stall.

Diese Geschichte zeigt, wie zuverlässig das Gesetz des geringsten Widerstandes greift.

Ein sehr eindrückliches Beispiel aus meiner Praxis handelt von Veronika. Die betagte Dame wollte unbedingt ein paar Kilo abnehmen. Sie hatte ihr Leben lang alles versucht, was es an Diäten und Möglichkeiten zum Abnehmen gab – stets ohne Erfolg. In einer umfangreichen Analyse ihrer frühkindlichen Umstände fanden wir heraus, dass ihre Mutter weit vor der Schwangerschaft echten Hunger im Sinne von extremem Nährstoffmangel erlitten hatte – die meisten Europäer, die nach 1947 geboren sind, werden dieses Gefühl nicht kennen. Auch danach kam die Frau nicht zu Wohlstand und lebte weiterhin in finanzieller Notlage. Während der Schwangerschaft kamen bei der Mutter Ängste hoch, dass sie das Kind vielleicht nicht ausreichend versorgen könnte. Diese Angst sorgt bei Menschen für die Ausschüttung einer Menge Hormone. Mit von dieser Partie ist auch das Stresshormon Cortisol, welches an der Bildung von Fettzellen beteiligt ist. Die neuronalen Bahnen im embryonalen Gehirn waren also durch die Alarmbereitschaft in Bezug auf Mangel angelegt. Bei Veronika äußerte sich das dann so, dass sie bei jeder noch so kleinen Reise ein Proviantpaket schnürte, mit dem man eine Großfamilie hätte versorgen können. Nachdem sie in Trance mit der Reife einer Erwachsenen verstanden hatte, dass die Gefahr des Mangels real war, sie aber aktuell nicht betraf, verschwand das Hamsterverhalten, und sie nahm in den Folgetagen auch endlich an Gewicht ab. Wiederholungstäter, Unbelehrbare, Unverbesserliche, sie alle haben meist einen tiefen verborgenen Grund, ihr Muster beizubehalten. Meist, weil sie irgendetwas Bestimmtes so fürchten wie der Teufel das Weihwasser. Oft ist dies eine subjektiv empfundene oder tatsächlich erlebte Lebensgefahr in einer Zeit, wo bislang niemand hingeschaut hat. Darum geht es in diesem Kapitel. Es soll erklären, warum einige Menschen trotz hohen Leidensdrucks »nicht vom Fleck« kommen.

Im Folgenden möchte ich aufzeigen, welche mögliche Ursachen Verhaltensweisen haben können, die uns oftmals als unüberwindlich erscheinen. Zu fast jeder dieser Fragen habe ich ein komplettes Ratgeberbuch verfasst, in welchem die Hintergründe ausführlich dargestellt werden. Hier beschränke ich mich auf die kleinstmögliche kompakte Form, immer vor dem Hintergrund, dass menschliches Verhalten streng logisch und nachvollziehbar ist, die Psyche dieses aber im Unterbewussten steuert. Sobald die Gründe bewusst sind, kann man das Verhalten ändern. Beginnen wir mit einem Klassiker, dem Thema Rauchen.

Warum höre ich nicht auf zu rauchen?[10]

Viele Menschen glauben, dem Rauchen liege eine körperliche Sucht zugrunde. Doch besteht für keine der über viertausend Inhaltsstoffe eine körperliche Notwendigkeit, sie zu konsumieren. Eine körperliche Sucht wäre, so gesehen, mit einigen Tagen Abstinenz zu beenden. Eine Konditionierung jedoch nicht, und um eine solche handelt es sich beim Verlangen nach Zigaretten und Co. Die hauptsächliche Symbolbedeutung der Zigarette ist: »für Kinder verboten« und »männlich«. Diese wird durch Werbebotschaften erzeugt. Das bedeutet im Umkehrschluss: Wer raucht, ist offenbar mündig, selbstbestimmt, unabhängig und frei. Das alles stimmt natürlich nicht, aber genau auf diese Eigenschaften richtet sich das Bedürfnis des Rauchers im Moment des Verlangens, und sobald er sich eine Zigarette anzündet, aktiviert er damit für ein paar Sekunden lang diese Symbolbedeutung und fühlt sich dadurch etwas weniger abhängig, unfrei oder unter Erwartungsdruck.

Die Psyche will ihre eigene Absicht widerstandsfrei verwirklichen. Das Bedürfnis nach Freiheit hat jeder Mensch, auch der Nichtraucher. Doch wirklich unabhängig und selbstbestimmt fühlen sich wohl die wenigsten. Spätestens in Kindergarten oder in der Schule lernen wir, dass wir auf einige unserer Rechte verzichten müssen. Wer will da nicht als erwachsen gelten? Außerdem kann eine Geburt mit zu langer Sauerstoffknappheit für das Baby eine besondere Empfindlichkeit in Bezug auf »freies Atmen« erzeugen. Solche Menschen sind anfällig fürs Rauchen, weil sich ein Raucher in dem Moment des Inhalierens ungestört fühlt. Nicht selten haben genau diese Menschen auch Bronchialerkrankungen. Selbstverständlich stecken noch weiter Symbolbedeutungen hinter dem Rauchen, wie etwa der Kaufpreis der Rauchware, mit dem kommuniziert wird: »Wer raucht, hat Geld«, oder die spezielle Markenbotschaft, wie etwa Coolness, Intelligenz oder »in guter Gesellschaft sein«. Auch die medizinischen Bildchen auf der Packung implizieren: Wer raucht, muss krank werden. Der Raucher realisiert, dass er sich aber gar nicht so krank fühlt wie dargestellt, und empfindet sich dadurch als anderen überlegen. Doch insgesamt geht es immer darum, sich nicht wie ein hilfloses, unterdrücktes Kind zu fühlen. Wer täglich raucht, zeigt aber das Gegenteil, nämlich dass er sich so fühlt.

Es gibt zwei Möglichkeiten, das Rauchen dauerhaft zu reduzieren:

Man braucht sich nur über den Auslöser im Alltag bewusst zu werden, diesen ursächlich zu ergründen und mit einer neuen erwachsenen, emotionalen Antwort zu versehen. Das Bedürfnis nach Freiheit erlischt, sobald sich jemand seiner tatsächlichen Freiheit bewusst ist.

Man macht weiterhin seine Raucherpausen und zündet lediglich dabei keine Zigarette an, denn die erzeugte ja ohnehin nicht die Wirkung, sondern verhalf nur dazu, sich ihrer bewusst zu werden.

Gründe, um weiterzurauchen, sind: Angst vor Entzugserscheinungen, Angst vor Abstinenz, Angst vor Rückfall, Angst, »klein beigeben« zu müssen (Trotz) sowie die Selbstsicherheit, durch das Rauchen nicht wirklich in Gefahr zu sein (Relevanzvorbehalt).

Warum nehme ich nicht ab?[11]

Auch diese Frage lässt sich einfach beantworten, wenn man weiß, warum man überhaupt zugenommen hat. Die meisten glauben, es liege daran, dass man zu viel gegessen hätte. Doch das ist nicht nur grundsätzlich falsch, denn wohl niemand von uns braucht tägliche Mahlzeiten, wir essen alle massiv zu viel. Es ist auch zutiefst unlogisch. Wer etwas »festhält«, hatte offenbar davon *zu wenig*, nicht *zu viel*. Es ist ein Mangelempfinden, welches den Körper ein bestimmtes Stresshormon ausschütten lässt: Cortisol. Dieses ist in der Lage, Wasser einzulagern und zusammen mit weiteren Hormonen sogar Fettzellen aufzubauen. Genau das ist der Grund, warum man bei einer Diät abnehmen kann, obwohl man dabei isst – man hat beim Essen einer verordneten Speise kein Mangelempfinden, ja manchmal sogar Abscheu. Auch das sogenannte Kalorienverbrennen beim Sport ist leider irreführend, denn es geht nicht um das Verbrennen von Kalorien, sondern um Stressabbau. Um die Menge von einem Kilogramm Fett zu verbrennen, müsste ein Mensch durchschnittlicher Größe rein rechnerisch mehr als einen ganzen Tag, nämlich ca. 28 Stunden, ununterbrochen joggen. Warum man trotzdem mit 30 Minuten Joggen täglich vier Kilo pro Woche abnehmen kann, liegt daran, dass durch die Bewegung Stresshormone abgebaut werden. Ohne Stress kein Fett.

Warum man zugenommen hat, liegt also daran, dass man sich in einem emotionalen Mangel befunden hat, der scheinbar durch Essen ausgeglichen wurde. Auch hier liegt eine Konditionierung vor, denn ein Baby erfährt oftmals, dass es, wenn es weint, gefüttert wird. Ein emotionaler Mangel wird scheinbar mit Nahrung ausgeglichen. Dass es aber nicht die Milch war, sondern der Schutz und die Zuwendung der Mutter, die die beruhigende Wirkung auf das Baby hatten, konnte das Kind aufgrund der Komplexität des Zusammenhanges nicht identifizieren. Also bekommt der entsprechend konditionierte Übergewichtige bei Stress Appetit, isst etwas Wohlschmeckendes, fühlt sich danach besser und ärgert sich kurz darauf, weil er ja abnehmen wollte. Dadurch wird die Speise künstlich emotional verknappt und eingelagert. Man hatte nicht zu viel, sondern zu wenig von dem, *warum* man gegessen hat: Schutz, Sicherheit, Zeit, Ruhe, Liebe – all das, was eine Mutter emotional transportiert, wenn sie ihr Baby füttert.

Wenn Sie abnehmen wollen, gibt es zwei Möglichkeiten:

Sie machen sich den Grund für Ihr emotionales Defizit bewusst und finden mit der Reife eines Erwachsenen eine alternative Bedürfnisantwort. Dann haben Sie weniger Appetit und bauen beim Essen kein Fett auf.

Sie entmachten Ihre Speisen, indem Sie ganz rational verstehen, dass Sie keinen Hunger im Sinne von Nährstoffmangel haben, sondern ein emotionales Problem, im Sinne von Kummer. Nährstoffe lösen keine Probleme, egal, wie viel Leckeres Sie essen, das Problem bleibt. Essen Sie nicht, *damit* es Ihnen gut geht, sondern nur *wenn*.

Gründe, um nicht abzunehmen, sind: Angst vor Misserfolg (Jo-Jo-Effekt), Angst vor Verzicht, Angst vor Erwartungsdruck und Zudringlichkeit, Trotz, Angst vor Neidern. Die Vermutung, durch das Übergewicht nicht wirklich in Gefahr zu sein (Relevanzvorbehalt).

Warum werde ich trotz aller Versuche nicht schwanger?

Die Empfängnis ist eine filigrane Angelegenheit. Von den rund 200 Millionen ausgestoßenen Spermien setzt sich eine Million an das vordere Feld und macht das Rennen. Sie konkurrieren nicht nur um die einzige Eizelle, die wiederum nur ein einziges Spermium zur Befruchtung zulässt, sondern sind auch noch in einem Wettlauf um die Zeit. Denn das Ei ist nur vierundzwanzig Stunden nach dem Sprung aus dem Eierstock befruchtungsfähig. Kommt das Spermium zu spät, ist alles passé. Ist aber die Befruchtung geglückt, geht das Drama weiter: Die Eizelle muss sich einnisten und darf dabei nicht durch mütterliche Stresshormone gestört werden. Doch genau die bestimmen leider das vorherrschende Milieu im Uterus einer Frau, die entweder mit Hochdruck schwanger werden will, also vielleicht Angst hat, dass es wieder einmal nicht klappt mit der Schwangerschaft. Oder sie hat generell insgeheim Angst, ein Kind zu bekommen, weil bestimmte soziale Faktoren unsicher sind: Werde ich eine gute Mutter sein? Wird mein Partner zu mir stehen? Reicht das Geld, um ein Kind durchzubringen? Wird es gesund sein? Werde ich die Geburt schaffen? Wird es das Wunschgeschlecht haben? Wird es intelligent sein? Was ist, wenn das Kind einmal krank wird? Wird sich die Schwiegermutter besserwisserisch einmischen? Werden meine Eltern das Enkelkind mögen? Und, und, und! Intrauteriner Stress durch Angst und Perfektionismus ist das beste Verhütungsmittel. Nimmt man der Frau die Angst, ist sie im Regelfall nach wenigen Wochen erfolgreich schwanger. Nimmt man ihr zudem noch die Angst vor dem Geburtsstress, verläuft die Entbindung meist rasch, reibungslos und schmerzarm und vor allem pünktlich zur Geburtsreife des Kindes.

Die Frage, die einer Frau hilft, schwanger zu werden, wenn sie das möchte und vergeblich versucht, ist also: Aus welchen klugen Gründen willst du keinesfalls schwanger werden?

Für die Antwort braucht man zwar ein bisschen Ehrlichkeit, aber dafür keine Befruchtungsklinik mehr. Ich habe nach über fünfundzwanzig Fällen aufgehört zu zählen, wie viele Frauen mit unerfülltem Kinderwunsch nach einem tiefenpsychologischen Coaching endlich schwanger werden konnten.

Warum verdiene ich so wenig Geld?[12]

Obwohl wir in einer der reichsten Regionen der Erde leben, fühlen sich sehr viele Menschen nicht wohlhabend, ja oft sogar arm. Warum? Auch hier bringt ein Blick darauf, wie unsere Psyche tickt, eine Antwort: Verdienen hat mit einem Dienst zu tun, und genau das wird oft missverstanden. Unsere Dienste werden oft ausgenutzt, Dienen an sich wird zudem abgewertet. Wer dient, ist unfrei. Wer etwas verdienen will, muss seine Freiheit aufgeben. Ein schreckliches Dilemma, aus dem man aber herauskommen kann.

Die Psyche trachtet nach widerstandsfreier Entfaltung ihrer Absicht, doch wann ist die vollständige Entfaltung erreicht? Wahrscheinlich nie, denn es gibt, solange wir existieren, immer etwas, das sich optimieren ließe. Die Supraleitung der Seele, also die energieverlustfreie Verwirklichung, ist möglicherweise der Punkt, an dem der Mensch aufhört, Mensch zu sein, und beginnt, Gott zu werden. Da dieser Gedanke rein philosophisch ist, belassen wir es hier also dabei, dass der Mensch unbefriedigte Bedürfnisse hat, solange er lebt. Nun ist die westliche Leistungsgesellschaft darauf aufgebaut, dass jeder von uns einen nützlichen Beitrag zu leisten hat, für den er dann entlohnt wird. Doch die Anforderungen sind nicht nur hoch, sondern widersprechen oft den Neigungen, den Absichten des Menschen. Viele wären vielleicht gern beruflich etwas ganz anderes, als sie es sind, fühlen sich aber nicht qualifiziert genug. Das Gefühl, nicht zu genügen, ist aber eine klassische Folge liebloser Erziehung. Wer erzogen wird, Bedingungen erfüllen zu müssen, um eine Existenzberechtigung zu haben, und zudem lernt, diesen Anforderungen nicht ausreichend zu entsprechen, der glaubt, er sei es nicht wert, Geld zu verdienen. Hinzu kommt, dass in vielen Familien finanzieller Wohlstand negativ konnotiert ist: Reich wird nur, wer andere ausnutzt. Eine Grundeinstellung, die auf solchen Glaubenssätzen basiert, sorgt dafür, dass man sich entweder ausnutzen lässt, um sich moralisch überlegen zu fühlen, oder seinen Wohlstand allmonatlich erfolgreich vernichtet, um sich nicht verdächtig zu machen. Auch die Angst vor Neidern ist ein effektiver Wohlstandsverhinderer. Doch die mächtigste negative Kraft ist die Angst vor Ablehnung. Um ein »Nein!« zu vermeiden, verzichten Menschen auf ihre Rechte, unterdrücken ihre Bedürfnisse, bleiben in Armut – zwar unglücklich, aber dafür nicht vollends ohnmächtig. Der größte Widerstand wird gemieden und der geringere in Kauf genommen. Emotional ist der größte Widerstand für Menschen nicht Schmerz, Krankheit oder Armut, sondern psychosozialer Stress, also die Ablehnung durch die wichtigsten Bezugspersonen und derer Mustervertreter.

Wenn Sie mehr Geld verdienen möchten, haben Sie zwei Möglichkeiten:

Sie können ursachenanalytisch herausfinden, wer Ihnen das Gefühl gab, keine Rechte zu haben. Damit können Sie Ihren Selbstwert neu definieren und durchsetzen.

Sie können auch einfach freiwillig dienen, also ohne inneren Protest Ihre Dienste anbieten. Dann vernichten Sie nicht allmonatlich Ihr Geld aus Trotz.

Gründe, um weiter unvermögend zu bleiben sind: Angst vor Neidern, Angst vor Inkonsistenz (wie gewonnen, so zerronnen), Angst vor moralischer Schuld (Reiche sind schlechte Menschen), Angst, für Geld arbeiten zu müssen. Der Glaube, durch die Armut nicht wirklich in Gefahr zu sein (Relevanzvorbehalt).

Warum kann ich nachts nicht schlafen?[13]

Es ist erstaunlich, wie viele Menschen sich durch schlaflose Nächte quälen, dann schließlich kurz vor dem Morgengrauen einschlafen, nur um dann vom unbarmherzigen Wecker aufgepeitscht zu werden und sich wie gerädert zu fühlen. Schlafmittel, Alkohol, heißer Kakao oder eine Badewanne sind da selten eine probate Lösung – wohl aber das Ergründen, warum ein Mensch überhaupt Schlafstörungen hat. Dazu muss man wissen, dass der in unserer Gesellschaft übliche Rhythmus vom Wachsein in zwei Dritteln des Tages und Schlaf in einem Drittel völlig unphysiologisch und anerzogen ist. Zwei bis drei Ruhephasen über Tag und Nacht verteilt entsprechen noch am ehesten den natürlichen Bedürfnissen, sind aber meist gesellschaftlich inkompatibel. Außerdem hängt die tägliche Leistungskurve von der Zeit ab, zu der ein Kind natürlicherweise, das heißt relativ rasch und ohne die Einflüsse der Zivilisation, geboren wäre. Das kann bei einigen durchaus gegen Abend sein. Dass solche Menschen nachts schlecht schlafen, wenn doch ihre leistungsstärkste Zeit erst am Abend beginnt, wäre verständlich – wenn sie es denn wüssten. Abgesehen davon, dass es noch viele weitere Faktoren gibt, die den Schlaf-Wach-Rhythmus bedingen, wie etwa die Zyklen von Jahreszeiten, Mondphasen und Hormonen, findet die eigentliche, subjektiv empfundene Erholung nicht in den Tiefschlafphasen, sondern in den Traumphasen, den sogenannten REM-Phasen, statt. Was einen Menschen aber oft wachhält, ist das Gefühl, nicht abschalten zu dürfen. Irgendetwas Bedrohliches beschäftigt den schlafgestörten Menschen so sehr, dass er wachsam bleibt, über Probleme nachdenkt und sich nicht gestattet zu schlafen. Solche Menschen haben einfach auch die Erfahrung gemacht, dass im Dunkeln Gefahr droht, was durch ein Geburtstrauma – nachdem das Licht mit Rettung einherging – verursacht worden sein kann. Was kann man also tun, um wieder besser zu schlafen?

Menschen mit einer »verschobenen Leistungskurve«, die sich selbst eher als nachtaktiv empfinden, aber an ihrer Alltagsgestaltung nichts zu ändern vermögen, können sich bewusst machen, dass bei einem »Mittagsschläfchen« auch nur ein bis zwei Stunden Schlaf mehr als ausreichend sind, um sich wieder erholt zu fühlen. Wenn Sie nachts wach werden, überlegen Sie sich, wie lange Sie bis zum Aufstehen noch gemütlich im Bett liegen können. Damit erholen Sie sich besser, als wenn Sie sich darüber ärgern, wie knapp die Zeit ist.

Morgenmenschen, die von Schlafstörungen geplagt sind, können mit sich selbst verabreden, dass Probleme nicht im Bett, sondern nur am Schreibtisch bearbeitet werden. Wenn also die Grübelei beginnt, Licht an, aufstehen und ab an den Schreibtisch – allein der Gedanke daran ermüdet meist so sehr, dass man einschläft. Es ist meistens Serotoninmangel, weshalb ein Mensch sich müde fühlt. Dieser Botenstoff wird verbraucht, um Stress loszuwerden und sich auf das einzustellen, was einem widerstrebt. Am besten ist natürlich, man löst seine Probleme und genießt die Nachtruhe.

Gründe dafür, weiter schlaflos zu bleiben, sind: Angst vor Kontrollverlust, Angst vor Müdigkeit, Angst vor Fremdbestimmtheit.

Warum komme ich nicht vom Alkohol los?[14]

Alkoholiker macht man glauben, sie seien für immer süchtig und dürften nie wieder auch nur einen Tropfen anrühren, wenn sie nicht rückfällig werden wollen. Das ist zum einen biologisch völliger Humbug und zum anderen nicht sehr hilfreich, wenn man sich die unbefriedigend hohe Rückfallquote der abstinenten Alkoholiker von siebzig bis neunzig Prozent anschaut.[15] Der Grund, um zu trinken, ist entscheidender als die Häufigkeit oder die Menge. Menschen, die Angst vor Alkohol haben, wenn sie ihn trinken, sind eher gefährdet, als diejenigen, die ihn mit Überzeugung genießen, denn Letztere haben sowohl die Kontrolle über das Trinken als auch eine günstigere Stoffwechseldisposition – der Körper kann den Alkohol besser verkraften und abbauen. Ohne Angst kein Stress, und ohne Stress funktionieren alle Systeme im Körper reibungsloser.

Der Hauptgrund für die »Kummertrinker« ist Erwartungsdruck, also das Gefühl, nicht zu genügen, von einer Autorität bedroht zu sein. Alkohol sorgt in seiner psychotropen Wirkung dafür, dass man nach einer bestimmten Dosis den psychosozialen Stress nicht mehr so stark wahrnimmt – der größte Widerstand wird vermieden und der geringere in Kauf genommen. Doch in einem einzigen Moment kann das schlechte Gewissen in Form von Schuld- und Schamgefühlen wieder durchschlagen, und der nächste Schluck ist fällig. Der vermeintliche Feind sitzt im eigenen Kopf und verstummt erst im Delirium.

Das kann sich derart aufschaukeln, dass Menschen glauben, sie könnten das Trinken nicht so ohne Weiteres sein lassen.

Gründe, um weiterzutrinken, sind: Angst vor Entzugserscheinungen, Angst vor Abstinenz, Angst vor Rückfall, Angst, »klein beigeben« zu müssen, Angst, für schwach oder nicht dazugehörig gehalten zu werden, Trotz sowie die Selbstsicherheit, durch das Trinken nicht wirklich in Gefahr zu sein (Relevanzvorbehalt).

Es gibt allerdings dennoch eine Möglichkeit, falls Sie als »echter«, medizinisch diagnostizierter Alkoholiker gelten – also morgens ohne Schnaps das Zittern bekommen –, sich davon relativ einfach zu befreien. Allerdings empfehle ich, dass Sie erst die Hintergründe des Alkoholmissbrauchs mit den obigen vier Fragen (oder einem ausgebildeten und erfahrenen tiefenpsychologischen Coach) aufdecken. Damit können Sie Ihr Verhalten verändern und dann den Alkohol ausschleichend absetzen. *Ausschleichend* bedeutet, dass Sie über den Zeitraum von ein bis maximal zwei Wochen täglich die getrunkene Alkoholmenge um einen geringen

Teil, etwa ein Zehntel, reduzieren. Parallel dazu sollten Sie sehr viel Flüssigkeit trinken, weil Ihre Nieren das gewohnte Blutvolumen brauchen. Zudem sollten Sie mehrmals am Tag hochdosiert Traubenzucker essen, um Unterzuckerung zu vermeiden, denn ein Alkoholiker-Körper ist ein Kohlenhydrate-Verwertungsweltmeister. Und abschließend können Sie sich mit anfangs täglich 4-mal 400 mg Baldrian einen beruhigenden und nebenwirkungsfreien Spiegel aufbauen (stimmen Sie das gegebenenfalls mit einem aufgeschlossenen Arzt oder Heilpraktiker ab). Falls Sie das zu müde macht, reduzieren Sie die Menge an Baldrian.

Warum trenne ich mich nicht von meinem Partner?[16]

Wenn Sie in einer »toxischen Beziehung« leben und wissen, dass Sie sich besser trennen sollten, es aber einfach nicht fertigbringen oder jedes Mal wieder einen Rückzieher machen, dann hilft Ihnen das hier: Machen Sie sich ganz bewusst, aus welchem klugen und logischen Grund Sie sich nicht trennen, obwohl Sie sehr viel für die Beziehung in Kauf nehmen. Vielleicht haben Sie ein Trennungstrauma während der Embryonalentwicklung erlitten. Das können Trennungsängste der Mutter oder ein unentdeckt abgegangener Zwilling sein. Auf jeden Fall scheint Einsamkeit für Sie schlimmer zu sein als »unglücklich«, »würdelos«, »verletzt« – oder was auch immer Sie in Kauf nehmen. Es kann auch sein, dass Sie Trennung für Verrat, Loyalitätsbruch oder Unzuverlässigkeit halten. Dann wären es eher moralische Gründe, weswegen Sie Ihre Lebensqualität an der Garderobe abgeben. Viele Menschen denken: Man kann ja nicht die Familie auseinanderreißen, wenn noch Kinder da sind. Doch da kann ich Sie beruhigen: Zum einen haben Sie keine Familie, wenn Sie in einer toxischen Partnerschaft leben, sondern eine pathologische Beziehung, und zum anderen sind Kinder immer erleichtert, wenn es zu Hause keine »dicke Luft mehr gibt«. Alle Kinder spüren, ob es Spannungen gibt oder ob es harmonisch zugeht. Kindern tun Sie keinen Gefallen, wenn Sie dauerhaft unglücklich zusammenbleiben, denn damit vermitteln Sie ein Bild von Partnerschaft, das weit von dem entfernt ist, was Partnerschaft sein sollte: ein sich von innen heraus stärkender Zusammenhalt.

Oft höre ich auch: Ich kann mich nicht trennen, denn eigentlich ist mein Partner im Herzen gut. Meine Antwort ist dann immer: Wahrscheinlich ist jedes Lebewesen im Herzen gut, sogar ein Hai und ein Alligator, doch was nützt das, wenn dieser partnerschaftsuntauglich ist? Außerdem muss man ja zur Trennung keinen Krieg führen – im Gegenteil. Wenn man im Streit auseinandergeht, so wird das keine Trennung, sondern eine Hassbeziehung. Noch jahrelang danach kann der Gedanke an den anderen zu einer krank machenden Belastung werden! Man sollte sich erst dann trennen, wenn man sich der Liebe zum anderen bewusst ist und erkennt, dass man als Paar aber keine Chance hat, weil man offenbar einfach keine Partnerschaft zustande bringt, sondern nur eine Erwartungsbeziehung.

Falls Sie Angst vor dem Jähzorn oder der Rache des Ex-Partners haben, dokumentieren Sie alle Vorkommnisse, und überlegen Sie vor allem, was er Ihnen genau vorwirft. Solche Menschen wissen meist nicht, wofür sie der Liebe wert sein sollten, und wenn Sie sich dann trennen wollen, triggert das den gesamten Frust aus der Kindheit an. Sie wären damit dann Opfer einer Projektion auf die verletzende Bezugsperson, meist Vater oder Mutter. Da hilft nur noch, sich darüber im Klaren zu werden, was für Sie schlimmer ist: eine temporäre Bedrohung durch Gewalt oder ein andauerndes würdeloses Leben. Danach können Sie sich für eines von beiden entscheiden und sind wieder zufrieden (zumindest sollten Sie das sein, denn beschweren können Sie sich über Ihre Entscheidung bei niemandem).

Gründe, um weiter in einer stressigen Beziehung zu bleiben, sind: Angst vor Rache und Repressalien, Angst vor Einsamkeit, Angst, für schwach oder für egoistisch gehalten zu werden, Angst, sich moralisch schuldig zu machen, sowie die Erfahrung, durch die Beziehung nicht wirklich in Gefahr zu sein (Relevanzvorbehalt).

Auch, wenn der Gedanke daran wehtut: Sie selbst sind es, der sich nicht trennt. Falls Sie nach einer Trennung merken sollten, dass Sie doch füreinander bestimmt waren, werden Sie auch wieder zusammenkommen.

Warum werde ich ständig gemobbt?[17]

Zum Mobbing gehören immer zwei – derjenige, der mobbt, und derjenige, der sich mobben lässt. Aber es braucht nur einen, um es zu beenden. Sprechen wir einmal von einer »Mobbing-Beziehung«, wird dies deutlich. In jeder Beziehung gibt es Erwartungen und Projektionen. Wenn man Mobbing-Opfer ist, sollte man zunächst wissen, dass ein Täter nur zum Täter wird, wenn das Opfer sich als Opfer anbietet. Wer sich entwürdigen lässt, wird würdelos behandelt. Das war auch schon das Wichtigste, was man wissen muss, um sich nicht länger mobben zu lassen.

Analysieren Sie also zunächst die Motivation des Täters. Warum wohl sollte er Sie mobben? Was genau hat er davon? Machtgewinn vielleicht. Einverstanden. Warum wurde dieser Machtgewinn so notwendig? Wodurch fühlte er sich entmachtet? Was hat dieser Mensch wohl erlebt, um so ein machtbesessener Egoist zu werden? Der Täter projiziert sich auf Sie, denn das, was Sie für ihn ausstrahlen – hilflos, friedlich, unvollkommen, gutherzig –, das war er einst auch. Und dann kam die Wertekollision mit seinem Täter.

Nun analysieren Sie sich selbst: Warum sind wohl ausgerechnet Sie zum Opfer erwählt worden? Wie haben Sie es geschafft, dass der Täter Sie nicht respektiert, sondern erniedrigen will? Seit wann lassen Sie es sich gefallen, dass man Sie erniedrigt? Wer hat Sie zum ersten Mal im Leben erniedrigt (Waren Sie da noch sehr klein?)? Welche Gemeinsamkeit haben Ihr Mobbing-Täter und Ihr Kindheits-Täter?

Voilà! Da haben Sie es: Sie haben sich den Täter ausgesucht, um eine alte Rechnung mit Vater, Mutter oder sonst wem zu begleichen. Sie glauben noch immer, ein anderer hätte Macht über Sie, und versuchen, mit Ihrem Sich-mobben-Lassen zu zeigen, wie verletzt und angreifbar Sie sind, obwohl Sie doch grundanständig sind. Hören Sie auf, irgendjemandem etwas zu zeigen, kommunizieren Sie lieber! Sorgen Sie dafür, dass der Mobber Sie nicht mehr erniedrigen kann, indem Sie verstehen: Der mobbende Pöbel hat einfach nur Angst – Angst vor Verurteilungen, vor Ablehnung und Bestrafung. Das zu verstehen gelingt nur, wenn man das Phänomen der Projektion kennt. Der Mobber projiziert sich auf sein Op-

fer und macht mit diesem genau das, was seine eigenen Peiniger einst mit ihm gemacht haben. Durch dieses Verhalten fühlt sich der Mobber für einen Moment lang wie ein Täter und nicht wie das gedemütigte Opfer. Der Täter will mit seiner Tat eigentlich hinweisen auf das, was einst mit ihm selbst geschah – in der Hoffnung, Hilfe zu erhalten.
Wie Sie das Mobbing ganz einfach durchbrechen:

Bieten Sie sich nicht länger als Opfer an. Einfach nicht reagieren, oder, wenn die Attacken zu heftig werden, verständnisvoll gucken. Auf keinen Fall weinen oder sich halbherzig wehren. Behalten Sie Ihre Würde, niemand kann Sie verletzen, wenn Sie das nicht zulassen.

Falls man Sie erpresst oder Ihnen Gewalt antut, lassen Sie sich nicht darauf ein. Man kann sich auch auf die Schmerzen beim Tätowierer, Piercer oder Zahnarzt einlassen. Ja, Schläge tun weh, aber Schmerzen sind für die Psyche nicht das Schlimmste, sondern Kontrollverlust. Wenn Sie sich nicht entwürdigen und zu einer Reaktion verleiten lassen, behalten Sie die Kontrolle und damit Ihre Würde. Jede Form von Einlassung darauf bestärkt den Täter zum Weitermachen. Das Mobbing-Opfer taugt nur als Projektionsfläche, wenn es sich genauso einschüchtern lässt, wie es einst der Täter selbst erlitten hat.

Zeigen Sie dem Mobber Ihre Grenzen, und halten Sie diese aufrecht. Wenn Sie glauben, sich tatsächlich unbedingt einmal wehren zu müssen, sollten Sie sich absolut sicher sein, dass Sie das mit der Ausstrahlung der Überzeugung und Selbstsicherheit tun und nicht, weil Sie zufällig mal einen mutigen Moment hatten, denn sonst droht Ihnen Vergeltung.

Jeder Mensch sehnt sich nach Frieden. Auch der Täter. Man muss ihm den nur ernsthaft anbieten.

Gründe, um sich weiter mobben zu lassen, sind: Angst vor Rache und Repressalien, Angst vor Einsamkeit, Angst, für schwach oder für egoistisch gehalten zu werden, Angst, sich moralisch schuldig zu machen, Verlangen nach Rache oder Gerechtigkeit sowie der Glaube, nur Gegengewalt wäre die Lösung, oder die Hoffnung darauf, ein Retter würde kommen.

Warum habe ich Angst?[18]

Angst ist keine Dummheit, sondern ein intelligenter, aber unreifer Versuch, sich vor der Wiederholung eines extremen Kontrollverlustes zu schützen. Doch Angst entsteht nur in den ersten Lebensmonaten, denn sie soll ein Kind vor Entmachtung, Zurückweisung, Überforderung und Kontrollverlust bewahren. Das bedeutet: All unsere Ängste kommen aus der Kindheit – sie werden lediglich im erwachsenen Alltag angetriggert. Wenn Sie Ihre Angst loswerden wollen, machen Sie sich die Möglichkeiten bewusst, die Sie heute als Erwachsener zur Bewältigung der damaligen Situation in Ihrer Kindheit gehabt hätten. Sie könnten sich bei Gefahr Hilfe holen, weglaufen, verhandeln, um Verzeihung bitten, sich wehren oder die Gefahr vielleicht sogar aushalten – als Kind konnten Sie jedoch nur leiden.

Als erwachsener Mensch können Sie einfach Dinge in Kauf nehmen, die Sie befürchten. Dafür bekommen oder erreichen Sie etwas, das Ihnen wichtig ist. Wenn Sie sich dieser Wichtigkeit ganz bewusst sind, verschwindet die Fokussierung auf die Gefahren.

Ob es nun eine kalte Dusche ist, oder ob Sie einen Menschen in einer Bar ansprechen; ob Sie den Chef um eine Gehaltserhöhung bitten oder die Bäckerin um eine gratis Kuchen-Kostprobe, ob Sie Schmerzen beim Zahnarzt oder Ablehnung von einem Prüfer befürchten – nehmen Sie einfach die Folgen, die Sie befürchten, in Kauf, und Sie erreichen, was Sie wollen. Die Wahrscheinlichkeit, dass Ihre Befürchtung eintritt, ist meist so gering, dass sie gar nicht befürchtet werden muss. Das Zweitschlimmste überleben Sie nicht nur, Sie können es zeitlich sogar aushalten. Irgendwann ist es vorbei. Das wussten Sie allerdings in den ersten drei Jahren Ihres Lebens noch nicht, da Sie noch kein Zeitempfinden hatten. Doch in dieser Zeit wurden die Angstmuster geschrieben. Nun sind Sie älter als drei, und damit haben Sie es selbst in der Hand, angstfrei zu leben!

Es sind drei Fragen, mit denen Sie jede Angst überwinden können:

Warum genau haben Sie Angst? Mit der Frage kommen Sie zum Ursprungstrauma.

Was ist das Schlimmste, was Ihnen in der einer bestimmten Situation passieren könnte? Damit begrenzen Sie realistisch die tatsächliche Gefahr.

Wofür lohnt es sich, das Schlimmste in Kauf zu nehmen? Damit erhöhen Sie die emotionale Priorität und fokussieren sich auf das Ziel.

So einfach es erscheint, die Antworten auf diese Fragen reichen aus, um das Bewusstsein zu erlangen, mit dem Sie jede Angst loswerden können.

Gründe, um weiter an der Angst festzuhalten, sind: Relevanzvorbehalt, Symptomgewinn, Verlangen nach Rache- oder Gerechtigkeit. Angst vor sozialer Isolation.

Warum werde ich meine Allergien nicht los?[19]

Der Ärzteverband Deutscher Allergologen e.V. betont immer wieder, es gebe keine brauchbaren alternativen Therapien gegen Allergien. Man könne sie nur durch lebenslange Medikation oder Vermeidung der Allergene symptomlos bekommen. Geisteswissenschaftler, die sich mit Konditionierungen beschäftigt haben, sehen das etwas anders: Eine Allergie steht nie allein da, sie besteht immer aus zwei Komponenten – dem Allergen und dessen Bedeutung. Es ist nicht der Stoff, der die Reaktion erzeugt. Daher entsteht dann in der Medizin der Eindruck, Allergien wären unheilbar und machten eine dauerhafte Medikation erforderlich. Das ist einfach der falsche Ansatz. Man braucht auch nicht an einem Motor herumzuschrauben, wenn der Tank leer ist. Es geht bei dieser Konditionierung wirklich einfach nur darum, dass vom Allergiker das Allergen wie der Bote einer schlechten Nachricht behandelt wird. Kein allergischer Schub kommt, ohne dass zuvor eine emotionale Anspannung vorlag. Diese kann sich innerhalb von Sekunden aufbauen und ist dadurch manchmal schwer zu entdecken, aber sie hat immer mit Bevormundungsstress, Unfreiheit oder unterdrückter Wut zu tun.

Wenn Sie Ihre Allergie entkoppeln möchten, überlegen Sie bitte ganz genau, in welcher Stresssituation Sie zum ersten Mal mit dem Allergen konfrontiert waren. Da diese in der frühesten Kindheit war, brauchen

Sie etwas Selbstvertrauen, um die Erinnerungen hochkommen zu lassen und nicht zu schnell wieder beiseitezuschieben. Nachdem Sie eine Ahnung davon bekommen haben, welche Wut oder Aggression Sie in der Situation unterdrückt haben, können Sie nun überlegen, wie Sie in einer ähnlichen Situation handeln könnten, ohne eine allergische Reaktion zu erzeugen.

Gründe, um Allergien zu behalten, sind: Relevanzvorbehalt, Symptomgewinn, Angst, sich moralisch schuldig zu machen, Angst vor Ablehnung, Verlangen nach Rache- oder Gerechtigkeit.

Warum gibt es Serien- und Wiederholungstäter?

Intensivtäter, wie diese auch genannt werden, machen circa zehn Prozent der Täter zwischen vierzehn und fünfundzwanzig Jahren aus, begehen aber rund fünfzig Prozent aller Straftaten dieser Altersgruppe. Trotz Verurteilungen und Strafvollzug ändert sich das Verhalten der Täter nur selten. Für die rund 52.000 Strafgefangenen in Deutschland zahlt der Steuerzahler rund vier Milliarden Euro jährlich und erreicht damit eine Erfolgsquote von dreißig Prozent und die zumeist nur bei den sogenannten Gelegenheits- und Einmaltätern.

Warum fallen diese Menschen also immer wieder ins gleiche Muster? Der wirtschaftliche Faktor mit Privatgefängnissen, die natürlich kaum ein Interesse an dauerhaften Freilassungen haben können, kann in Deutschland noch vernachlässigt werden. Der Grund ist wohl eher, dass die Hoffnung, nicht erwischt zu werden, beziehungsweise die Erfahrung, dass eine Strafe als verkraftbar empfunden wird, den Widerstand minimiert. In Gesprächen mit Vollzugsbeamten, Polizisten, Richtern, Anwälten, Gefängnisärzten und Insassen bin ich zu dem Schluss gekommen, dass der tatsächliche Grund für die Straftaten in unserer Gesellschaft, wenn er denn überhaupt zur Sprache kommt, nie aufgelöst wird. Wut, Hass, Enttäuschung, das Gefühl, übervorteilt, ignoriert oder gedemütigt zu werden, ist meist so tief verankert, dass man es anstelle von Strafvollzug eher hypnosetherapeutisch auflösen könnte. Dies geschieht aber in

Deutschland meines Wissens nach nicht. Damit werden Opfer einfach zu Tätern erklärt. Da unsere Gesellschaft Täter im Grunde verachtet, werden diese letztlich damit allein gelassen.

In dem autobiografischen Buch »Leben Reloaded«[20] beschreibt der zu 25 Jahren verurteilte Mörder Dieter Gurkasch, aus welchem Grunde er einen Mord beging: Unterm Strich hat er diesen Mord bei einem Raubüberfall nur in Kauf genommen, weil er die Liebe seiner damaligen Freundin nicht verlieren wollte. Den Verlust von Liebe hat Gurkasch in seiner Kindheit schon oft genug erlitten und wollte sich einfach nur vor der Wiederholung dieses Schmerzes bewahren.

Wenn wir mit Delinquenten ursachenanalytisch, staatlich gefördert arbeiten könnten, wären die wahrscheinlich schon nach drei Monaten nicht mehr wiederzuerkennen und nicht erst nach fünfundzwanzig Jahren. Dieter Gurkasch hat es nämlich tatsächlich geschafft, mithilfe von Yoga letztlich vorzeitig wegen guter Führung entlassen zu werden. Er unterrichtet nun Yoga für Gefängnisinsassen – mit großem Erfolg!

Warum bin ich immer so unpünktlich?

Es gibt verschiedene Gründe, warum sich jemand mit seinem Timing schwertut, doch letztlich nur eine Ursache. Diese kann sich verschiedenartig auswirken. Ob jemand ein notorischer Verspäter ist oder permanent viel zu früh dran ist – beides zeigt, dass das Zeitmanagement durch irgendetwas stark beeinflusst wurde. Allerdings muss man hierbei genau auf die soziokulturellen Hintergründe achten. Nicht nur in Afrika oder Indien erleben wir es, dass Pünktlichkeit nicht gleichzusetzen ist mit Minutengenauigkeit. Ob ein Bus in die nächste Stadt nun um halb zwölf oder halb eins kommt – Mittag ist Mittag und wer diesen Bus nehmen möchte, sollte ab Mittag einfach parat sein.

In Universitäten gilt die »akademische Viertelstunde«, abgekürzt c.t., was auf Latein »cum tempore«, also »mit Zeit« heißt. Eingeführt wurde die Pufferzeit angeblich, um den Studenten und Dozenten den Wechsel zwischen zwei voneinander entfernt liegenden Hörsälen zeitlich zu entzerren. Eine andere Erklärung, die ich persönlich viel einleuchtender finde, ist, dass Professoren nicht selten derart in Fachgespräche vertieft sein können, dass sie schlicht und einfach dabei die Zeit vergessen. Um ihnen die Schmach der Unpünktlichkeit zu ersparen, sollen Studenten von vornherein davon ausgehen, dass ein Vorlesungsbeginn auch fünfzehn Minuten nach offizieller Lehrplanzeit noch im ordentlichen Rahmen ist. Eine Verschiebung der emotionalen Prioritäten wäre also hier der Grund für die Verspätung – anderes ist offenbar interessanter und fesselnder als wartende Studenten. Fehlende Relevanz, also das Gefühl von »das passt schon«, ist ein weiterer Grund fürs Zuspätkommen. Solche Menschen können, wenn es wirklich darauf ankommt – wie etwa, einen Flieger zu bekommen oder an einer Prüfung teilzunehmen –, durchaus sehr pünktlich sein.

Doch was ist mit denen, denen noch nicht einmal dies gelingt? In der Praxis zeigt sich, dass diese Menschen tatsächlich oft das Gefühl haben, man hätte ihnen »Zeit gestohlen«, etwa durch Wehen auslösende Mittel oder einen geplanten Kaiserschnitt. »Hetz mich nicht«, »lass mir Zeit«, »nur keine Eile« – das sind die Credos derjenigen, die subjektiv das Gefühl haben, sie sollen einen Zeitplan einhalten, der ihnen einfach nur Komfortverlust beschert und sonst nichts. Befragt man diese Menschen, wie sie ihre Unpünktlichkeit empfinden, so stellt man fest, dass ein Schamgefühl oft nur vordergründig auftaucht und meist einfach in Kauf genommen wird. Hintergründig glauben sie eher, dass Pünktlichkeit eine unsinnige Bevormundung darstellt, die eher als Entwürdigung empfunden wird. Zurechtweisungen und Beschwerden von anderen sind dabei offenbar verkraftbarer als das Gefühl, man würde seine Lebenszeit opfern, ohne etwas davon zu haben.

In allen Fällen, die ich in meiner Praxis erlebt habe, gelang es uns, das Muster des notorischen Verspätens dadurch aufzulösen, dass der Betroffene ein paar Minuten seiner Lebenszeit den Wartenden einfach »geschenkt« hat.

Auch die sogenannten »Überpünktlichen«, also die, die nicht zehn, sondern mehr als dreißig Minuten vor einem Termin erscheinen, haben einen guten Grund hierfür. Sie sind meiner Erfahrung nach nämlich »aufgehalten worden«. Das Gefühl, trotz Sauerstoffnot nicht aus dem

Geburtskanal hinauszukommen, ist für das Gehirn derart unerträglich, dass daraus nicht selten ein missionarischer Eifer zur Pünktlichkeitserziehung der Mitmenschen resultiert. Im Klartext: Solche Menschen drücken mit Vehemenz ihren Unmut über Unpünktlichkeit aus und weisen darauf hin, dass sie es als besonders unhöflich erachten, wenn »jemand warten gelassen« wird. Dabei zeigen diese Menschen einfach, dass sie nicht aufgehalten werden wollen – und dieses Übel somit auch keinem anderen antun wollen. Die harmloseste Folge einer solchen Geburtsverzögerungs-Traumatisierung ist Ungeduld. Wesentlich ernster wird es, wenn sich daraus ein Burn-out-Syndrom, Alkoholismus oder ein Stresssyndrom entwickeln.

Die Lösung ist auch in diesem Fall eine genaue Analyse der Symptomentsprechung, also der Frage: »Worauf antwortet das Symptom?« Was wird damit kompensiert? Welche schlechte Erfahrung soll künftig vermieden werden? Dieses Trauma musste einen derart starken Eindruck hinterlassen haben, dass daraus ein Verhaltensmuster entstehen konnte.

Übrigens: Selbst wenn es keine offensichtlichen oder medizinischen Verzögerungen bei der Geburt gab, so kann ein von der Mutter empfundener Zeitdruck ihrem Baby das Gefühl vermitteln: »Los jetzt, wo bleibst du?« Etwa wenn das Kind durch falsche Berechnung des Geburtstermins längst erwartet wird oder der »Kindes-Geburtstag« gesellschaftlichen Ereignissen untergeordnet wird: nicht zu Weihnachten, nicht, bevor der Arzt oder die Hebamme anwesend sind usw. Das Kind selbst kann hierdurch das Gefühl entwickeln: »Lasst mich raus, ich bin in Lebensgefahr!« Die Geburtswehen sind schließlich kein netter Hinweis, sondern ein Paniksignal vom Baby.

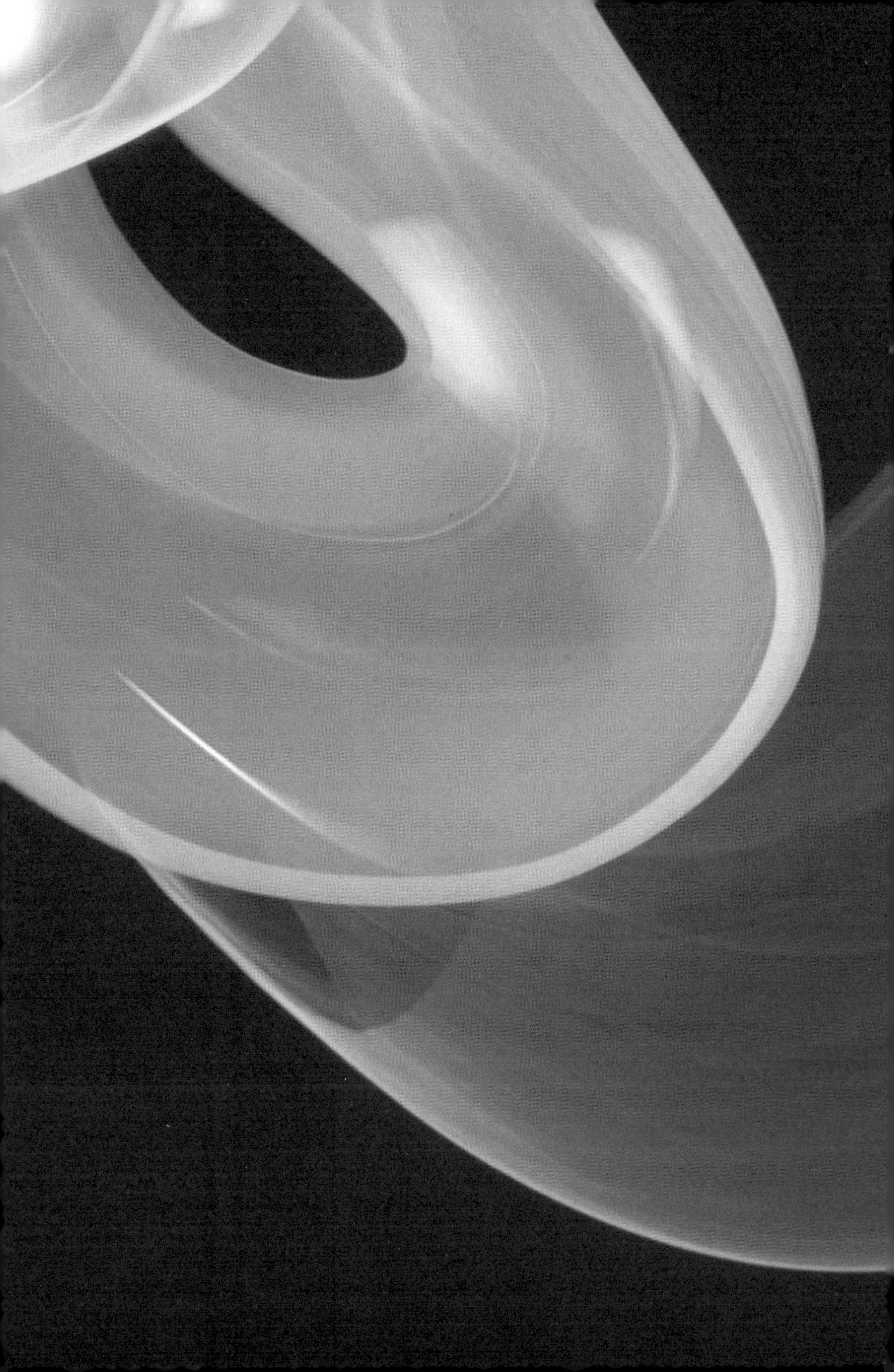

Die Auflösung von Urtraumen

Stress, lass nach!

Jetzt wird es spannend. Bestimmt fragen Sie sich schon ein paar Buchseiten lang, wie man denn nun ein solches Urtrauma auflöst, nachdem man es entdeckt hat. Haben wir nicht alle gelernt, dass Verhaltensänderungen schwierig bis fast unmöglich sind? Gehen wir nicht eigentlich davon aus, dass bei einer Krankheit ohne medizinische Behandlung keine Heilung erfolgen kann? Ärzte implizieren mit ihren Aussagen über »zufällige Spontanheilungen«, dass sie es eigentlich für völlig unmöglich halten, dass ein Körper ohne ärztliches Eingreifen wieder gesund wird. Da stellt sich doch die etwas freche Frage, wie die Menschheit die letzten Millionen Jahre überleben konnte (und nicht nur die Menschheit)?

Ich möchte Ihnen daher eine weitere Grundannahme nahelegen: Der Körper ist so »programmiert«, dass er von ganz allein heilt, wenn er nicht daran gehindert wird.

Es heißt bei den Alternativtherapeuten zwar oft, dass sie versuchen, die Selbstheilung zu aktivieren, aber jedes Kind kann beweisen, dass eine Schürfwunde, ja sogar ein Knochenbruch von allein perfekt heilt, wenn man den Körper nicht daran hindert.

»Nicht daran hindern« bedeutet, keine Einmischung im Sinne von stresserzeugenden Maßnahmen.

Da wir ja die ganze Zeit schon von Stress sprechen, wird es Zeit, sich damit zu beschäftigen.

Stressbewältigung II

Egal was Sie erleben, zu sich nehmen, einatmen, sehen, schmecken, hören, riechen und fühlen können: Treffen Stresshormone mit weiteren Botenstoffen zusammen, verändert sich die gesamte körperliche Reaktion. Ob Blütenpollen, Katzen-, Hunde- oder Pferdehaare, Hausstaubmilben, Sex, Schokolade oder, wie bei der verstorbenen Altkanzlergattin Hannelore Kohl, sogar Licht – alles noch so Harmlose kann Sie krank machen, wenn Stresshormone und ein unverhältnismäßig hoher Anteil an Histaminen (sie werden durch Säurebildner begünstigt) im Spiel sind. Dabei sind es letzten Endes Sie selbst, der sich immer wieder krank macht! Stresshormone sind wie ein negatives Vorzeichen in einer mathematischen Gleichung. Alles unter diesem Vorzeichen wird ins Negative verkehrt.

Die Bedeutung und Behandlung von Stress ist nicht einmal neu! Bereits 1936 verwendete der österreichisch-kanadische Mediziner Hans Selye (1907–1982) den Begriff Stress, um die verschiedenen Reaktionen des Körpers zur Bewältigung von Anforderungen und Belastungen zu klassifizieren. Und seit dem Jahr 1952 erforschte der amerikanische Psychologe Richard Lazarus (1922–2002) Bedingungen und die Beschaffenheit von Stressreaktionen. Ursprünglich wurde die Stressforschung zu militärischen Zwecken begründet. Man wollte wissen: Was stresst die Soldaten, und wie kann man sie dagegen resistent machen? Doch in den folgenden Jahrzehnten wurde die Forschung auf Fragestellungen des zivilen Lebens ausgeweitet. Bereits Anfang der Siebzigerjahre war dann eigentlich mit dem sogenannten transaktionalen Stressmodell nach Lazarus schon alles zu diesem Thema gesagt: Stress ist nicht objektivierbar, sondern abhängig von psychischen Voraussetzungen des Individuums. Alle Erfahrungen, die ein Mensch macht, verändern die Bedingungen für seine Stressempfindlichkeit. Es gibt keinen absoluten Stressauslöser, so Lazarus' Forschungsergebnis! Was den einen stresst, ist dem anderen gleichgültig oder bereitet ihm sogar Vergnügen. Denken Sie an Tätowierungen, Boxkämpfe oder Heavy-Metal-Musik. Oder denken Sie ans Taubenzüchten, an Heimatmusik und Liebesromane – des einen Freud ist des anderen Leid.

Bedeutsam für den Stressgehalt einer Situation sind also nicht deren objektive Merkmale, sondern die Gedanken, Empfindungen und Überlegungen der davon betroffenen Person. Ein Reiz ist nicht deshalb Stress auslösend, weil er eine bestimmte Intensität übersteigt, sondern er wird erst durch die unterbewussten subjektiven Wahrnehmungen und Bewertungen dessen, der ihn erlebt, zu einem Stressreiz.

Ein Mensch checkt auf ihn einwirkende Reize in Bruchteilen von Sekunden ab und sortiert diese in die Schubladen positiv, negativ und unbedeutend ein. Alles, was nützlich, angenehm, befriedigend ist, wird als positiv gewertet, alles, was unangenehm, bedrohlich oder überfordernd ist, wird als negativ empfunden. Nach dieser ersten Sortierung erfolgt eine zweite Bewertung: Die Situation wird entweder als Herausforderung (»Schaffe ich es, wenn ich mich dem stelle?«) oder als Bedrohung (»Sollte ich lieber aufgeben und flüchten?«) gewertet.

Ob wir die Herausforderung annehmen und die Stresssituation zu einem positiven Ende bringen, ist von unseren individuellen Lernerfahrungen abhängig. Je reifer wir uns fühlen, je eher wir eine Situation als ungefährlich einstufen, desto geringer ist der Einfluss auf unseren Stoffwechsel.

Und damit haben wir den ersten Schlüssel zur Lösung stressbedingter Symptome: Kinder haben meist keine Möglichkeit, Stresssituationen zu meistern – Aufgabe und Flucht sind für sie daher oftmals das beste Mittel zur Stressvermeidung. Daher weinen Kinder auch vergleichsweise häufig: Sie fühlen sich in Bezug auf die Bewältigung von Problemen machtlos und überfordert (und sind zudem nicht in der Lage, ein Problem einfach hinzunehmen). Doch ausgerechnet in der Zeit der frühen Kindheit entstehen alle Grundmuster der Stressbewältigung, aus denen sich später dann unsere Symptome entwickeln (können)!

Mit anderen Worten: Mit der Reife eines Kleinkindes versuchen wir, im Leben unsere Probleme zu lösen, aber nur, wenn und weil die Stressursachen im Unterbewusstsein verborgen sind. Genau diese Unreife liefert den Grundstoff für Symptome! Sind Stressursachen nämlich ganz offen und bewusst, wenden wir reife, erwachsene Verhaltensweisen an, wie etwa Klären, Entschuldigen, Aushalten, Polizei oder Versicherung anrufen etc. Mit dem rationalen Horizont und der emotionalen Reife eines Erwachsenen können Stress auslösende Situationen emotional neu bewertet und somit in ihrer Bedrohlichkeit neu interpretiert werden! Sich erwachsen fühlen heilt – und das im wörtlichen Sinn, denn positive Gefühle werden durch Neurotransmitter ausgelöst, die als Gegenspieler zu den Stresshormonen arbeiten!

Der Münchner Facharzt für psychosomatische Medizin und Psychotherapie Dr. med. Josef Zehentbauer schreibt in seinem viel beachteten

Buch »Körpereigene Drogen« im Kapitel »Ruhig und angstfrei – das körpereigene Valium«: »Die milliardenschweren Gewinne der Pharmaindustrie würden auf ein klägliches Maß schrumpfen, wenn jeder Mensch sich bewusst wäre, dass er selbst – gewissermaßen kostenlos – in seinem Körper valiumähnliche körpereigene Drogen mobilisieren kann.« Denn diese Stressgegenspieler sind das einzige Mittel, das wir eigentlich brauchen, damit unser Körper wieder normal funktioniert. Doch es gibt selbstverständlich auch noch andere Möglichkeiten als Beruhigungsmittel, um Stresshormone wieder abzubauen.

Wenn ein Körper voller Stresshormone ist, gibt es mehrere Möglichkeiten, sie bei anhaltender Gefahr wieder loszuwerden:

→ Ausscheiden
→ Bewegen
→ Die Stressquelle »x-en«

Zum Ausscheiden gehören nicht nur Urogenital- und Darmausscheidungen, sondern auch Angstschweiß und Tränen. Ein Hund macht vor Angst auf den Teppich, ein Kind nachts ins Bett. Bei einer Achterbahnfahrt oder einer Schlägerei können Menschen Blasen- oder Darmdruck bekommen. Problematisch ist dabei, dass Ausscheidungen entweder je nach Situation unterdrückt werden müssen oder zu lange dauern, um akuten Stress rasch zu beseitigen.

Zum Bewegen gehört Lachen, Zittern, Joggen etc. Wenn man Sie provoziert und bis aufs Blut reizt, dann toben Sie sich vielleicht an einem Punchingball aus. Im Kino beben Sie bei einem spannenden Film, oder Sie machen nach einem harten Arbeitstag einen Waldlauf. Auch Lachen kann von Stress befreien, allerdings lenkt Lachen oft emotional von der Gefahr ab, ohne sie wahrzunehmen. Ja, Lachen ist gesund. Jetzt wissen Sie, wie das Lachyoga funktioniert. Nur eine Dauerlösung ist das meist nicht, es sei denn, man lacht über die Ursache seiner Probleme.

Verlässt Sie Ihr Partner, demütigt Sie Ihr Chef oder kündigt Ihr Vermieter Ihnen wegen fingiertem Eigenbedarf, dann ist Ihnen vielleicht zum Weinen zumute. Doch wenn das nicht infrage kommt, weil Sie vielleicht gerade einen Vortrag halten und Ihre Emotionen unterdrücken müssen, dann haben Sie nur noch Zittern und Schwitzen als Möglichkeit. Oder eben, die Stressquelle zu x-en.

Dazu gibt es zwei Möglichkeiten:

1. Die Defokussierung von der Stressquelle, sie also nicht länger wahrzunehmen. Das geht entweder mit Ablenkung oder Überlagerung. Wir können beim Bürostress in die Raucherecke gehen und erst mal durchatmen – das wäre Ablenkung. Eine Überlagerung geschieht mittels eines Reizes, der stärker ist als der Stressreiz. So kann beispielsweise eine plötzliche Ohrfeige eine Flugangst-Panikattacke durchbrechen. Das sind selbstverständlich beides keine besonders nachhaltigen Strategien, die zudem auch rasch an ihre Grenzen stoßen: Beim Flugzeugabsturz genügt keine Raucherpause, um sich zu beruhigen, und im Büro keine Ohrfeige.
2. Die weitaus bessere Möglichkeit ist, sich mit Akzeptanz auf die Stressquelle einzustellen. Mithilfe von einer Überlegung einfach gar nichts anderes zu erwarten, dann entsteht auch kein Stress, wie wir weiter oben ja schon besprochen haben. Stresshormone werden ausgeschüttet, wenn man etwas wahrnimmt, erwartet oder erlebt, auf das man sich nicht eingestellt hat. Chronischer Stress entwickelt sich, wenn die Anpassung auf das Wahrgenommene nicht erfolgt. Die große Kunst ist also tatsächlich, die Welt so hinzunehmen, wie sie ist, ohne sich zu ärgern, gekränkt zu fühlen oder zu kompensieren. Dann hat man in aller Gelassenheit den Kopf frei, um eine Strategie zur Entfaltung zu entwickeln. Um zu einer solchen entspannten Sichtweise zu gelangen, verhilft das mächtige Werkzeug des Perspektivwechsels, Reframing genannt. Damit wird dem Betroffenen ein Reifeschritt ermöglicht, welcher die Stressquelle als geringeren Widerstand erscheinen lässt. Reifeschritte lassen sich nicht mehr rückgängig machen, daher ist dieses Werkzeug ein absoluter Gamechanger in der Verhaltenstherapie! Was einmal als unschädlich erachtet wurde, bleibt unschädlich. Und reframed man die traumatische Ursache einer Störung, so verändert sich das ganze künftige Leben!

Reframing – das therapeutische Hauptwerkzeug

»Sieh es doch mal anders!« – so könnte man den Vorgang des Reframings bezeichnen.

Mit »ein paar Meilen in den Schuhen des anderen gehen« wird das ursprüngliche NLP-Werkzeug ebenfalls beschrieben.

Es geht letztlich darum, einen Vorwurf oder eine Beschwerde dadurch fallen zu lassen, dass man als Betroffener die Opferposition verlässt, indem man die Handlung des Täters nachvollzieht und diesen ebenfalls als Opfer wahrnimmt.

Die Dualität in der Welt erzwingt, dass es immer eine andere Sichtweise gibt. Diese zu entdecken und der Klientin oder dem Klienten emotional verfügbar zu machen ist die Aufgabe des Coaches. Er macht seine Klienten somit zu Anwälten des Täters.

Grundannahme: Jeder Täter ist ein unerlöstes Opfer

Der Klient sieht oftmals nur die eigene Verletzung und erwartet, dass der Täter Einsicht zeigt und seine Tat bereut. Dabei wird übersehen, dass ein jeder Mensch stets sein Handeln legitimiert und sich oftmals nicht dessen bewusst ist, dass und wie sehr er damit andere verletzt. Ich habe in über zwei Jahrzehnten Partnerschafts- und Konfliktberatung selbst so oft erlebt, dass Menschen von einem Moment auf den anderen viel entspannter, fröhlicher und somit attraktiver aussahen, nachdem sie mit einem einfachen Reframing ihrer Ursprungsverletzung mit ihrer Vergangenheit abgeschlossen und ihr Selbstwertgefühl wiedergefunden hatten. Hierbei erinnern sich Menschen an negative kindliche Erfahrungen und interpretieren sie neu mit einer erwachsenen Sichtweise.

Bei vielen Leuten wirken nach einem Coaching die Augen etwas offener, die Nasenflügel gespannter, die Wangen besser durchblutet und die Unterlidfältchen glatter! Wie ich oben schon erwähnte, stimulieren positive Gefühle jeglicher Art eine Vielzahl an Neurotransmittern, die selbstverständlich einen enormen Einfluss auf unseren Körper haben. Serotonin, Noradrenalin, Dopamin und Co. können die Haut glätten, die Durchblutung fördern, die Immunabwehr anregen und nicht zuletzt natürlich auch die Libido, die Liebesbereitschaft, steigern.

Symptome und Informationen

Das Reframing verhilft zu einer anderen Sichtweise. Diese ist »nur« eine Information – keine Tablette, keine Operation und auch keine Verhaltensweise. Nur eine Information! Und doch kann diese das ganze Leben innerhalb von Sekunden verändern! Warum? Weil Symptome oft durch einen Emotionsmix aus Wut und Angst entstehen. Und sie haben immer einen Adressaten. Irgendjemand, gegen den sich die Wut richtet, auf den sich die Angst bezieht, soll erfahren, wie es uns geht. Der Patient hofft unterbewusst, dass der Täter sein Verhalten ändert. Ob Schmerzen, Allergien, Bronchitis oder Parkinson, ob Diabetes, Krebs, Bettnässen oder Stottern – es geht immer darum, unterbewusst darauf hinzuweisen, dass man sich hilflos, machtlos und überfordert fühlt.

Wenn wir einem Menschen dazu verhelfen wollen, seine Symptome abklingen zu lassen, brauchen wir nur mit ein wenig Ursachenanalyse und einem passenden Reframing beim Klienten das Bewusstsein dafür zu schaffen, dass er nun andere Möglichkeiten hat, mit Verletzungen, Einschränkungen, Misshandlungen, Zwang, Ablehnungen, kurz, mit dem krank machenden Widerstand gegen seine Absichten umzugehen.

Symptomerzeugung und deren Gegenteil, die Selbstheilung, entstehen also genau genommen durch bloße Informationsverarbeitung, welche die Ausschüttung von Neurotransmittern beeinflusst. Es gibt dazu viele professionelle Möglichkeiten, wie etwa Reiki, hypnotische Suggestionen, Schamanismus, Geistheilung, Homöopathie, Biofeedbacksysteme und viele mehr.

Doch wie, bitte schön, soll das gehen, Heilen durch Suggestion, Information oder rituelle Handlungen? Und warum geht das bei Schmerzen,

Krämpfen, Stottern, Schwerhörigkeit, Ängsten sogar in Sekunden – im Gegensatz zu der Heilung von Knochenbrüchen, Verbrennungen, Infektionen oder angeborenen Krankheiten?

Die Antwort ist: weil unser Gehirn die entsprechenden Informationen an den Körper sendet. Unser Körper besteht zwar zu etwa fünfundsiebzig Prozent aus Wasser, ist aber unvorstellbar lern-, speicher- und rechenfähig. Er verfügt über etwa eine Billion Nervenzellen mit je tausend Verbindungen zu anderen Neuronen. Diese Verbindungen können simultan zweihundert Operationen pro Sekunde ausführen, was einer maximalen Rechenleistung von bis zu zehn Teraflops (eine Million Gigabyte pro Sekunde) entspricht. Dies wäre die Datenmenge von mehr als zweitausendeinhundert Kinofilmen auf DVD pro Sekunde! In einem Bericht des Magazins »Spiegel Wissenschaft« über die Macht des Unbewussten im April 2007 heißt es: »Etwa elf Millionen Sinneswahrnehmungen in der Sekunde bombardieren den Menschen, selbst dann, wenn er bloß abends auf dem Sofa herumlümmelt: Das fahl werdende Sonnenlicht, das Brutzeln und der Duft des Abendessens aus der Küche, der Druck des Sofakissens im Rücken und vieles mehr verarbeitet das Gehirn, ohne dass das Bewusstsein davon etwas mitbekäme.«[21]

Höchstens drei Prozent dieser Datenmenge könne überhaupt vom Bewusstsein wahrgenommen und verarbeitet werden – der Rest ist unter- und unbewusst. Unterbewusst sind beispielsweise Mimik und Gestik, unbewusst sind Vorgänge wie das Wachstum und die Zellerneuerung. Unbewusst nehmen wir aber auch Luftdruck, Bedrohung, Pheromone (bestimmte Duftstoffe), Allergene oder die Informationen aus homöopathischen Mitteln wahr.

Der bewusste Verstand kann Datenmengen vereinfachend reduzieren und somit dem sofortigen Zugriff verfügbar machen. Die Begriffe dafür sind »reflektieren«, »abstrahieren« und »rationalisieren«. Eines meiner Lieblingsbeispiele hierfür hatte ich weiter oben schon angeführt: Wenn ich Sie fragen würde, wo genau sich bei Ihrem Auto der Rückwärtsgang befindet, dann würden etwa drei Viertel von Ihnen den Arm oder die Hand bewegen, um den Schaltweg nachzuzeichnen. Das andere Viertel der Befragten würde nur mit dem Kopf wackeln und mit den Augen rollen, um so zu versuchen, an die Koordinaten der Schalthebelposition heranzukommen. Damit erleben Sie nun etwas Unterbewusstes nach und können die wichtigsten Daten dem Verstand übergeben. Angenommen, die Antwort lautet »hinten, links«, dann wären einige für die Antwort auf meine Frage unwichtige Daten weiterhin unterbewusst. Diese wären etwa, wie lang der Schaltweg ist, wie sich der Knauf in der Hand anfühlt und welche Muskeln Sie benutzen müssen. Doch wenn Sie sich die rationalisierte Antwort »hinten, links« merken, werden Sie, wenn Sie in ein paar Monaten noch einmal von jemandem nach dem Rückwärtsgang gefragt werden, wie aus der Pistole geschossen und ohne mit der Wimper zu zucken, antworten können: »Hinten, links« – ohne sich erneut in die Lage versetzen zu müssen. Es sind die unterbewussten Informationen, die im Körper Automatismen erzeugen. Und wenn diese Automatismen unerwünscht sind, wie etwa allergische Schübe, Schmerzen oder sonstige Symptome, dann müssen wir uns den Auslöser dazu einfach nur bewusst machen.

Das genau ist der methodische Hintergrund meines Ansatzes!

Man kommt mit einer bestimmten Fragetechnik, die ich gleich erläutern werde, an diese Informationen dran. Die Frankfurter Diplompsychologin Manuela Pietza schrieb 2014 in ihrer Doktorarbeit über die Wirksamkeit von Quantenheilung, dass Patienten aufgefordert werden, sich an irgendeine problematische Situation – ein Trauma, ein Gefühl, das ihnen Schwierigkeiten bereitet, eine körperliche Beeinträchtigung – zu erinnern, diese Erinnerung als körperliches Gefühl im Körper zu spüren und dann die Erinnerung durch eine imaginäre Lösung des Problems zu ersetzen. Interessanterweise konnte Dr. Pietza damit beweisen, dass Verankerungsrituale wie die Klopftechnik, die Zwei-Punkt-Methode oder Punktierungen damit beliebig, also quasi überflüssig sind. Allein das Bewusstmachen der körperlichen Verortung, versehen mit der Idee einer Lösung, entkoppelte den Auslöser des Symptoms. Genau darum geht es mir: keine Rituale, sondern ganz bewusstes rationales Entkoppeln! Je weiter wir in der Erinnerung zurück zum ursprünglichen Stressereignis gehen, desto fundamentaler werden Generalisierungen entkoppelt! Es ist vielleicht ein lukratives Geschäft der Heiler und Therapeuten, immer wieder symptombezogen zu arbeiten und damit ein Dauerpatientenverhältnis zu schaffen, aber durch das Bewusstmachen der Ursache und der Lösung für das Ursprungstrauma erübrigen sich weitere Therapien und erst recht weitere Heilungsrituale.

Alles, was wir vereinfachen, kann unser Gehirn direkter abrufen. Der Verstand verarbeitet also nicht so große Datenmengen wie das verborgene Bewusstsein, kann sich damit aber leider über fast den ganzen Rest der Wahrnehmung und Koordination hinwegsetzen, indem wir unsere Aufmerksamkeit bewusst *konzentrieren*, also zusammen- und daher von anderen Dingen abziehen. Der Zugriff auf das Einfache wird dabei dem Komplexen vorgezogen. Deswegen sind Gefühle auch manchmal so schwer in Worte zu fassen – die Datenmenge ist oft zu groß, um sie zu vereinfachen.

Doch es ist möglich, auch hochkomplexe Vorgänge, große und dennoch verborgene Emotionen, gewaltige Datenmengen, erzeugt durch starke Eindrücke, zu bearbeiten. Einige meiner hierbei verwendeten Werkzeuge möchte ich Ihnen im Folgenden etwas näherbringen.

Fragen für die Selbstheilung[22]

Wenn Sie einen Menschen von seinen psychischen, psychosomatischen oder chronischen Beschwerden therapieren wollen, so lassen Sie ihn möglichst bequem Platz nehmen oder idealerweise sogar liegen und die Augen schließen, nachdem er seinen Blick, möglichst ohne zu blinzeln, etwa zwei Minuten lang auf einen Punkt fixiert hatte. Dann stellen Sie ihm mit ruhiger, aber normal lauter Stimme die unten aufgeführten Fragen. Lassen Sie Ihrem Klienten für die Beantwortung viel Zeit, und helfen Sie ihm, seine eigenen Antworten ernst zu nehmen. Die Antwort »Weiß ich nicht« auf eine Ihrer Fragen zeigt Ihnen deutlich, dass er sehr wohl weiß, wie die Antwort ist, diese aber negativ emotional besetzt und daher verdrängt ist. Fragen Sie dann also geduldig weiter, oder bieten Sie ihm Ihre Vermutungen an.

Das, was sich jetzt harmlos anhört, ist ein absolut machtvolles Instrument mit unglaublichen Möglichkeiten. Sie erhalten hier die Anleitung, mit einfachen

Fragen scheinbar unheilbare Krankheiten von der Ursache her aufzulösen und rückfallfrei zum Verschwinden zu bringen. Im Gespräch mit Menschen, die das noch nie erlebt haben, stellt man schnell fest, dass diese praktisch nicht nachvollziehen können, warum diese harmlosen Fragen derart Unglaubliches auslösen können. Es ist das Arbeiten mit dem unterbewussten Erinnerungsspeicher der menschlichen Seele, also seien Sie behutsam, seriös, und bringen Sie zu Ende, was Sie mit diesem Instrument anstoßen.

Tipp: Zur Unterstützung hören Sie vor Ihrem ersten Coachingversuch meine Audiodatei »Heilen durch Erkenntnis« (erhältlich als Download auf www.andreaswinter.de/hde oder auf www.heilen-durch-erkenntnis.de) aufmerksam und ohne einzuschlafen an.

1. »Was stresst Sie im Alltag so sehr, dass es Sie krank gemacht hat?«

Damit wird Ihr Proband darauf gelenkt, dass es einen Zusammenhang zwischen Symptom und Alltagsstress gibt: Je bewusster er sich darüber ist, desto weniger kann das Unterbewusstsein künftig auf Trigger reagieren.

2. »Was ist Ihrer Ansicht nach der Grund für Ihr Problem/Symptom?«

Damit erfahren Sie etwaige falsche Glaubenssätze Ihres Probanden. Zudem wird er dazu gebracht, über die Symptomursache zu reflektieren. Sie erfahren mit der Antwort, ob sich Ihr Klient als Opfer empfindet und andere Menschen oder Umstände für sein Problem verantwortlich macht.

3. »In welcher Situation spüren Sie den Auslöser?«

Über die Gefühle lässt sich mit Befragung in Erinnerungen eintauchen. Sie bitten Ihre Probandin oder Ihren Probanden, sich eine aktuelle Situation in Erinnerung zu rufen, in welcher er sein Symptom genau verspürt hat. Das hilft Ihnen, den Auslöser zu isolieren. Mit dieser Frage wird sich der Patient genau darüber klar, dass seine Symptome einen bestimmten Auslöser haben müssen und ihn somit nicht »aus heiterem Himmel überkommen«. Hiermit initiieren Sie sein Verantwortungsbewusstsein und bekommen einen Hinweis auf seine Befürchtung, seinen Stressauslöser.

4. »Wo und wie im Körper spüren Sie dieses Gefühl?«

Bieten Sie, falls nötig, Ihre Hilfe an, das Gefühl bewusst zu machen (»Schnürt sich der Hals zu, verkrampft sich der Magen, zittern die Knie, pochen die Schläfen?«). Je bewusster dem Betroffenen seine Gefühle sind, desto sicherer ist deren Entkoppelung vom Auslöser. Nach der Antwort fragen Sie, ob es noch eine weitere Stelle im Körper gibt, an der er das Gefühl verspürt. So lange, bis ihr oder ihm alle betroffenen Körperstellen bewusst sind.

5. »Wie stark, auf einer Skala von null bis zehn, spüren Sie Ihre Symptome?«

»Zehn« bedeutet »am schlimmsten, am stärksten«. »Null« bedeutet »es ist weg, kein Gefühl mehr«. Am besten ist, sie erläutern diese Skala schon vor der Befragung, um Ihren Klienten jetzt nicht aus seinem Gefühl herausholen zu müssen. Oder Sie betonen die »Zehn« entsprechend stark und die »Null« dann eher sanft. Halten Sie Ihren Probanden dazu an, sich in die Situation so hineinzuversetzen, als sei sie genau jetzt Thema!

6. »Wann genau haben Sie dieses Körpergefühl am schlimmsten verspürt?«

Fragen Sie nun so lange, bis Ihre Klientin oder Ihr Klient sich an sein deutlichstes Trauma erinnert. Legen Sie viel Empathie in Ihre Stimme, denn Ihr Gegenüber erinnert sich nun möglicherweise an den subjektiv schlimmsten Moment in seinem Leben. Bleiben Sie ruhig, und signalisieren Sie Souveränität.

7. »Warum war das so schlimm für Sie?«

Dies ist die Frage, mit der Sie zum Urtrauma gelangen. Es muss innerhalb der ersten drei Lebensjahre (ab Zeugung) zu finden sein. Stellen Sie diese Frage so oft, bis Sie sicher sind, dass Sie den Ursprung aufgespürt haben. Denken Sie sich hinein in das Erleben eines Babys. Meist beginnt der Stress schon im Mutterleib durch die Neurotransmitter im Nabelschnurblut aufgrund stressbehafteter Erlebnisse der Mutter.

8. »Warum spüren Sie das Gefühl ausgerechnet an genau diesen (den genannten) Körperstellen?«

Mit dieser Frage erfassen Sie die Ursprungssituation. Damit identifizieren Sie den gemeinsamen Nenner mit der aktuellen Stresssituation, um dem Klienten zu verdeutlichen, was genau ihn in die Stressreaktion bringt. Das, was Ihr Klient Ihnen nun sagt, erklärt genau, wodurch sein Gefühl zustande kam (Schläge, Verletzungen etc.).

9. »Warum bekamen Sie ausgerechnet dieses Symptom?«

Lassen Sie Ihren Klienten gründlich nachdenken. Hier bekommt er genau die Erkenntnis, die das Symptom greifbar und erklärlich macht. Je klarer ihm wird, wodurch er in Gefahr geriet, desto klarer wird, dass ihm eine solche Gefahr nicht mehr ständig droht. Das ist ein wichtiger Schritt zur Auflösung der Generalisierung des Stressauslösers.

10. »Wer soll sehen, wie schlecht es Ihnen geht?«

Mit dieser Frage entladen sich die Wut und die Angst des Betroffenen. Helfen Sie ihm zu verstehen, dass sich niemand bei ihm entschuldigen wird, dass er seinen Vorwurf fallen lassen muss und dass er mit der heutigen Reife anders damit umgehen kann.

So gewinnt der Mensch die Erkenntnis, mit welcher er sein Symptom überflüssig macht. In dem Moment der Antwort wird die uralte unterbewusste Generalisierung aufgehoben. Die Ausschüttung von Stresshormonen wird nicht mehr ausgelöst. Die Selbstheilung wird nicht länger durch Stresshormone blockiert.

Wundern Sie sich nicht, wenn Ihre Klientin oder Ihr Klient zunächst scheinbar völlig absurde Antworten gibt. Das Unterbewusstsein will sich nicht kampflos seinen mühsam aufgebauten Schutz wegnehmen lassen. Oftmals liefern die Antworten nur einen Hinweis, auf den Sie mit weiteren Fragen eingehen müssen. Fragen Sie in jedem Fall so lange nach, bis Sie und Ihre Klientin oder Ihr Klient Gewissheit verspüren. Denken Sie daran: Die Antwort »Weiß ich nicht!« zeigt Ihnen deutlich, dass hier etwas verdrängt wird, also fragen Sie beherzt weiter.

Die Erwartungsbeziehung kündigen

Wie kann man nun seine Sichtweise ändern? Als Erstes gehen Sie bitte davon aus, dass egal, was Sie erlitten haben, was man Ihnen angetan hat und womit Sie traumatisiert wurden, dahinter niemals eine *primäre* böse Absicht eines anderen steckte. Das ist tatsächlich aus physikalischen Gründen gar nicht möglich, denn es geht dem Täter immer um Äquilibration, um Ausgleich. Jeder Täter, sogar ausgemachte Sadisten, Tierquäler und Kinderschänder wollen sich *primär* durch ihre Taten besser fühlen – sie kennen nur nicht den leichteren Weg zur Äquilibration und nehmen daher das Leid anderer in Kauf. Aber würde ein Täter den einfachen Weg kennen, sich sicher und geliebt zu fühlen, würde er ihn wählen, denn der Weg des geringsten Widerstandes wird immer dem schweren vorgezogen – das ist Physik. Von dem Urteil, dass man Ihnen wehtun wollte und Sie ein Opfer sind, müssen Sie sich endgültig verabschieden, denn sonst bleiben Sie in einer ungelösten Beziehung zum Verursacher. Verzichten Sie auf Rache und Gerechtigkeit. Es wird sich niemand bei Ihnen für das entschuldigen, was Sie erlitten haben. Zum einen, weil niemand das primär wollte, wahrscheinlich noch nicht einmal bemerkt hat, und zum anderen, weil man sich selbst auch nicht entschuldigen kann – man kann höchstens um Entschuldigung bitten. Da wir es aber ohnehin nicht mit Schuld zu tun haben – denn dafür bräuchte man eine primäre böse Absicht –, sondern bestenfalls mit Verantwortung, ist dieser Punkt obsolet. Verurteilen Sie nicht, richten Sie nicht, denn auch Sie haben mit Sicherheit schon Menschen oder Wesen verletzt oder gar traumatisiert, ohne dies beabsichtigt zu haben oder sich dessen bewusst zu sein. Mit einer moralischen Verurteilung würden Sie den gleichen Fehler machen wie derjenige, dem Sie diesen Fehler vorwerfen.

Sobald Sie also die Erwartungsbeziehung getrennt haben, kann der andere bleiben, wie er ist, aber Sie geben ihm keine Macht mehr über Ihre Gefühle. Kein Stress – keine Blockade.

Ein kleines, aber sehr anschauliches Beispiel für ein Reframing bringe ich öfter bei meinen Vorträgen, was ich Ihnen hier auf keinen Fall vorenthalten möchte.

Beppo – ein Reframing

Wenn mich ein Klient fragt, wie ich überhaupt arbeite, dann sage ich: »Na ja, wir vermitteln eine andere Sichtweise. Dadurch verändert sich ein Gefühl.« Und dann erzähle ich eine Beispielgeschichte. Stellen Sie sich bitte vor, Sie würden jeden Morgen Ihr Haus verlassen, durch den Vorgarten in Richtung Auto gehen, um zur Arbeit zu fahren. Und jeden Morgen kommt der große Hund vom Nachbarn an den Zaun gesprungen, macht ein riesiges Theater, und jeden Morgen denken Sie: »Blöder Köter, komm mir bloß nicht zu nahe!« Und Sie sind froh, wenn Sie im Auto sitzen und zur Arbeit fahren können, obwohl Sie gar nicht gern arbeiten.

An einem Morgen ist es noch ruhig. Der Hund schläft zum Glück. Sie schleichen sich ganz leise durch den Vorgarten in Richtung Auto. Dann geht die Tür auf, Sie erschrecken sich, und der Nachbar steht da. Und er sagt: »Guten Morgen. Mein Hund ist gestern gestorben«, und Sie denken: »Ein Glück – endlich ist das blöde Viech hinüber. Was bin ich froh!« Und der Nachbar sagt: »… und er hat Sie doch so geliebt!« Sie denken: »Hä? Wie bitte? Was?« Und der Nachbar sagt: »Ja, wissen Sie denn gar nicht mehr: Als Sie vor zwölf Jahren hier eingezogen sind, da haben Sie doch eine Gartenparty gegeben. Und der kleine, halb verhungerte Straßenhund Beppo, der hier die ganze Zeit herumlungerte, setzte sich unter Ihren Tisch. Dann ist Ihnen beim Schneiden eine Bratwurst vom Teller geflogen und dem kleinen Beppo direkt vor die Pfoten. Seitdem ist er Ihnen so dankbar, weil er glaubte, Sie hätten ihm das Leben gerettet, und wollte nicht mehr von Ihrer Seite weichen. Doch offenbar mögen Sie keine Hunde, aber er ließ sich auch nicht abwimmeln, und so hab ich ihn eben aufgenommen. Doch er hat jeden Morgen versucht, über den Gartenzaun zu springen und zu Ihnen zu kommen – aus lauter Dankbarkeit!«

Mit dieser Information verändert sich plötzlich in einer Rückwärts-Kettenreaktion alles, was Sie je über dieses Tier gedacht haben. Sie fahren zur Arbeit, kommen am Nachmittag wieder heim, und da steht wieder der Nachbar im Garten. Er sagt: »Stellen Sie sich vor, es ist ein Wunder geschehen – der Tierarzt konnte Beppo reanimieren. Er lebt! Er liegt jetzt auf dem Sofa und ruht sich aus.« In diesem Moment sind Sie sogar froh, dass Beppo lebt. Wenn Sie dann am nächsten Morgen wieder die Tür öffnen, und der Hund springt an den Zaun, dann sind Sie erleichtert, und Sie freuen sich sogar darüber! Nur weil Sie zu einer Sichtweise gelangt sind, die Sie aufgrund Ihrer Wahrnehmung jahrelang gar nicht für möglich gehalten hatten.

In meinen Ausbildungen gibt es eine, zunächst von allen Teilnehmern gefürchtete Übung. Sie lautet: »Bring deinen Trainingspartner so schnell wie möglich durch einen Trigger zum Weinen und über die gleiche Sache so schnell wie möglich durch eine Erkenntnis wieder zum Lachen.« Der Effekt ist der: Wenn jemand aufgrund eines Urteils eine felsenfest gezimmerte Meinung hat, die ihm Kummer bereitet, und diese Meinung sich plötzlich und schlagartig ins Gegenteil verkehrt, sodass der Betroffene sogar darüber lachen muss, wird der Trigger und alle ähnlichen nie wieder greifen! Die Psyche sehnt sich nach Erlösung. Sie bevorzugt immer den Weg des geringsten Widerstandes, falls dieser vorhanden ist.

Wie ich schon weiter oben erwähnt hatte, ein durch eine Erkenntnis gewonnener Reifeschritt ist solide, er lässt sich nicht mehr wieder rückgängig machen. Wenn es jemandem gelingt, über etwas zu lachen, was ihn zuvor stark erschüttert hat, dann können Sie sicher sein, dass alles, was damit zusammenhängt, ein für allemal unschädlich gemacht wurde. Das ist zwar wirklich eine hohe Kunst, die selbst mir bei den Demovorführungen in meinen Kursen nicht immer auf Anhieb gelingt, aber ein erstrebenswertes Ziel ist das auf jeden Fall. Vielleicht gibt es ja eines Tages verbesserte Möglichkeiten, einen solchen Befreiungsschlag noch methodischer durchzuführen.

All meine Studenten, die diese Übung absolviert hatten, waren durchweg beeindruckt von der heilenden Macht einer durch bloßen Perspektivwechsel gewonnenen Erkenntnis.

Bei der Gelegenheit möchte ich Ihnen noch einen Hinweis geben, wie wichtig es sein kann, sich mit zwischenmenschlichen Widerständen zu befassen.

Bereichern oder belasten Sie Ihre Mitmenschen?

Dieses Kapitel wird Ihnen nicht schmecken, das weiß ich jetzt schon. Aber es wird Ihr Leben verändern, denn es geht um eine soziologische Grundregel. Sie sollten sie auf jeden Fall kennen, wenn Sie mit Menschen zu tun haben. Sie lautet:

In einem Sozialkontakt wird stets entschieden: Bereichert oder belastet Ihre Anwesenheit oder der Gedanke an Sie?

Niemand kommt um die Antwort herum! Sie nicht und Ihr Gegenüber auch nicht. Wir können nicht anders, als immer abzuwägen, ob der Kontakt einen Widerstand erzeugt oder der Entfaltung zuträglich ist. Ein Sozialkontakt ist niemals neutral. Sobald Sie etwas mit einem Mitmenschen zu tun haben, treten Sie mit ihm in Resonanz, entweder negativ oder positiv. Und wehe, der unterbewusste Daumen Ihres Gegenübers zeigt insgesamt nach unten, dann wird er bei nächstmöglicher Gelegenheit den Kontakt abbrechen. Jeder Mensch hat, genau wie Sie, ein »internes Punktekonto«, auf dem man keinen Kredit bekommt. Leer ist leer. Ab dem Zeitpunkt tickt eine Bombe. Hat man Sie zu oft genervt, bevormundet, missverstanden und dominiert, haben Sie zu oft innerlich die Augen verdreht oder ungeduldig auf die Uhr geschaut, werden Sie versuchen, den Kontakt zu minimieren. Umgekehrt: Wenn Sie sich bei jemandem respektiert, ernst genommen und unterstützt fühlen, wenn jemand an Ihnen Interesse zeigt oder Sie jemanden bewundern, werden Sie ihm gegenüber Toleranzen entwickeln.

Was viele dabei übersehen: Sie bekommen das Punktekonto nicht mit guten Taten voll. Selbst wenn Sie ein Helfersyndrom haben und Menschen notorisch zwangsbeglücken wollen, dankt man Ihnen das unterm Strich nicht. Man nutzt Sie höchstens aus, und danach können Sie wieder gehen. Sie sollen also nicht versuchen, »Everybody's Darling« zu sein, also jemand, der sich überall beliebt macht, um zu gefallen, denn das ist würdelos und gibt Minuspunkte!

Die Zauberformel lautet also: Bejahung und Selbstachtung! Mit dieser Kombination werden Sie immer für jemand anderen eine Bereicherung sein. Menschen lieben positive Resonanz – Interesse, Wertschätzung, Respekt. Aber der »Sender« sollte dabei authentisch sein, würdevoll und nicht bemitleidenswert. Jemand, der sein Ehrgefühl unter das des anderen stellt – den mag keiner. Der belastet.

Sind Sie eine wirkliche Bereicherung für den anderen, läuft er Ihnen bis ins Grab hinterher. Wenn Sie das für manipulativ halten, betone ich, dass Ihr Verhalten a) authentisch sein muss und b) eine Win-win-Situation erzeugt. Wenn sich alle dabei gut fühlen, ist niemand der Verlierer. Besser, als sich zu ärgern oder andere emotional zu erpressen, ist es allemal, in Frieden zu leben. Sehen Sie sich um: Sehr viele Menschen beklagen sich darüber, dass man ihnen am Arbeitsplatz das Leben schwer macht. Anstelle dies einfach zu ändern, gibt man der Sache zunächst erst einmal einen Namen – Mobbing – und verstärkt damit die Belastung.

Denken Sie einmal darüber nach, wann es Ihnen nicht mehr gelang, einen Menschen, den Sie länger kannten, zu ertragen. Es lag letztlich immer daran, dass »das Fass voll war«, er war keine Bereicherung mehr. Diese Zauberformel mit Bejahung und Selbstachtung ist übrigens nicht neu. Sie wurde damals nur etwas anders formuliert: »Du sollst deinen Nächsten lieben wie dich selbst« (Matthäus 22,39). Selbstliebe wird allerdings oft gleichgesetzt mit Arroganz, Narzissmus oder Eitelkeit, sie wird uns daher vorsichtshalber aberzogen. Dabei bedeutet Selbstliebe nur, dass man derart mit sich zufrieden ist, dass man es nicht nötig hat, um Liebe zu kämpfen oder krampfhaft zu beweisen, dass man schön, schlau und stark ist. Selbstliebe ermöglicht erst, dass man anderen Liebe schenkt, selbst wenn diese mal nicht viel zu bieten haben.

Da allein der Gedanke an Sie eine Belastung oder eine Bereicherung sein kann, wir also gar keinen physischen Kontakt benötigen, ist das eine schöne Überleitung zum nächsten Kapitel.

Wie die Seele tickt – falls es sie gibt

Was die Suche nach dem größten Widerstand, also dem noch schlimmeren Übel als die schlimmsten Symptome, erschwert, ist die Tatsache, dass genau diese Information nicht so offensichtlich ist, wie es für den Esel der fünfjährige Milton Erickson war. Die schlimmste Katastrophe im Leben, die es auf Teufel komm raus zu vermeiden gilt, ist unsichtbar, unterbewusst, wird von Erwachsenen meist nicht ernst genommen und erscheint daher als nicht existent oder nicht relevant. Die Urtraumatisierung ist meist derart versteckt, dass man eben nur mit Ableitungen, Befragung in Hypnose oder Triggern drankommt.

Manchmal muss man allerdings auch zu anderen Mitteln greifen, die zugegebenermaßen einigen Menschen noch ungewöhnlich erscheinen.

Vor einiger Zeit lernte ich Johanna, eine Frau Anfang vierzig, kennen. Sie hatte mich wohl zuvor schon einmal bei einer Großveranstaltung zum Thema »Abnehmen« erlebt und nach einiger Zeit beschlossen, ins Institut zu kommen, um noch ein weiteres Thema intensiver zu bearbeiten. Es ging um das Thema Selbstbewusstsein. Genau genommen meinte sie damit wie viele andere, die den Begriff »Selbstbewusstsein« verwenden, eher Selbstsicherheit, Selbstvertrauen und Selbstbehauptung. Die biografische Befragung ergab, dass Johanna, eine Schweizer Halbitalienerin, recht liebevoll aufgewachsen war. Doch irgendwie hatte sie schon als Kind die Eigenschaft besessen, »etwas unter dem Radar zu fliegen«, also eher unauffällig zu sein, was aber irgendwie überhaupt nicht zu ihrem freundlichen und lebhaften Charakter passte. Sie war intelligent, wortgewandt, vielseitig interessiert und lachte viel. Dennoch lebte sie eigentlich schon immer recht isoliert und hatte wenige und zuletzt gar keine engen Freunde. Beruflich war Johanna Assistentin in einer Berufsfachschule, wo sie zuverlässig und unauffällig ihren Job machte.

Um Johanna dabei zu helfen, selbstsicher ihren Platz im Leben einzunehmen, wollte ich wie üblich die Umstände ihrer Schwangerschaft in Erfahrung bringen. Ihre Mutter war kürzlich erst verstorben, so konnte Johanna diese aktuell nicht dazu befragen. Für gewöhnlich benutze ich eine leichte Form der Trance, um meine Klienten nach den Ursachen zu fragen, doch an diesem Tag griff ich aus irgendeinem Grund zu einem anderen Mittel. Aus der Methode der systemischen Familienaufstellung kennen wir es, dass sich ein Mensch besser in die Lage eines anderen hineinversetzen kann, wenn er Zugang zu Informationen bekommt, die er eigentlich gar nicht haben kann. In der Schauspielerei findet dieser Effekt im »Method Acting« Anwendung: Ein Schauspieler versucht tagelang, sich in seine Rolle einzufinden, bis er denkt, fühlt und sich verhält wie die Figur, deren Rolle er spielt. Auch zu militärischen Zwecken lässt sich dieses »Anzapfen« verwenden, nicht immer zuverlässig, aber präzise genug, sodass das sogenannte »Remote Viewing«, die Fernwahrnehmung, zu einem kompletten Ausbildungsgang bei Armeen und Geheimdiensten geworden ist.

Jedenfalls versetzte ich mich für ein paar Augenblicke in die Rolle von Johannas Mutter, die ich persönlich nicht kannte und von der ich auch so gut wie nichts wusste. Um sicherzugehen, dass ich es auch wirklich mit ihrer Mutter Rosalie zu tun hatte, beschrieb ich Johanna zunächst mit geschlossenen Augen, was ich da wahrnahm, mit der Aufforderung, mir bitte *keinerlei* Rückmeldung zu geben. Nur so kann ich sicher sein, dass ich nicht mit Mikroausdrücken oder Gesten von ihr gelenkt werde, denn das würde das Ergebnis verfälschen. Ich beschrieb also zunächst die Figur, die Frisur und Körpergröße und bat dann um einen Beweis, dass es sich hierbei wirklich um Rosalie handelte und ich mir nicht einfach nur etwas ausdachte. Ein solcher Beweis ist deshalb wichtig, weil die professionelle Aussage eines Coaches ja ein gewisses Gewicht für den Klienten hat und eine Aussage, egal ob aufgrund von Fernwahrnehmung, medialem Channeling oder Intuition, einfach zuverlässig zu sein hat.

Also will ich es immer genau wissen und frage den Verstorbenen nach einem Beweis. Als Antwort kam »von Rosalie« das Bild eines Kettenanhängers in Kreuzform, zusammen mit der Info, dass es aber kein Kreuz sei, sondern nur diese Form hätte. Damit konnte ich nun gar nichts anfangen, beschrieb aber einfach weiter, was mir durch den Kopf ging: Kleidung, Haare, Figur und so weiter. Nach circa zwei Minuten öffnete ich die Augen und fragte Johanna, ob sie mit der Beschreibung der Frau etwas anfangen könnte. Aus ihr platzte es förmlich heraus: »Ja, mit allem!« Die Frisur mit den fast schwarzen Haarschnecken, die Vorliebe für schlanke grüne Kleider, die hochgewachsene Figur und die freundlichen dunklen Augen, all das passte offenbar. Auf meine Frage hin, was es mit dem Kreuzanhänger auf sich hatte, musste Johanna allerdings passen. Ihre Mutter hätte einen solchen Anhänger nicht gehabt und auch keine Ketten getragen. Da Johanna auch italienische Wurzeln hatte und kleine Kreuze als Kettenanhänger in Italien sehr verbreitet waren, fragte ich, ob ich vielleicht die Großmutter väterlicherseits beschrieben hätte, aber für Johanna war glasklar, dass es ihre Mutter Rosalie gewesen war. Nun gut, dachte ich, wenn der Rest stimmte, würde es schon passen.

Also weiter. Ich schloss wieder die Augen und fokussierte mich erneut auf Rosalie, doch plötzlich tauchte in Gedanken ein Mann auf. Kleinwüchsig, Stirnglatze, dickes Brillengestell, einfach gekleidet, Mitte fünfzig. Hatte ich mich ablenken lassen? War meine Fantasie mit mir durchgegangen, oder war da jemand durchgekommen, der sich Gehör verschaffen wollte? Ich war mir sicher, es war Letzteres. Nun hatte ich durch meine jahrelange Erfahrung mit diesem Phänomen gelernt, solche »Störenfriede« nicht einfach wegzuschicken, sondern zu fragen, wer dieser Jemand denn sei. Als »Antwort« kam der Eindruck: vielleicht Johannas Vater, aber irgendwie auch nicht. Aber irgendwie auch doch. Es könnte auch ihr Onkel sein. Ich war verwirrt, wusste auch nicht, ob sie überhaupt einen Onkel hatte, beließ es aber dabei. Und so beschrieb ich den Mann weiter, denn aus irgendeinem Grunde tauchte er auf und funkte dazwischen. Wenn die menschliche Psyche sich schon mit aller Kraft meldet, selbst wenn sie gerade keinen eigenen Körper zur Verfügung hat, dann sollte man sie auch ernst nehmen. Viele medial ausgebildete Menschen »schicken« Seelen mit einer Kerze oder Räucherwerk gut gemeint »ins Licht« – ich halte das für etwas vermessen und zudem gefährlich. Denn wenn man jemanden nicht ernst nimmt, der aber offenbar unerlöst ist und einfach versucht, diesen wegzuschicken, wird sein Erlösungsdruck größer, und er kommt in der Regel noch deutlicher zurück. Das sogenannte Poltergeist-Phänomen ist noch die harmlosere Variante. Ich habe erlebt, dass Menschen schwer erkrankt sind – an Krankheiten, die mit dem Unerlösten zu tun hatte. Die Psyche zeigt sich halt nicht über eine digitale Nachricht oder eine Postkarte, sondern auf ihre eigene Weise, nämlich in der möglichst widerstandsfreien Verwirklichung. Krankheiten können durchaus eine Art Erkennungszeichen des Verstorbenen sein.

An diese Stelle ein kleiner Einschub für alle Leser, die jetzt vielleicht durch das Vorangegangene etwas verunsichert sein könnten. Ich bin Geisteswissenschaftler, nicht »Körperwissenschaftler«. Der Geist, die Psyche ist immateriell, wie eine Musikkomposition, ein Kochrezept oder ein Computerprogramm. Es spielt bei der Arbeit mit der Psyche keine Rolle, ob der Mensch gerade einen Körper belebt oder nicht. Die Seele kann sich bei entsprechender Resonanz in Materie manifestieren, also körperlich niederschlagen. Es gibt sehr viele immaterielle »Dinge«, die wir gut kennen und in ihren Auswirkungen durchaus ernst nehmen, beispielsweise Trauer, Verliebtheit, Musik, Wärme oder Licht. Ich hoffe, damit fällt es Ihnen wieder etwas leichter, mir mit einem Vertrauensvorschuss zu folgen. Denn der Hammer kommt jetzt:

Ich beschrieb Johanna diesen Mann gemäß meinem unsicheren Gefühl: Vater oder Onkel? Nachdem ich die Augen geöffnet hatte, sah ich eine sehr erschütterte Johanna. Die Beschreibung passte haargenau auf den älteren Bruder ihrer Mutter, der ebenfalls schon verstorben war. »Meine Mutter hat ihn abgöttisch geliebt!«, sagte Johanna, und in ihrer Stimme schwang etwas Undefinierbares mit. Mir dämmerte langsam, dass es einen ganz bestimmten Grund hatte, warum diese beiden Seelen bei mir durchkamen. Ich verstand die Botschaft und fragte langsam und zögerlich: »Kann es sein, dass … dass dein Onkel dein Vater ist?« Johanna sah mich lange an. Schließlich nickte sie und sagte: »Jetzt weiß ich, warum das Foto meines Onkels neben meinem Babyfoto steht – nicht das meines Vaters – und warum er mir zu jedem Geburtstag ein ausgesprochen großes Geschenk gemacht hat … warum die Ehe meiner Eltern eher eine nüchterne Koexistenz war. Oh, mein Gott, ja, das kann sehr gut sein!« Damit war klar, warum Johanna ihr Leben lang in einer solchen Zurückhaltung gelebt hat. Sie ist in einem der größten Tabubrüche unserer Gesellschaft gezeugt worden. Die Mutter hat sie neun Monate lang verstecken wollen. Dieses Gefühl von

»Du darfst gar nicht hier sein« prägte das Baby im Bauch und sorgte für ein entsprechendes Verhaltensmuster. Johanna war sichtlich erschüttert und erleichtert zugleich und nahm ihren Schal vom Hals, den sie zuvor getragen hatte. An ihrem Hals hing eine silberne Kette mit einer kleinen stilisierten Figur, die die Arme ausbreitete. Der Anhänger war ein Engel, der wie ein Kreuz aussah. Ich rief: »Der Anhänger ...?!« Johannas Antwort haute mich fast um: »Ach, der? Den hat mir meine Mutter geschenkt!«

Verstehen hilft heilen

Warum ich hier gerade ins volle Risiko gehe und meine wissenschaftliche Glaubwürdigkeit bei Ihnen aufs Spiel setze, liegt daran, dass ich einfach davon ausgehe, dass Psychologie eine Naturwissenschaft ist und kein Kunstprodukt. Wir sprechen von Phänomenen und Gesetzmäßigkeiten, die lediglich noch nicht ausreichend methodisiert und quantifiziert sind. So war es einst auch mit dem Elektromagnetismus, dem Luftdruck, der Schwerkraft und vielen anderen Themen.

Wenn man mit ideologischen, religiösen oder kulturellen Vorbehalten kategorisch die Augen verschließt, so verhindert man Forschung und Fortschritt. Schauen wir uns weiter die praktische Anwendung dieser Sichtweise an, dass es eine Seele mit einem Bestreben zur Verwirklichung – zum Zwecke der Erlangung eines Ausgleichs – gibt.

Mein Ansatz ist, dass während der Embryonalentwicklung bereits Wahrnehmungsmuster angelegt werden können. In den ersten Monaten bekommen wir über die Nabelschnur Sauerstoff, Nährstoffe und Neurotransmitter aus dem mütterlichen Blut. Neurotransmitter sind jene chemischen Botenstoffe, die Emotionen erzeugen (beispielsweise Freude, Verliebtheit, Hoffnung, Wut, Angst, Scham- und Schuldgefühle). Diese daraus entstehenden neuronalen Verschaltungen existieren fortan und können durch weitere Einflüsse verstärkt werden. Ich lege dabei zugrunde, dass chronischer Stress (Schuldgefühle, ein Gefühl von Bedrohung, von sozialer Unsicherheit, Schamgefühle und dergleichen) abwehrschwächend und organschädigend wirkt.

Wird nun etwa durch Abtreibungsgedanken der Mutter aufgrund von zum Beispiel vorehelicher Zeugung und damit einhergehenden Schuldgefühlen das Wahrnehmungsmuster »Du darfst gar nicht sein« generiert, so kann dieses Muster im Leben durch Wiederholungen (familiären oder beruflichen Stress) zu einer Depression ausufern.

Die klassische Medizin versucht meist, sie medikamentös zu dämpfen, was nicht selten zu einem für den Betroffenen recht unbefriedigenden Dauerpatientenverhältnis führt.

Geht man aber der Ursache der Depression auf den Grund, kann man ursachenbezogen therapieren und nicht länger symptomatisch.

Das Ergebnis ist ein relativ rascher Therapieerfolg dadurch, dass Stresstrigger mit dem neu erworbenen Bewusstsein über die Ursache nicht länger greifen. Der Mensch ist plötzlich in der Lage zwischen Triggern und »echten Gefahren« (Letztere sind im Alltag ja eher selten) zu differenzieren. Die chronische Ausschüttung von Stresshormonen wird dadurch gestoppt, die Genesung nicht länger blockiert.

Beeindruckend ist dies immer in Fällen von chronischen Krankheiten wie etwa Neurodermitis, Allergien, Diabetes, Herzproblemen oder Migräne.

Das Besondere daran ist, dass dieser Ansatz mit allen beliebigen Methoden der »(alternativen) Heilkunst« umgesetzt werden kann. Ob mit Bachblüten, Kinesiologie, Gestalt-, Gesprächs- oder Verhaltenstherapie oder systemischen Aufstellungen – letztlich geht es immer darum, den Klienten erkennen zu lassen, dass er nicht »einfach krank« ist, sondern auf Trigger reagiert, die an eine empfundene lebensbedrohliche Katastrophe erinnern. Ist dieses Urtrauma »reframed«, also emotional neu bewertet und damit unschädlich gemacht, erholt sich der Betroffene infolgedessen rückfall- und verschiebungsfrei.

Ich persönlich arbeite mit Traumreisen, ähnlich einer Lebensrückschau bei einem Nahtoderlebnis, mit dem ich dem Klienten »den roten Faden« seiner Leidensgeschichte bis zum Ursprung (im Mutterleib oder bei der Geburt) aufzeige und nacherleben lasse. Aber ich kann mir gut vorstellen, dass es eines Tages noch viel schnellere Methoden gibt, die das gleiche lebensverändernde Ergebnis zur Folge haben.

Exkurs: Apropos alternative Heilkunst

Ich wurde vor einiger Zeit in einem Interview einer lokalen Zeitung gefragt, ob ich der Pharmaindustrie Profitgier unterstelle. Meine Antwort war: Einhunderteinundzwanzig Jahre lang leuchtet die älteste Glühbirne der Welt nun schon. Heutzutage ist die Brenndauer der meisten Leuchtmittel auf ein bis zwei Jahre begrenzt. In Kuba fahren noch rund 75.000 Autos, die älter als sechzig Jahre sind. In Afrika ist das beliebteste Automodell für Taxiunternehmer der 240D Mercedes-Benz. Gebaut für dreißig Jahre und 600.000 Kilometer. Nach fünfundvierzig Jahren fahren viele davon noch mit über 2 Millionen Kilometern – betankt mit altem Frittierfett.

Heutzutage werden Autos mit Laufleistungen von 100.000 Kilometer und sechs Jahren Haltbarkeitsdauer gebaut. Industrien möchten verkaufen. Die Pharmaindustrie ist – wie der Name sagt – ein Industriezweig.

Der Teil dieses Interviews wurde leider nicht gedruckt, stattdessen erschien aber in derselben Ausgabe der Zeitung von einer Redakteurin eine Kolumne,[23] in welcher sie implizierte, Coaches und Alternativtherapeuten, die sie als »Pseudo-Wissenschaftler« bezeichnete, würden sich die Taschen mit der Leichtgläubigkeit ihrer Jünger vollschaufeln. »Sie verkaufen ihre ›Erfahrungen‹ als das Nonplusultra, verlangen horrende Summen für Beratungen oder Wundermittelchen – die einem Menschen, der schwer erkrankt ist, nicht helfen.« Darüber hinaus mokierte sie sich zynisch darüber, dass auch Alternativtherapeuten medizinische Hilfe in Anspruch nehmen, obwohl »sie dann bei eigener Erkrankung doch nicht auf die viel gepredigte ›Selbstheilungskraft‹ zurückgreifen«.

Abgesehen davon, dass diese Redakteurin offenbar starke Relevanzvorbehalte hat und möglicherweise die Erkenntnis, dass akademisches Wissen nicht automatisch Wahrheit bedeutet, für sie ein hohes Frustrationspotenzial birgt (Stress aufgrund der Befürchtung vor intellektueller

Niederlage, destruktive Taktik, Missgunst), hat es mich interessiert, welches moralisch unanstößige Gehalt wohl dann ein Arzt für sein Wirken verlangen mag.

Ich habe also recherchiert, was die etablierten Therapeuten, die ja ebenso keine Heilung garantieren können und zudem mit ihren mäßigen Erfolgsquoten und iatrogenen Kollateralschäden auch nicht unfehlbar sind, für Gehälter einstreichen (verdienen mag man da schon gar nicht mehr sagen).

Fündig geworden bin ich im Deutschen Ärzteblatt.[24] Da heißt es: »Blickt man auf die Brutto-Monatsgehälter von Medizinern, bedeutet das: Ein niedriges Chefarztgehalt kann bei etwa 14.000 Euro liegen, ein hohes bei mehr als 30.000 Euro und mehr. Viele Chefärzte gehen außerdem noch Zusatztätigkeiten nach, die ebenfalls für Einkommen sorgen. Dazu zählen beispielsweise die Arbeit als Gutachter oder die ambulante Behandlung von Patienten. In Einzelfällen kann man mit einer Chefarztposition insgesamt siebenstellige Jahresbeträge verdienen. Gehören die Chefärzte mit diesem Einkommen eindeutig zu den Spitzenverdienern in Deutschland, ist international noch mehr drin: So kann in den USA bereits ein durchschnittliches Facharztgehalt bei monatlich etwa 300.000 Dollar (ca. 247.000 Euro) liegen, Chefärzte verdienen entsprechend noch einmal deutlich mehr. Nach den USA liegt Deutschland allerdings bei den Arztgehältern auf Platz 2.«

Monatlich 30.000 bis eine Viertelmillion Euro? Ich habe über fünfhundert tiefenpsychologische Coaches ausgebildet. Die meisten davon haben unfassbare Erfolgsgeschichten zu erzählen und dennoch Skrupel, für eine Behandlung mehr als 1000 Euro zu verlangen, geschweige denn das Zehnfache, was es den Klienten aber wert wäre, wenn sich ihr Lebensstress und dessen vielfältige Folgeerscheinungen in Luft auflösen. Wir reden also von einem Honorar, das ein Zehntel von dem ausmacht, was jemand bekommt, der gar nicht erst vorhat, einem Menschen ursächlich dazu zu verhelfen, seine Leiden loszuwerden, sondern darauf geschult wurde, Dauerpatientenverhältnisse zu schaffen, und zudem nur selten die Verantwortung für seine Arbeit zu übernehmen braucht. Da stimmt doch etwas nicht in der Gesellschaft, oder?

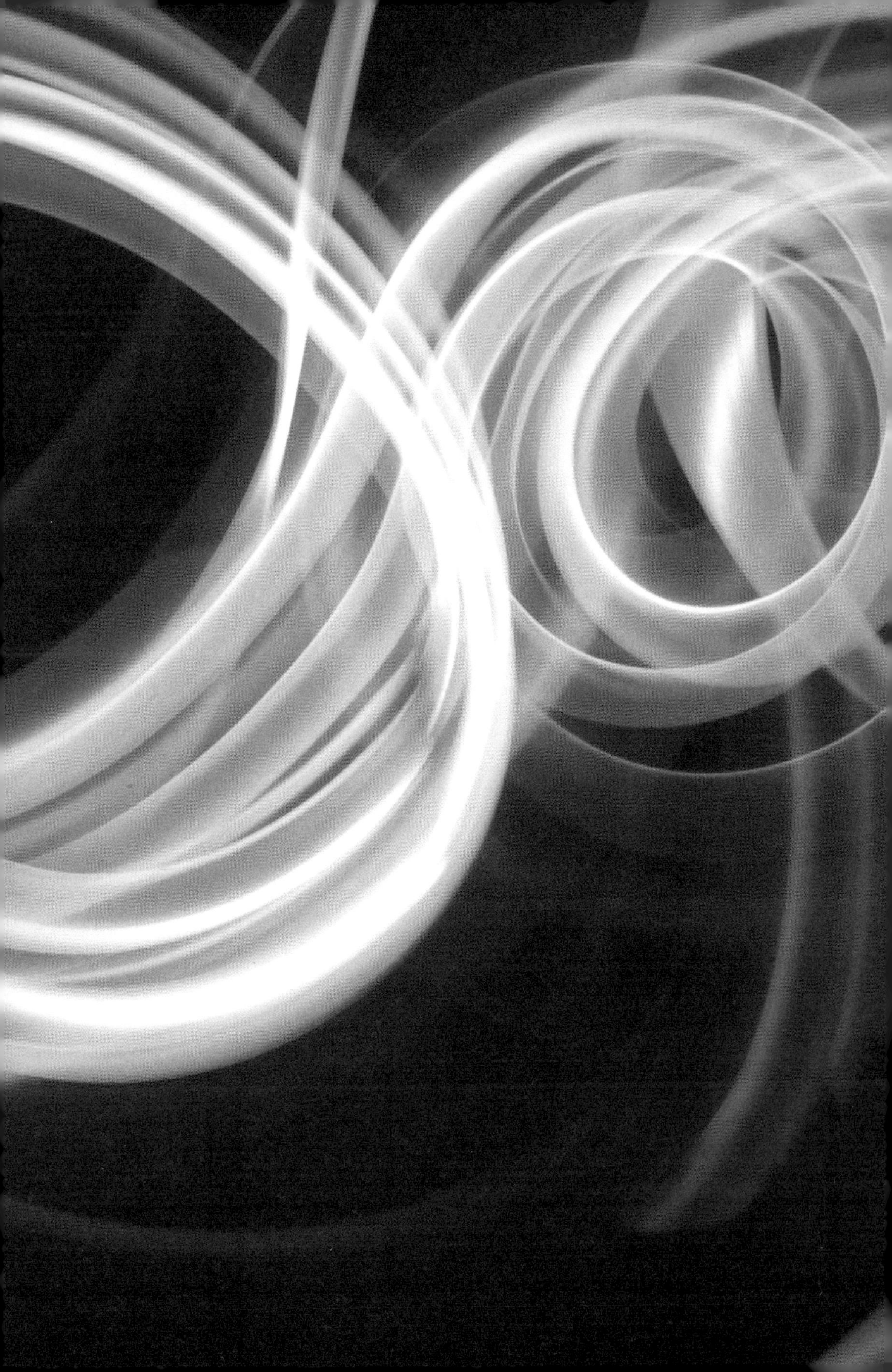

Interessante Fallbeispiele

Wenn Coaches zu Wort kommen

Um zu verdeutlichen, dass die Aussage über Erfolge der »alternativen Heilmethoden« weder übertrieben ist noch von Neid oder Häme zeugt, möchte ich im letzten Kapitel dieses Buches einige Fallbeispiele von meinen Studenten und heutigen Kollegen aufzeigen, denn das, was ich Ihnen hier beschreibe, sind keine zufälligen Glückstreffer Einzelner. Die Erfolgsgeschichten fußen auf einem wissenschaftlichen Ansatz, einer erprobten Methode und sind erlernbar. Glückstreffer zählen nicht, wenn es um die beabsichtigte Wiederherstellung der Lebensqualität geht. Der Anspruch an ein Coachingergebnis sollte sein, dass es vorhersagbar ist und nicht zufällig eintreten »könnte«.

Daher habe ich für dieses Buch einige meiner Kursteilnehmer aus den vergangenen Jahren gefragt, ob sie bereit dazu wären, mir ein oder zwei ihrer prägnanten Fallbeispiele beizusteuern. Einige der Teilnehmer kommen aus »ganz normalen« Berufen und führen ihre Coachings nebenbei, quasi nach Feierabend, durch. Wiederum andere haben sich mittlerweile vollständig ihrer Berufung verschrieben.

Sämtliche Namen, Kontaktdaten und Adressen meiner Kollegen finden Sie am Ende des Buches ab Seite 255. Infos zur Ausbildung finden Sie auf Seite 258.

Fallbeispiele von Silvia Wurst

Silvia Wurst lebt in Waging am See, sie ist Weltmeisterin im Langstrecken-Cartrennen, malt leidenschaftlich gern, ist Mutter von drei Kindern und betreibt hauptberuflich eine Tankstelle. Silvia arbeitet schon seit vielen Jahren als Coach nach meinem Ansatz – mit ihrer eigenen Methode.

Morbus Crohn durch Schuldgefühle

Meine zweiundzwanzigjährige Klientin litt seit einigen Jahren an Morbus Crohn, einem chronisch entzündeten Darm, mit mindestens dreizehn blutigen, teils sehr schmerzhaften Stuhlgängen am Tag. Die schulmedizinischen Möglichkeiten hatte sie bereits ausgeschöpft, und etwas Linderung bekam sie derzeit nur noch durch Cortison-Behandlungen.

Sie müsse damit leben, sagte man ihr.

Für eine junge Frau, die gerade am Anfang ihres Studiums stand, ein Schlag. Den Lebensstil ihrer Mitstudierenden würde sie wohl niemals teilen können. An ein normales soziales Leben war für sie nicht zu denken: keine Ausflüge mit anderen, keine Aussicht auf Liebesbeziehungen, Reisen …

Mit diesem Leidensdruck erschien die junge Frau in meiner Praxis, und wir versuchten, die Ursache des Symptoms zu finden. Ich empfahl ihr einen Behandlungsplan von drei Sitzungen, jeweils im Abstand von drei Wochen. So blieb uns entspannt Zeit, um uns behutsam, aber gründlich dem Wurzelthema zu nähern.

In den ersten beiden Sitzungen haben wir uns den Gefühlen und Emotionen der jungen Frau gewidmet. Starke familiäre Spannungen, die nie offen geklärt wurden, belasteten sie sehr stark. Allein die Wahrnehmung dieser Gefühle und Ängste konnte in ihr schon eine Erleichterung hervorrufen.

Bei der dritten Sitzung sind wir dann tief in ihren vorgeburtlichen Zeitraum eingetaucht.

Mithilfe einer Traumreise, die sie in den Bauch ihrer Mutter führte, kam sie an ein sehr beklemmendes Gefühl heran. Ich habe sie gebeten, diesen Moment von außen zu betrachten und nachzuspüren, wie es ihrer Mutter gerade ging. Meine Klientin nahm wahr, dass ihr Vater fremdging und wie groß deshalb die

Verachtung der Mutter ihm gegenüber war. Auch konnte sie die Unsicherheit ihrer Mutter dem noch ungeborenen Baby, also ihr gegenüber, spüren. Das war für sie fast unerträglich.

Ihre Eltern hatten beschlossen, die Ehe aufgrund der Schwangerschaft aufrecht zu halten, was sie zusätzlich als Druck wahrnahm. Sie war »schuld« daran, dass ihre Eltern sich nicht trennen konnten, obwohl sie sich so verachteten.

Nachdem meiner Klientin klar geworden war, dass sie unbewusst die Gefühle ihrer Mutter übernommen hatte, und es ihr gelungen war, diese Gefühle als die ihrer Mutter einzuordnen, erwachte Mitgefühl in ihr. Mitgefühl für sich selbst als ungeborenes Baby. Dies ließen wir erst mal einen Moment wirken.

Behutsam führte ich sie daraufhin in die Zeit, als ihre Darmbeschwerden begannen. Sie sah sich als junges Mädchen mit etwa zwölf Jahren zwischen ihren Eltern stehen und bekam deutlich zu spüren, dass die beiden so viel unausgesprochene Feindseligkeit dem anderen gegenüber in sich trugen, vor allem die Mutter dem Vater gegenüber. Sie erkannte plötzlich ganz deutlich, dass die Mutter sie, das junge Mädchen, als Schutzschild benutzte, um den Vater auf Abstand zu halten.

Ich fragte sie, ob es ihr möglichst sei, diese Position zu verlassen und aus dem Spannungsfeld herauszutreten. Ich half ihr, ihre Mutter in Gedanken zu bitten, dieses unverziehene Problem mit ihrem Mann direkt zu klären und sie, die Tochter, da rauszulassen.

Als ihr dies gelungen war, fiel eine tonnenschwere Last von ihr ab, sie atmete tief durch und weinte Tränen der Befreiung.

Mit dem Schritt aus dieser übernommenen und nicht hinterfragten »Verantwortung« entspannte sich die lebenslang getragene Last der jungen Frau.

Die Darmentzündung heilte, und die Stuhlgänge normalisierten sich in Befund und Häufigkeit.

Jedes Mal, so um die Weihnachtszeit, wenn sie dem Spannungsfeld ihrer Familie wieder vermehrt ausgesetzt war, verschlechterte sich ihr Zustand etwas. Um dem vorzubeugen, buchte sie prophylaktisch einen Termin in meiner Praxis. So hat sie auch diese Zeit immer besser überstanden. Heute gilt sie als befundfrei.

Der blockierte Kinderwunsch

Eine andere Klientin – nennen wir sie hier Christine – war achtundzwanzig Jahre alt, seit drei Jahren verheiratet und glücklich! Sie lebte in einer stabilen Partnerschaft und einem stabilen familiären Umfeld und sagte, das Einzige, was ihr noch zu ihrem Glück fehle, sei ein Kind.

Sie kam damals auf Empfehlung zu mir in die Praxis und hatte bis dahin bereits alle medizinischen Maßnahmen, die zu einer Schwangerschaft hätten führen können, ausgeschöpft. Durch dieses ergebnislose und frustrierende Prozedere geriet Christine immer mehr psychisch aus dem Gleichgewicht. Sie weinte viel, fühlte sich mittlerweile nicht mehr als vollwertige Frau, und ihr Gemütszustand grenzte an eine Depression. »Zu einer perfekten Familie gehören eben Kinder.« Ihr Anspruch an Perfektion, immer zu wissen, was »richtig« und was »falsch« ist, die Kontrolle zu haben, begleitete sie schon ihr ganzes Leben lang. In diesem Fall aber hatte sie mit ihrer Herangehensweise keine Möglichkeit, auf das gewünschte Ergebnis Einfluss zu nehmen.

Ich verabredete mit ihr drei Sitzungen im Abstand von jeweils drei Wochen, um sich dem Thema langsam Schritt für Schritt widmen zu können.

Nach einem Einführungsgespräch begleitete ich Christine, wie immer bei meinen Klienten, durch eine meditative Reise.

In den ersten beiden Sitzungen kamen wir ihrem Perfektionismus und ihrem Kontrollzwang über das »Funktionieren« behutsam näher. Wir reisten gemeinsam gedanklich in ihre Kindheit und fanden die Ursache für das für sie so wichtige Verhalten. In ihrem Fall hatte es mit ihrem Vater zu tun. Christine hatte das Gefühl, ihm um jeden Preis gefallen zu wollen und alles tun zu müssen, um ihn stolz zu machen.

Im weiteren Verlauf führte ich sie zu Stationen in ihrem Leben, in denen dieses Verhalten sehr ausgeprägt war. Es war schön mitanzusehen, wie klar sie jetzt erkannte, dass ihr Vater sie sowieso immer liebte, auch in den Momenten, wo sie über sich selbst dachte, nicht gut genug zu sein. Das war sehr heilsam für die junge Frau, weil sie erkannte, dass sie selbst ihr eigenes Urteil über sich fällte, dessen Anspruch sie nicht gerecht werden konnte.

Mit diesen neuen Erfahrungswerten, die wir körperlich verankerten, reisten wir in der dritten Sitzung in ihre Zukunft. Dort sah sie sich glücklich mit zwei

Kindern auf einem Spielplatz. Die Kinder buddelten fröhlich im Sand, sie saß zufrieden dabei. Diese Freude spürte sie sehr stark körperlich. Ich fragte sie, ob sie diese glückliche Christine fragen könne, ob sie ihr etwas zu sagen hatte? Die glückliche Christine sah die jetzige Christine mit so viel Liebe in den Augen an und sagte ihr, dass sie ihr so unendlich dankbar sei, dass sie im Moment die Dinge gerade so angehe, wie sie es tue. Sie wisse genau, durch welchen Schmerz sie gerade gehen müsse. Und nur, weil sie da gerade durchgehen würde, könne es ihr, der glücklichen Christine, so gehen, wie es ihr gehe, und dafür sei sie ihr von Herzen dankbar. Der jetzigen Christine liefen Tränen der Rührung über die Wangen. Sie bekam zum ersten Mal ein Gefühl dafür, wie gesund es ist, mit sich selbst einverstanden zu sein.

Sie hatte nun gesehen, was für sie möglich ist, und hat jetzt jederzeit Raum dafür, sich mit dieser »Zukunfts-Christine« zu verbinden, sie zu fragen, was der nächste Schritt ist und wie dieser Schritt geht, denn die Zukunfts-Christine ist diesen Weg schon gegangen. Sie weiß, wie sie da hingekommen ist, wo sie so glücklich sein kann.

All diese Bilder und diese Erfahrungswerte machten es meiner Klientin möglich, locker zu lassen, zu vertrauen, denn wenn dieses Ergebnis für sie nicht möglich wäre, hätte sie dieses Bild nicht sehen können.

Drei Monate darauf war Christine schwanger, dieses Kind hat sie ausgetragen – ohne Komplikationen. Mittlerweile ist sie Mutter von drei tollen Kindern.

Soweit diese beeindruckenden Beispiele. Ein blockierter Kinderwunsch hat tatsächlich in den wohl meisten Fällen eher mit psychosozialem Stress als mit körperlichen Ursachen zu tun.

Fallbeispiele von Sven Oltmanns

Sven Oltmanns lebt in Apen in Niedersachsen. Er betreibt hauptberuflich eine Baumschule und ist aber mit ebenso großem Erfolg als Coach tätig.

Multiple Sklerose – Ursache Sauerstoffmangel und Blutstau?

Multiple Sklerose, kurz MS genannt, soll unheilbar sein und die Ursachen können – laut Internet – mit genetischer Veranlagung zusammenhängen, mit Umwelteinflüssen wie z. B. Rauchen und Vitamin-D-Mangel in Verbindung gebracht werden und, wenn es denn um die MS-Schübe geht, auch irgendwie mit Stress zu tun haben.

Meine Ausbildung bei Andreas lag gerade erst sechs Wochen hinter mir, als ich im Juli 2020 die Gelegenheit bekam, mit einer MS-diagnostizierten Klientin an der wahren Ursache zu forschen. Die neununddreißigjährige Valerie, verheiratet und Mutter zweier Kinder, von Beruf medizinisch-technische Assistentin, war seit vier Jahren offiziell an MS erkrankt. Davor waren ihre Beschwerden (Kribbeln und Taubheit in den Beinen) als Borreliose infolge eines Zeckenbisses gedeutet worden. Erst eine MRT-Untersuchung ihres Gehirns, bei der Entzündungsherde entdeckt wurden, führte zu der Diagnose, bei der es sich um das Symptom einer chronischen Entzündung des zentralen Nervensystems handelt. Nun gibt es keine unheilbaren Krankheiten, sondern nur unheilbare Menschen, so meine damalige neue Überzeugung, und wir gingen einfach an die Arbeit. Zunächst erklärte ich Valerie die grundlegenden Zusammenhänge von Gedanken, Gefühlen, Geist, Körper, Ursache und Wirkung. Dabei stellte sich heraus, dass meine Klientin beobachten konnte, dass ihre MS-Schübe, die sich immer erst mit einem Kribbeln in den Beinen ankündigten und dann übergingen in Taubheitsgefühle in den Unterschenkeln und Füßen, unter gewissen Stresseinflüssen vermehrt auftraten. Im Vorgespräch konnte Valerie mir zu ihrer Geburt nichts Gravierendes erzählen. Sie war als Spontangeburt im Krankenhaus innerhalb von zwei Stunden ohne Komplikationen auf die Welt gekommen.

So begleitete ich sie in die Arbeitstrance, um mit ihr die Ursache für ihre Leiden herauszufinden. Valerie kam, nachdem ich sie gefragt hatte, was ihr im Alltag am meisten nervt, ein Streit mit ihrem Ehemann in Erinnerung, bei dem es um irgendwelche Vorwürfe ging. Bei der Bewertung dieser Situation kam heraus, dass diese Erfahrung gar nicht so schlimm gewesen war. Ich wollte von ihr nun ein richtig heftiges Stresserlebnis hören, und ihr kam dann eine sehr peinliche Begebenheit ins Bewusstsein, die so unangenehm für sie war, dass sie darüber absolut nicht reden wollte.

Was nun?, dachte ich und entschied mich dazu, einfach weiterzumachen. Ich muss ja schließlich nicht alles wissen!

Sie konnte mir zu meiner Erleichterung die körperlichen Empfindungen mitteilen, die bei dieser prekären Situation aufgetreten waren. Dabei handelte es sich um Schmerzen in den Beinen und im Kopf. Wir gingen anschließend weiter zurück in Valeries Vergangenheit. Mit zwölf Jahren hatte sie einen Reitunfall, wofür sie sich selbst die Schuld gab. Insgesamt herrschte ab da in ihr eine latente Angst, dass jederzeit irgendwas Schlimmes passieren könne.

Ich begleitete Valerie zielstrebig zurück bis zu ihrer Zeugung, um anschließend wieder in der Zeit voranzugehen, um so Erlebnisse während der Schwangerschaft und ihrer Geburt wieder bewusst und gewahr werden zu lassen. Sie war gerade richtig drin in der geistigen und emotionalen Nachempfindung ihrer Geburt, es war genau jener einzigartige Moment, bei dem sie das Licht der Welt erblickte, als sie plötzlich sagte: »Meine Beine und Arme fühlen sich jetzt so taub an.«

»Wie?!«, fragte ich total erstaunt: »Du kannst das jetzt spüren?«

»Ja, das fühlt sich jetzt taub an in meinen Beinen und Armen«, erklärte sie mit Nachdruck.

Obwohl wir die Hintergründe für dieses Körpergefühl nicht herausfinden konnten, hat meine Klientin nach der Frage, wie sie denn dieser Situation mit der Reife einer Erwachsenen einvernehmlich mit den anderen Anwesenden (Geburtshelfer, Arzt und die eigene Mama) begegnen könnte, die Erkenntnis gewonnen: »Ich mache das, was ich für richtig halte. Ich lasse mich nicht von anderen ängstigen.«

Nach knapp vier Stunden war das Coaching beendet.

Meine anschließende Recherche zu Valeries Taubheitsgefühlen während der Trance ergab, dass die Kreislaufumstellung nach der Geburt zum venösen Blutstau in Armen und Beinen führen kann und sich diese in Folge wie leblos und tot anfühlen können. Stellt so die Erfahrung einer übereilten Abnabelung in Verbindung mit einer noch nicht vollständig eingesetzten Lungenatmung die Ursache von MS dar? In diesem Fall womöglich ja. Bei ihrer Erfahrung, dass aus heiterem Himmel urplötzlich die Welt nicht mehr in Ordnung ist, handelt es sich für mich eindeutig um ein Wiedererleben einer konditionierten Zellerinnerung. Und diese Konditionierung fungiert meines Erachtens als Veranlagung bis in die Gene. Diese Hypothese erforsche ich seit 2023 mit der Formel der Kondigenetik (Symptom = Gefühl x Dauer x Stärke x Konditionierung) gemeinsam mit meinen Klienten.

Valerie ist seit dem Coaching frei von ihren MS-Schüben, und mit Stresssituationen kann sie jetzt viel besser umgehen, weil der Stress sie einfach nicht mehr so sehr im Inneren erreicht. Dennoch geht sie einmal jährlich ins MRT, und sie hat laut Diagnose (Stand März 2023) immer noch MS-typische Entzündungsherde im Gehirn. Die einzigen aktuellen Beschwerden, die jetzt auf MS hinweisen könnten, sind gelegentliche Sehstörungen. Die bisherigen Spritzen braucht sie nicht mehr. Tabletten nimmt sie noch täglich, weil vermutet wird, dass bei deren Absetzung die Entzündungsherde zunehmen könnten. Leider wirken die Tabletten auch blutdrucksenkend, und dementsprechend fühlt sich Valerie oft schlapp und müde.

Fatalerweise ist eine ärztliche Diagnose ähnlich beständig und hartnäckig wie ein einmal etabliertes Vorurteil, und dementsprechend entfaltet die »offizielle« Feststellung einer Krankheit eine individuelle Wirkung auf den menschlichen Geist und Körper. Wir dürfen trotzdem gespannt bleiben, ob Valerie die Tabletten irgendwann auch noch loswird und die Ärzteschaft meine Klientin dann auf »chronisch gesund« diagnostiziert.

Erstaunlich finde ich diesen Fall, weil Patientinnen und Patienten mit Multipler Sklerose in der Regel einen hohen Symptomgewinn haben und meiner Erfahrung nach eher mehrere als weniger Coachingtermine brauchen, um nicht wieder in alte Muster zu verfallen. Kommen wir nun zu seinem nächsten Fallbeispiel.

Colitis ulcerosa – eine Frage des Ärgerns?

Einer meiner ersten Klienten war im Sommer 2020 der sechsundvierzigjährige Niklas. Von Beruf Metallbauer, verheiratet, ein Kind, litt er bereits seit über zwei Jahren an dieser chronischen Darmentzündung, die ihn auch bei der Ausübung seines Sports (Triathlon) stark beeinträchtigte. Er aß davor grundsätzlich nichts, um seinen Magen zu schonen, und trotzdem musste er immer mit der Sorge leben, wo wohl die nächste Toilette war, wenn der oftmals blutige Durchfall beim Laufen oder Radfahren plötzlich kam. Das hat ihm so »wirklich keinen Spaß gemacht«. Er war von seiner Fachärztin auf Medikamente eingestellt worden, die sein Leiden etwas erträglicher machen sollten. Niklas hat sich daraufhin widerwillig mit dem Gedanken angefreundet, diese mit all ihren Nebenwirkungen ein Leben lang schlucken zu müssen. Das Gute aber war: Anstatt seine genetische Veranlagung für seine Colitis verantwortlich zu machen, waren es seiner Meinung nach seine Alltagsprobleme, denen er seine chronische Darmerkrankung zu »verdanken« hatte.

Ich begleitete Niklas während der Trance als Erstes zu seiner Arbeitsstelle. Dort fertigte er selbst Metallprodukte an, und zusätzlich war er in seiner Abteilung verantwortlich für die Kontrolle der Produkte seiner Kollegen. Oftmals ärgerte er sich dabei über die mangelnde Sorgfalt einiger Mitarbeiter, und in ihm kam das Gefühl von »die lassen mich im Stich« hoch. Er musste deren Arbeit nachbessern bzw. ihnen das Teil wieder zurückgeben, was meist mit nervigen Diskussionen verbunden war.

Wir gingen dann weiter in seine frühe Kindheit. Im Alter von sieben Jahren spielte Niklas im Flur auf der Treppe. Nebenan in der Küche saßen seine Mama und seine Tante. Er wollte durch die offenen Stufen der Treppe durchklettern. Das passte aber nicht, und er blieb mit dem Kopf zwischen den Stufen hängen. Niklas rief um Hilfe, und seine Mutter kam schnell herbeigeeilt. Aber anstatt ihn dort sofort aus seiner misslichen Lage zu befreien, hat sie seine Tante herbeigerufen, und die beiden haben sich erst einmal köstlich darüber amüsiert, wie er da so hilflos in der Treppe hing. In diesem Moment fühlte er sich von seiner Mutter ziemlich »im Stich gelassen«.

Warum aber war das denn so schlimm für ihn? Andere Kinder in dem Alter fühlten sich auch mal im Stich gelassen und hatten später keine Colitis.

Wir gingen weiter zurück in die allerfrüheste Kindheit. In die Zeit, in der er angenabelt im Bauch seiner Mutter heranwuchs. Rein rational wusste mein Klient, dass sich seine Mutter während der Schwangerschaft von ihren Eltern allein gelassen gefühlt hatte. Seine Großeltern konnten oder wollten sich nicht um die schwangere Tochter kümmern. Jetzt aber konnte er sich emotional richtig hineinempfinden, wie sich seine Mutter damals gefühlt haben musste. Diese vorgeburtliche Reizwahrnehmung wurde aufgrund ihrer intensiven und langen »Einwirkungszeit« während der embryonalen Phase als schlummernde Konditionierung tief im Unterbewusstsein meines Klienten abgespeichert und ganze dreiundvierzig Jahre später aktiviert. Die Reaktion jetzt erfolgt genau dort, wo damals die Gefühle der Mutter in Form von Hormonen und Neurotransmittern am intensivsten zu spüren waren – genau im Bereich des Bauchnabels. Die Reiz-Reaktion-Funktion ist die Ursache des Symptoms der Colitis. Ursache erkannt! Jetzt nur noch die Ursache gebannt mit der Frage: »Wie könntest du aus heutiger Sicht mit den Fähigkeiten, die du als reifer Erwachsener zur Verfügung hast, mit dieser Situation so umgehen, dass es dir gut geht und auch deine Mutter mit dir einverstanden ist?« Seine Antwort darauf war, dass er seiner Mutter sagen könnte: »Mama, du bist doch gar nicht allein! Ich bin doch hier. Was soll der Quatsch? Wir kommen doch zurecht, wir beide!«

Mit dem anschließenden Blick in die Zukunft konnte mein Klient bereits eine zunehmende Gelassenheit und innere Ruhe bei sich bemerken. Er stellte sich vor, wie ein Kollege ein total verschrammtes Produkt zur Kontrolle auf seinen Werktisch legte.

»Das ist doch wohl nicht dein Ernst, oder?« Und anstatt sich zu ärgern, fing Niklas herzlich an zu lachen.

In den folgenden Wochen nach dem Coaching wurden seine Colitis-Schübe seltener und weniger schlimm, bis sie sogar ganz verschwanden. Sein Stressempfinden hat sich gewandelt, sein Ärger kocht nicht mehr in ihm hoch, und er kann viel achtsamer mit seinen unaufmerksamen Kollegen umgehen.

Ganze achtzehn Monate hat es dann doch noch gedauert, bis er seine Colitis-Medikamente absetzen konnte. Eine Biopsie von Proben aus seinem Darm ergab, dass dort keine Entzündung mehr vorhanden war. Entzündung weg, Colitis weg!

Dennoch bleibt er vorsichtshalber als »Risikopatient« unter ärztlicher Kontrolle, weil er sich so sicherer fühlt.

Dieses Fallbeispiel habe ich verwendet, um in einem Video die Formel der Kondigenetik (= Konditionierung der Gene) herzuleiten. Abrufbar ist der Vortrag unter https://youtu.be/iTRf2nMgmAY

Soweit die Beispiele von Sven Oltmanns. Besonders beachtlich finde ich, dass Sven einen eigenen Ansatz entwickelt hat. Das ehrt einen Lehrer doch am meisten, wenn seine Schüler anfangen, selbstständig weiterzuforschen.

Fallbeispiel von Christian Neels

Christian Neels ist Friseurmeister in dem schönen Städtchen Wittmund an der Nordseeküste. Er half damals Menschen – quasi so nebenbei –, während des Haareschneidens. Durch den Erfolg motiviert, hat er sich nach Jahren endlich ein professionelles Coachingzimmer eingerichtet.

Rheuma – weg in 30 Minuten

Vor neun Jahren war ich mit einem Freund essen. Der Freund war in Begleitung von Silvia, einer achtundzwanzigjährigen gemeinsamen Bekannten, und so verbrachten wir zusammen einen netten Abend mit interessanten Gesprächen.

Ich war gerade von Andreas Winter frisch zum psychologischen Gesundheitsberater ausgebildet worden, und die Faszination für psychosomatische Zusammenhänge war ungebrochen. Möglicherweise lenkte ich daher das Gespräch etwas auf das Thema Gesundheit. Nach einiger Zeit erzählte Silvia uns von ihren chronischen Rheumabeschwerden und davon, dass sie ihr Leben lang damit umgehen müsse. Dies bedeutete für die junge Frau, wöchentlich eine Spritze in den Bauch zu bekommen und fast täglich zusätzlich Schmerztabletten einzunehmen, um dann relativ schmerzfrei zu leben. An nächtliches Durchschlafen war wegen der Schmerzen trotzdem nicht zu denken.

Inzwischen führten die wöchentlichen Spritzen zu Verätzungen an der Bauchhaut, sodass Silvia auf Tabletten umgestellt wurde. Alles in allem keine rosigen Zukunftsaussichten und bestimmt keine gute Lebensqualität.

Als wir drei wieder nach Hause fuhren, bot ich Silvia an, mithilfe einer Hypnose zu gucken, was wohl die tatsächliche Ursache ihres Rheumas sei. Damit sollte nicht das wiederkehrende Symptom behandelt, sondern endlich mal die Ursache aufgelöst werden.

Silvia entpuppte sich als super Zuhörerin. Als wir am Küchentisch saßen, unterhielten wir uns über eventuelle Ursachen ihres Rheumas aus ihrer Vergangenheit. Schnell kamen wir zum Zeitpunkt ihrer Geburt. Sie sagte mir, dass ihre Geburt völlig normal und ohne Komplikationen verlaufen sei.

Nach dem Vorgespräch versetzte ich Silvia in eine leichte Arbeitshypnose. In der Hypnose ging ich Schritt für Schritt rückwärts bis zu dem Tag, als sie zur Welt kam. Silvia saß an meinem Küchentisch und erlebte noch einmal ihre Geburt. Auf meine Frage, ob alles in Ordnung sei, erwiderte sie, dass es sich problemlos anfühle. Interessant wurde es, als ich fragte, ob bereits ein Körperteil kalt werden würde, weil er schon aus dem warmen Mutterleib war. Silvia erwiderte: »Ja, meine Füße. Und jetzt meine Beine. Und jetzt der Po.«

Ihre Geburt war keinesfalls, wie von ihr gedacht, normal verlaufen. Ihr wurde während der Hypnose bewusst: Es war eine Steißlagengeburt! Das bedeutete: Sie war keinesfalls für die Geburt bereit, denn Silvia hatte sich noch nicht im Mutterleib gedreht.

Bei einer natürlichen Geburt hängt der Zeitpunkt der Wehenauslösung vom Zustand der Geburtsreife des Kindes ab. Einem Kind die Entscheidung für den richtigen Zeitpunkt der Geburt abzunehmen, bedeutet für das Baby unter Umständen Todesangst und eine Katastrophe. Diese Unfreiwilligkeit, die Silvias Geburt in Gang setzte und somit eine Bewegung mit einer Katastrophe verknüpfte, wurde in Silvias weiterem Leben immer wieder getriggert. Sitz gerade! Geh schlafen! Räum dein Zimmer auf! Geh zur Arbeit! Mach dies, mach das! Irgendwann entwickelte Silvia in ihrem Unterbewusstsein die Strategie, dass Rheuma ihre Bewegung so einschränkte, dass sie keine unfreiwilligen Bewegungen mehr erleben musste.

Im weiteren Verlauf der Hypnose habe ich Silvia bewusst gemacht, dass sie sich heute nicht mehr vor ihrer Geburt oder anderen Unfreiwilligkeiten aus ihrem Leben in Form von Rheuma beschützen müsse. Heute als erwachsene Silvia kann sie selbstbestimmt entscheiden und muss nicht mehr aus Angst heraus mit diesem Symptom reagieren. Ihr wurde schnell bewusst: Bewegung bedeutet keinen Stress mehr!

Am Ende der Hypnose, nach etwa dreißig Minuten, bat ich Silvia, ihre Augen zu öffnen. Die Augen leuchteten, und ihr Gesicht strahlte. Ab diesem Tag bis heute, neun Jahre später, hat Silvia nie wieder eine Spritze bekommen oder Schmerzmedikamente nehmen müssen, da sie nie wieder Rheuma hatte.

Nach etwa einem Jahr bat ich Silvia, ein Blutbild machen zu lassen. In diesem Blutbild gab es keinerlei Hinweise auf ihre Rheumaerkrankung. Silvia war bis zu diesem Abend in meiner Küche Mitglied in einer Selbsthilfegruppe für Rheumaerkrankte gewesen. Als sie dort erwähnte, dass sie kein Rheuma mehr habe und wie es dazu gekommen sei, glaubte ihr niemand.

Dieses Beispiel klingt vielleicht für viele von Ihnen genauso unglaublich wie für die Mitglieder der Selbsthilfegruppe. Doch bedenkt man, dass Schmerzen im Gehirn entstehen, wird es etwas verständlicher, warum diese manchmal so rasch abklingen können.

Fallbeispiel von Steffen Piepenschneider

In Bad Heilbrunn verhilft der gelernte Zimmermann Steffen Piepenschneider schon seit Jahren zusammen mit seiner Frau Beate Menschen zu mehr Lebensqualität. Steffen ist Gesundheits- und Krankenpfleger, spiritueller Heiler und Gesichtsleser. Auch er gehört zu den erfahreneren Coaches und steuert ein sehr schönes Fallbeispiel aus seinen Anfangstagen bei, in welchem er anschaulich beschreibt, auf welche Merkmale er seine Wahrnehmung geschärft hat, um einen Menschen einschätzen zu können.

Neurodermitis und das Gefühl, allein gelassen zu sein

Eine Klientin, nennen wir sie Sandra, meldete sich mit der Bitte um Hilfe im Umgang mit Neurodermitis. Sie wolle hinsichtlich des seelischen Ursprungs Zu-

sammenhänge erkennen und besser damit umgehen lernen. Sandra berichtete von beschwerdefreien Phasen, während derer nahezu alle Hautareale geschlossen, und dann wieder von Zeiten, während derer nahezu alle Areale wund und nässend seien.

Auf meine Bitte hin notierte sie vor unserem Termin die Situationen, wenn sie Veränderungen der Symptomaktivität und Intensität wahrnahm, mit vermuteten Auslösern.

Beim Coaching lernte ich eine burschikos wirkende dreißigjährige Frau kennen. Sie war eher klein, dafür muskulös, trug einen Kurzhaarschnitt, hatte weiche Gesichtszüge, betonte aber ihre weiblichen Merkmale nicht durch Schminke, Schmuck oder Ähnliches, vielmehr machte es den Eindruck, als wollte sie die Frau in sich nicht zeigen, eher zurückhalten.

Auch kraftvolle Ausdrucksweise und Fußball als praktizierter Sport fielen auf. Neben Ekzemen an typischen Stellen wie Handgelenken und Ellenbeugen zeigte sie eine auffallende Stelle am Rücken rechtsseitig oberhalb des Hüftkamms bis zum Schulterblatt. Trotz intensiver Pflege und Behandlung berichtete Sandra von wechselhaften Phasen, während derer wiederholt größere Areale wund waren; sie hatte also ein erhöhtes Konfliktpotenzial im Gepäck, denn das Infektionsrisiko war hier vergleichsweise hoch.

Im anfänglichen Gespräch erklärte ich ihr den Ansatz, nach welchem wir arbeiteten, beschrieb das Bestreben der Psyche hinsichtlich Realisierung unserer Absichten – ihre Gestaltungsmacht – und zeigte auf, wie Traumatisierung stattfand, was diese mit den ersten drei Lebensjahren zu tun hatte und wie wir durch Erkenntnis und Neubewertung unsere Gestaltungsmacht zurückerlangen könnten.

Bei Sandra ließ ich mögliche geistig-seelische Zusammenhänge, wie fehlendes Selbst-Vertrauen, Misstrauen oder ein tiefes Gefühl von Verletzbarkeit in meine Fragen einfließen.

Es stellte sich heraus, dass Sandras Zeugung ihres Wissens nach ein »Unfall« war, also nicht geplant, und auf die Frage, ob sie ein Junge hätte werden sollen, folgte umgehend der unbewusste Griff an die Schilddrüse (hier finden sich z.B. ungeweinte Tränen der Kindheit, unser kreativer Selbstausdruck und die Frage: Wann geht es endlich um mich?).

Sie beschrieb das wiederholte Gefühl, allein gelassen und auf sich selbst gestellt gewesen zu sein. Das spürte sie, wenn sie Situationen ihres Lebens mit starken Symptomaktivitäten nochmals Revue passieren ließ. Auf die Frage, wo im Körper sie diese wahrnahm, beschrieb sie Herz und Bauch, unterhalb des Nabels.

Dass jede Sekunde unseres Daseins gespeichert und abrufbar und vor allem neu bewertbar ist, machte sie neugierig, und sie ließ sich auf folgende, aufdeckende Trance ein – mit dem erklärten Ziel des Erkennens und Neubewertens.

Über bewusste Atmung schaffte sie es, tiefer und tiefer zu entspannen und den Verstand runterzufahren. Sie begab sich in ihrer Vorstellung an einen geschützten, für sie besonderen Ort. Hier fand sie einen großen Spiegel und sah mit neugierigem Blick auf früheste Erfahrungen mit beschriebenen Wahrnehmungen in die Herz- und Emotionalebene hinein.

Sie beschrieb ihre ersten Wahrnehmungen, und nachdem der Spiegel einfach zeigen durfte, worum gebeten worden war, erinnerte sie sich an einige Situationen in ihrem Leben mit dieser »Kombi« – immer mit der Aussage, es liege gefühlt noch früher.

Auch bei ihrer Geburt, welche ihr zeigte, wie es war, plötzlich aus sicherer Geborgenheit rauszumüssen, über die Dauer der Erstversorgung und Überwachung weg von der Mutter, kam noch vor möglichem Reframing der Impuls, weiter zurückzusehen.

Sandras Atem wurde tiefer, und seine Frequenz nahm zu. Sie zeigte nun einen völlig anderen Ausdruck und sagte, dass sie anfange, ihre große Stelle am Rücken richtig unangenehm zu spüren.

Auf die Frage, womit das zu tun haben könne, antwortete sie überrascht: »Ich bin nicht allein, da ist jemand bei mir, wir berühren uns genau an meinen wunden Bereichen am Rücken.« Sandra erkannte ein Zwillingsbrüderchen, welches rechtsseitig zwischen Becken und Schulterblatt an ihr liegt. Sie weinte und fing an, mit ihm zu sprechen, stellte Fragen, darunter ziemlich erregt, warum er sie allein gelassen habe.

Und da machte es klick: »Allein gelassen …!«

Beim Nachhaken erfuhr sie von unzureichender Fruchtwassermenge und Qualität und dass ihr Bruder dies aufgrund schwächerer Konstitution nicht überlebt hatte. Nur weil er gegangen sei, hätte sie überleben können. Wieder Tränen und die Äußerungen, sie spüre jetzt deutlich ihre Ekzeme, aber nicht so wie sonst. Die Symptomintensität lasse deutlich nach, und sie fühle Frieden.

Auf die Frage, ob sie ihrem Bruder etwas sagen mochte, beschrieb Sandra das Bedürfnis, ihn auf den Arm zu nehmen. Sie verstehe nun, woher das Gefühl, allein gelassen worden zu sein, komme, und dass dies alles nicht wegen ihr, sondern eigentlich »für sie« geschehen sei.

Nach einiger Zeit stiller Kommunikation mit ihm und deutlich erleichtert verabschiedete Sandra sich von ihrem Bruder mit liebevollen Worten, in dem Wissen, bei Bedarf immer in ihrem heiligen Raum in Kommunikation mit ihm gehen zu können.

Mit sichtbarer Erleichterung erklärte sie bei der Reflexion ehemaliger Trigger ein tiefes Gefühl von Frieden in Herz und Bauch und kam etwas erschöpft, aber freudig aus ihrem Seelenraum zurück ins Hier und Jetzt. Nach der Besprechung hilfreicher Tools zur Nutzung der befreiten Gestaltungsmacht vereinbarten wir die Nachbesprechung in drei Wochen.

Bei dieser zeigte Sandra ein deutlich besseres Hautbild. Alle vorher wunden Hautareale waren geschlossen, reizlos, und sie erklärte, es sei ihr schon sehr lange nicht mehr so gut gegangen.

Sie habe bei Bedarf Kontakt mit ihrem Brüderchen und fühle sich auch in neuen, herausfordernden Situationen nicht mehr allein gelassen.

Spannend auch zu sehen, dass ihre Nägel transparent lackiert waren und das Gesicht dezent geschminkt war, die weibliche Seite wohl ihren Raum erhielt.

Ihre Ekzeme seien bisher nicht wieder offen gelegen, und sie habe interessanterweise den Eindruck, ihre Haut nehme Pflege nun endlich auch an …

Ich habe dieses Coaching für mich als sehr lehrreich in Erinnerung, besonders hinsichtlich vielfältiger Ausdrucksformen und Ursachen seelischer Wunden und der Erinnerung daran, Beobachter zu bleiben und sich nicht in eigenen Interpretationen zu verlieren.

Das Beispiel von Steffen finde ich persönlich sehr ermutigend für alle Neurodermitis-Patientinnen und -Patienten. Es kann sich kaum ein Unbeteiligter vorstellen, welche Quälerei dieses psychosomatische Symptom bei den Betreffenden verursacht, vor allem, wenn alle medizinische Hilfe irgendwann versagt oder aufgrund der auftretenden Nebenwirkungen nicht mehr zu verantworten ist.

Fallbeispiel von Katja Neuhof

Sie ist psychologisch-spirituelle Beraterin aus Blankenheim in der Eifel und hat vor vielen Jahren bei mir die Grundausbildung gemacht und damit ihr Repertoire um meinen Ansatz ergänzt. Sie hat ein Beispiel von einer Klientin, die unterschwellig an unerlöster Wut litt. Das ist übrigens tatsächlich ein sehr häufiges Phänomen, welches zu den verschiedensten Krankheiten, wie etwa Magen-, Gallen- oder auch Hautproblemen, führen kann.

Unangemessene Wutausbrüche

Frau W. kam zu mir in die Praxis und wollte ihr Verhalten ändern, da sie über ihre unangemessenen Wutausbrüche im Nachhinein immer sehr traurig war. Sie geriet dabei außer Kontrolle und verhielt sich aggressiv und kriegerisch. Ihr großer Wunsch war es, ein friedvoller Mensch zu werden und ihre Wut unter Kontrolle zu haben.

Ich bat Frau W., mir über ihre Kindheit zu berichten. Es stellte sich im Gespräch heraus, dass ihr Vater ein Choleriker gewesen war und sie vom Kleinkindalter an bis in ihr 18. Lebensjahr hinein geschlagen hatte. Frau W. erinnerte sich daran, dass ihr Vater sie schon mit drei Jahren geschlagen hatte, als sie im Kindergarten abgehauen war. Sie berichtete mir davon, dass ihr Großvater ihrem Vater als Kind gegenüber ebenfalls handgreiflich geworden sei. Ihr Opa war früh verunglückt.

Die Mutter und die zwei Jahre jüngere Schwester von Frau W. waren erkrankt. Die Mutter hatte Rheuma bekommen.

Frau W. hatte sich immer selbst verurteilt und entwickelte mit achtzehn Jahren eine Bulimie. Sie war als Kind sehr mutig, burschikos und hat oft nicht auf ihre Eltern gehört. Sie war die Erstgeborene. Ihr Vater hatte sich damals einen Sohn gewünscht.

Frau W. wurde vier Wochen vor dem errechneten Tag als zu früh geboren, lag im Brutkasten und war dann sechs Wochen allein im Krankenhaus. Ihre Eltern durften sie als Frühchen nicht anfassen, aus Angst vor einer Virusinfektion. Ihre Mutter hatte Schwangerschaftsdepressionen und Angst, dass sie ihr Kind nicht versorgen konnte. Sie konnte ihr Baby auch nicht stillen.

Die Mutter ihrer Mutter hatte ebenfalls Schwangerschaftsdepressionen und Angst, da sie ihren Beruf wegen des Kindes aufgeben musste.

Frau W. hatte selbst zuerst einen Sohn und danach eine Tochter bekommen. Sie sagte mir, dass ihr Sohn sie auch wütend machen könne. Bedingt durch ihre Wutausbrüche sei sie traurig und unzufrieden, weil ihr ihre Familie dann leidtue.

Ich versetzte Frau W. in eine Hypnose.

Sie erzählte mir, dass sie sich als Ungeborenes im Mutterleib, etwa im siebten Monat, verunsichert und bedroht fühle. Sie verspüre in ihrem Kopf ein »Wirrwarr«. Daraufhin zog sie sich zitternd und ängstlich ins Dunkel des Mutterleibes zurück. Ihr einziger Gedanke dabei war: »Ich muss hier raus, an einen sicheren Ort.« Es bildete sich ihr Glaubenssatz: »Keiner liebt mich, ich bin nicht gewollt.«

Sie wurde dann zu früh geboren, und ihre Mutter hatte Angst, dass ihre Tochter nicht überleben würde. Sie musste ihr Baby im Krankenhaus lassen. Der Vater war traurig, weil er sie nicht mit nach Hause nehmen konnte. Obwohl er sich sehnlichst einen Jungen gewünscht hatte, kam er jetzt jedoch zu der Ansicht: »Hauptsache, das Baby ist gesund.« Er liebte sein Kind.

Als Baby schrie Frau W. sehr viel, aber keiner hörte sie oder gab etwas darum. Es entwickelte sich eine Wut in ihr, und sie sprach von einer »ungerechten Welt«, die sie empfinde.

Erkenntnis von Frau W. durch Gespräch und Hypnose:

Ihr Vater hat einen Sohn vermisst, weil sein eigener Vater sehr früh verunglückt ist. In seinem vorgestellten eigenen Vater-Sohn-Verhältnis wollte er das, was er selber vermisst hat, erleben.

Ihre Mutter konnte mit den Emotionen nicht umgehen und hat es vorgezogen, eine Faust in der Tasche zu machen. Bedingt dadurch hat sie wohl Rheuma entwickelt.

Ihre Schwester hat sich ebenfalls in eine Krankheit zurückgezogen und sich gegen Wutausbrüche wegen der familiären Zustände gewehrt.

Ihren Beruf als Krankenschwester hat Frau W. gewählt, weil sie sich um Menschen kümmern wollte (was sie selbst als Kind vermisst hatte). Sie spricht von sich als gute, routinierte, aber emotionslose Krankenschwester. Sie hat von ihrer Mutter gelernt, dass man seine Pflichten/Hausarbeiten gut erledigen muss, aber sich um den emotionalen Teil des Lebens besser nicht kümmert. Von ihrem Vater hat sie gelernt, dass man Unzufriedenheit mit Aggression bekämpft. Das Verhalten der Mutter und des Vaters ist bei beiden in der Ahnenreihe mit demselben Muster zurückzuverfolgen, somit schon seit zwei Generationen gefestigt.

Ihr heute fünfundzwanzigjähriger Sohn spiegelt ihr nun die Wut wider, damit sie die Chance hat, sie erkennen und wandeln zu können.

Lösung:

Frau W. hat ihren Glaubenssatz »Keiner liebt mich« erkannt. Sie wurde durch mich in die Rollen von Mutter, Vater und Krankenschwester gestellt und hat darin die Emotionen der jeweiligen Personen wahrnehmen können. Das depressive Verhaltensmuster liegt bei ihrer Mutter und deren Mutter – das cholerische Verhalten bei ihrem Vater und dessen Vater. Die Muster sind also schon seit Generationen erlernt.

Frau W. hat weder die Depressionen der Mutter noch das Schlagen des Vaters übernommen, kann ihre Gefühle aber nur durch Wutausbrüche zeigen.

Sie kommt zu der Erkenntnis: »Alle haben in Liebe das Beste, das sie tun konnten, für mich getan. Mir, als Frühchen, hat der Körperkontakt zu meiner Mutter sehr gefehlt, aber meine Mutter hat diesen aus Liebe für mich unterlassen, damit sie mir keine Krankheiten überträgt. Meine Eltern waren selbst hilflos und haben als Kinder zu wenig Liebe erfahren. Meine Eltern lieben mich.«

Frau W. hat ihrer Mutter und ihrem Vater aktiv verzeihen können. Ihr Glaubenssatz wurde umformuliert in: »Ich bin liebenswert und werde geliebt.«

Frau W. bedankte sich sehr für das Coaching und glaubte nun, die Ursachen für ihre Wut erkannt zu haben. Da sie sich als Kind nicht anders zu helfen wusste, als sich über Wutausbrüche zu retten, hatte sie das Muster als erprobt in ihr Erwachsenendasein übernommen. Durch die Klarheit des Ursprungs war sie nun in der Lage, mit ihren Emotionen unabhängig und erwachsen umzugehen.

Im obigen Beispiel beschreibt Katja Neuhof sehr eindrücklich, wie sehr Kinder von den Eltern beeinflusst werden – leider eben nicht immer nur positiv. Doch zum Glück kann man die Auswirkungen dieser Einflüsse analysieren und abmildern.

Fallbeispiele von Christian Tiefenbacher

Christian ist eigentlich Hochbaupolier, also Maurer. Da er als Teamleiter sehr wohl über eine Menge Menschenkenntnis verfügen muss, meldete er sich 2017 zu meiner Masterclass an, der Ausbildung, in der ich Interessierten meinen Ansatz und meine Methode vermittle. Ab da habe ich oft darüber gestaunt, mit welcher Klarheit und Selbstverständlichkeit Christian Menschen aus ihren Mustern geholfen hat. Seine große Stärke ist neben einer exzellenten Analysefähigkeit und einem herzerfrischenden Humor die Einfühlsamkeit, mit der er Menschen ihre Themen spiegeln kann. Hier sind zwei Geschichten, die ausnahmsweise von ihm selbst handeln.

Weg mit den Mauern

Mein Name ist Christian Tiefenbacher, und ich komme aus dem gebirgigen Pinzgau im Salzburger Land in Österreich. Ich bin neunundvierzig Jahre alt, verheiratet, habe zwei erwachsene Kinder, mit sechzehn Jahren eine Maurerlehre begonnen und absolviert und bin jetzt seit etwa zwanzig Jahren Hochbaupolier. Meine konservative Erziehung war sehr katholisch geprägt, so, wie es in unseren Breiten üblich war bzw. ist.

Meine Geschichte als Coach beginnt mit meiner Tochter, die ich möglichst nach meinen Werten erzogen habe. Das ging die ersten fünfzehn Jahre wunderbar. Aber eines Tages, mehr oder weniger ohne Vorankündigung, bekam meine heile Welt Risse, denn meine pubertierende Tochter begann, aufzubegehren und gefühlt alle meine gelernten Werte zu verneinen und mit einer Vehemenz zu boykottieren, wie ich es nicht kannte. Es begann eine unangenehme Zeit für uns beide, aus der ich aber nicht rauskam, bis mein Leidensdruck einfach so groß wurde, dass ich selbst anfing, an der Richtigkeit meiner Einstellungen zu zweifeln. Ich erkannte schmerzhaft, dass ich selbst offenbar das Problem war und ich mich ändern musste, wenn sich was verbessern sollte. Ich suchte nach einer Lösung, aber meine Glaubenssätze und die Werte meiner Erziehung standen mir im Weg.

Im Nachhinein wurde mir das zwar klar, aber Schwäche zu zeigen oder nachzugeben war zur damaligen Zeit ein No-Go bei mir. Ich war viel auf der Suche, unter anderem in YouTube, wo ich auf die Vorträge von Andreas Winter stieß, der mich irgendwie durch seine Art und Weise sehr ansprach und meine Aufmerksamkeit auf sich zog. Einige Zeit später berichtete ich meiner Schwester von diesem Andreas Winter. Wie es der Zufall so will, fand sie heraus, dass es von ihm ein Seminar bei uns in der Nähe gab. Ich war darüber erstaunt, dass Andreas Winter den weiten Weg zu uns in den Pinzgau gefunden hat, und meldete mich noch in der gleichen Stunde an. Die Kursgebühr verschwieg ich aus Scham, nahm mir kurzfristig Urlaub und hatte keine Ahnung, was mich erwartete. Diese Kurswoche hat sich in mein Leben eingegraben und war der Startschuss für mein neues.

Am letzten Kurstag, einem Samstag – alle Teilnehmer waren nach dieser Woche guter Dinge und bester Laune –, erreichte Andreas eine Bitte von einer einheimischen Dame, die mitbekommen hatte, dass Herr Winter in Bramberg war. Sie benötigte Hilfe für ihren Sohn, der durch einen Autounfall schwer traumatisiert war. Andreas musste leider wieder nach Deutschland zurück und hatte somit zeitlich keine Möglichkeit. So fragte er in die Runde frisch gebackener und völlig unerfahrener Coaches, ob jemand den Fall übernehmen wolle oder könne. Wie auf ein Stichwort schauten meinen neuen Kollegen in meine Richtung mit der unausgesprochenen Aufforderung: »Christian macht's! Das ist eh klar, der ist ja quasi in der Nachbarschaft.« Ich willigte ein, und schon begann mein Weg als Coach.

Zuvor möchte ich noch eine Sache erläutern: Schon seit Langem war mir aufgefallen, dass ich bei starkem Stress einen sehr unangenehmen Druck im Brustkorb bekam, und als medizinischer Laie dachte ich mir, das könne ja nur ein Vorzeichen von Herzproblemen sein oder Schlimmerem. Auf jeden Fall erkannte ich bald: »Bei Stress bekomme ich Schmerzen im Brustkorb.« Nach dieser Erkenntnis lebte ich mein Leben so, dass ich möglichst keinen Stress hatte bzw. diesen vermied – was mir in der Regel im Alltag auch recht gut gelang. Außer es kam ganz dicke, wie man so sagt.

Genauso dicke kam es bei mir an dem letzten Kurstag bei dem Gedanken daran, dass ich den Jungen coachen sollte. Mein Brustkorb schnürte sich zu, kalter Schweiß überkam mich, und ich war fix und fertig. Ich sollte so ein Coaching leiten, nach ein paar Tagen Kurs, wie sollte das gehen? Ich bekam eine Heiden-

angst. In der Pause schilderte ich Andreas mein Problem, und ich erinnere mich noch genau, als ob es gestern gewesen wäre, an seine Worte: »Du wirst halt ein Trauma haben, das schauen wir uns jetzt gleich mal kurz an.« Ich setzte mich auf einen Stuhl im Gebäude, während die anderen Kursteilnehmer einen Kaffee tranken, und Andreas machte eine Analyse bei mir. Zusammengefasst war es bei mir ein nachgeburtliches Trauma. Ich sah es so klar. Die Hebamme, eine ältere Dame, nahm mich nach der Geburt mit beiden Händen und hob mich auf den Tisch zum Abtrocknen und was halt so üblich war zu der Zeit.

Was war in Mittersill im Krankenhaus am 16.08.1974 bei meiner Geburt passiert? Ich kam zur Welt, und so wie bei vielen Babys war das ein Riesenstress für mich, und die Angst, die meine Mutter empfand, habe ich auch vorher noch übernommen. Nach der Geburt packte mich die Hebamme also mit ihren kalten Händen am Brustkorb, und der Druck von ihren Händen blieb mir im Gedächtnis. Und von diesem Zeitpunkt an gehörten Stress, Angst, Schmerz und der Druck auf den Brustkorb zusammen – dummerweise habe ich mir das bis zu meinem zweiundvierzigsten Lebensjahr gemerkt.

Bei dem Blitzcoaching mit Andreas in der Kaffeepause wurde mir das klar, und ich habe das Erlebnis im Reframing aufgelöst und seitdem nie mehr solche Problem gehabt, was mein Leben extrem verschönert hat. Es ist mir dann noch gelungen, einige vorgeburtlichen und nachgeburtlichen Themen bei mir aufzulösen, und ich kann jedem nur empfehlen: Es zahlt sich aus. Seitdem habe ich etwa fünfzig erfolgreiche Coachings bei Menschen durchgeführt, die es ernst meinen mit der Veränderung an sich selbst, denn der Pilot des eigenen Lebens zu sein ist besser als nur der Passagier.

Ich liebe meine Arbeit als Maurer immer noch, aber Menschen dabei zu helfen, ihre seelischen Mauern einzureißen, ist noch viel schöner.

Die Freiheit ist nun die meine

Wie in meinem vorangegangenen Erfahrungsbericht schon geschildert, war die erste Hürde für mich genommen, mein Verstand jedoch weigerte sich anfangs vehement, das Geschehene zu akzeptieren, so nach dem Motto: Das kann nicht sein, das ist Einbildung, Fantasterei etc. Allerdings stieg meine Lebensqualität, und das war nicht mehr wegzudiskutieren.

Trotz alledem war immer noch ein Zweifel in mir, ob das Erlebte schon bleibend für mich sei, denn mein über vierzig Jahre Erlerntes in meiner Erziehung und im Umfeld hatte immer noch seine Wirkung. Da kam das Unerwartete über mich, wie man so sagt, eines Nachts hatte ich einen Klartraum (luzider Traum genannt), der mir ganz genau in Erinnerung geblieben ist.

Ich war zurückversetzt in meine Zeit, in der ich als junger Mann mit zwanzig Jahren das Leben auskostete. Wir hatten damals einen Mitsubishi Bus L 200, der nicht nur am elterlichen Hof vollends eingesetzt war, auch um alle Tage im Sommer die Milch von der Alm ins Tal zu bringen, sondern in dem ich und meine sechs Geschwister auch noch fahren lernten. In meinem Traum war folgende Szene so real, wie ich es bis dahin noch nie erlebt hatte.

Ich wollte mal wieder mit den L 200 wegfahren, ich saß bereits im Fahrersitz und war allein. Als ich die Tür des Wagens schließen wollte, kamen zwei große Hunde – ähnlich wie ein Dobermann –, und ich wusste anfangs nicht, was diese wollten. Waren sie feindselig oder friedlich? Schließlich stellte sich heraus, dass sie um jeden Preis mitfahren wollten. Ich konnte die Tür des Wagens nicht schließen, weil ich die Schnauze der beiden Tiere nicht aus der Tür brachte. Nach langem Hin und Her, die Hunde ließen sich nicht abwimmeln, sah ich ein, dass ich die Tür nicht zubrachte. Aber ich wollte sie trotzdem nicht in den Wagen lassen und wehrte sie mit der Hand ab. Da fiel mir auf, dass die beiden ein großes Halsband mit eingraviertem Namen trugen. Ich nahm das Schild, um zu lesen, was der Größere der beiden Hunde anstandslos zuließ.

Ich sehe es noch genau vor mir. In großen Lettern stand da »ANGST« geschrieben. In demselben Moment war es mir klar: Die beiden waren seit über vierzig Jahren meine Begleiter und für meinen Schutz verantwortlich und darum auch so verwirrt, dass ich sie auf einmal nicht mehr mitfahren ließ oder mitnehmen wollte. Ich hatte erkannt, genau in dieser Sekunde des Traumes, dass ich die Angst – meine Wachhunde – nicht mehr brauchte.

Andreas Winter beschreibt es in seinen Büchern immer wieder sehr anschaulich: Angst ist ein kindliches Schutzkonzept und hat in einem erwachsenen Leben nichts verloren, weil wir den Verstand nutzen können, um Gefahren, wenn nötig, einzuschätzen, bevor sie über uns hereinbrechen.

Ich wusste, was ich zu tun hatte, es war mir in diesem Moment des Traumes glasklar geworden: Die Angst muss weg, sonst werde ich nie frei sein können. Die Symbolik war klar: Wer will schon zwei Dobermänner an der Backe haben? Da ist nichts mit Freiheit, immer sind die Tiere um einen herum und verschrecken viele Mitmenschen, die einem ja grundsätzlich nichts Böses wollen. Von der Haltung und Pflege ganz abzusehen. Außerdem kann ich für meinen Schutz auch anderweitig sorgen, wenn mir das wichtig ist.

Seitdem weiß ich, was zu tun ist, es wird alle Tage besser für mich, obwohl alles vom »System« oder vielen Leitmedien dafür getan wird, um tagtäglich Angst zu erzeugen – bewusst oder unbewusst. Die Freiheit ist die meine, und ich bin noch lange nicht am Ziel. Es ist so, wie wenn man ein Zimmer aufräumt. Das meiste ist getan, aber wenn man genau hinschaut, findet man immer wieder etwas, was man in Ordnung bringen kann, und das Ziel nähert sich einem.

Es zahlt sich aus! Schau, dass du deine Angst loswirst!

Das sind zwei sehr bewegende Schilderungen, wie ich finde, beschreibt Christian doch anschaulich, wie eine Erkenntnis, die man für sich selbst gefunden hat, der Eisbrecher für vieles Kommende im Leben sein kann.

Fallbeispiel von Nico Peter

Nico ist von Beruf Hörakustiker, und so passt das folgende Beispiel gut in sein Repertoire. Nico war schon eine Weile lang auf der Suche nach Möglichkeiten, die psychosomatischen Hintergründe von Hörproblemen in seiner Arbeit mitzuberücksichtigen, und so war er in meiner Masterclass genau richtig, wie das Beispiel zeigt.

Die Heilung eines chronischen Tinnitus aurium

Es war ein Donnerstagnachmittag Mitte August, ich hatte bereits einen sehr langen Arbeitstag in meiner Anpasskabine. Ich arbeitete seit 2010 als Hörakustiker. Zum Zeitpunkt dieser Geschichte, 2021, war ich in Rheindorf bei Leverkusen als Standortleitung angestellt.

Bei meiner Tätigkeit als Hörakustiker helfe ich Menschen, die an einer Hörschwäche leiden oder sich präventiv mit individuellem Gehörschutz ausrüsten lassen; lösungsorientiert arbeite ich in etwa vier bis acht Wochen nach meiner Höranalyse gemeinsam mit meinen Kunden ein Hörkonzept aus, um deren individuelle Hörfähigkeit zu verbessern – was sich in den meisten Fällen auch mit einem Hörsystem realisieren lässt. Dies geht immer mit etwas Zeit einher, führt aber auch (fast) immer zu einer deutlichen Steigerung der persönlichen Lebensqualität meiner Kunden. So trage ich wirkungsvoll zu deren subjektiv empfundener Lebensqualität und meist auch der ihrer Angehörigen bei. Das macht für mich den persönlichen Kontakt mit meinen Kunden zu einer intensiven und positiven Erfahrung. Nicht zuletzt ist dies für die meisten Akustiker, die ich kenne, einer der bedeutsamsten Motivatoren in unserem Handwerksberuf – mich mit eingeschlossen. Man könnte also sagen: Wir beugen dem Stress durch sprachliche Missverständnisse auf technischem Wege bestmöglich vor.

Tinnitus aurium ist eine Erkrankung, bei der die Betroffenen ein Pfeifen oder Rauschen in den Ohren hören. Es gibt keine Heilung, dennoch gibt es verschiedene Behandlungsmöglichkeiten, die helfen können, die Symptome zu lindern. Die Ursachen werden im Allgemeinen als vielfältig angesehen und können von Lärmbelastung, Verspannungen, Wirbelfehlstellungen bis hin zu Stress reichen; es gibt jedoch keine spezifischen Ursachen, so der Stand der aktuellen Lehrmeinung. Einem stressbedingten Tinnitus liegt meist keine medizinisch nachweisbare organische Schädigung zugrunde.

Eine Frau mit kurzem schwarz gefärbtem Haar, angestrengtem Gesichtsausdruck und kleiner runder Brille betrat mein Fachgeschäft.

Es war mein letzter Beratungstermin an diesem Tag, doch zu diesem Zeitpunkt war mir (noch) nicht bewusst, dass dies einer der bedeutungsvollsten Momente in meiner beruflichen Laufbahn als Hörakustiker werden würde.

Heike, neunundvierzig Jahre alt, litt seit zwölf Jahren an einem sogenannten akuten, nicht kompensierten Tinnitus, dessen Ursachen, trotz etlicher Infusionen und Kuraufenthalte, nicht abschließend geklärt werden konnten. In diesem durchaus langen Zeitraum hatte sie bereits etliche HNO-Ärzte, Unikliniken und Selbsthilfegruppen besucht, fand sich aber selbst bei Erfolg versprechenden Therapiemethoden nach kurzer Zeit wieder mit dem Morse-Code, wie sie ihren

Tinnitus nannte, konfrontiert. Sie können es sich in etwa so vorstellen: Plötzlich und unerwartet, beispielsweise während eines aufregenden Gesprächs, fühlen sich die Ohren »dicht« bzw. taub an, alles klingt sehr weit weg, danach stellt sich meistens ein sehr lautes und störendes Piepsen oder Rauschen ein. Dieses Geräusch kann dabei in Tonhöhe und Lautstärke variieren und verschwindet normalerweise in einem Zeitfenster von ein paar Minuten bis hin zu ein paar Stunden; sollte sich das Hören in diesem Zeitfenster jedoch nicht normalisieren, so ist die Auswirkung auf die akute Lebenssituation so stark, dass man in der Regel innerhalb kurzer Zeit selbstständig zum Arzt geht, mit anderen Worten: »Mit dem Tinnitus zu leben« ist definitiv leichter gesagt als getan.

Meines Wissens ist die aktuelle fachmedizinische Wissenschaft immer noch nicht in der Lage, das Phänomen Tinnitus abschließend zu erklären, da es mehrere Theorien gibt, woher der Tinnitus stammt oder wie das Geräusch entsteht. Obwohl das Phänomen spätestens seit den 1950er-Jahren durch eine Studie an Kriegsheimkehrern bekannt und belegbar ist.

Bei Heike war dieser Zustand phasenweise konstant, konnte dabei in Schnelligkeit und Lautstärke variieren oder sich als (breitbandiges) Rauschen auf dem rechten Ohr und links mit pulsierendem Piepton in Heikes Kopf das nötige »Gehör verschaffen«; dies trat aber nur in besonders belastenden Momenten auf. Die Regel war also, dass es keine Regel gab, sondern es vielmehr chaotisch aufzutreten schien, sodass sich weder von ihr noch von behandelnden Therapeuten eine Regelmäßigkeit finden ließ. Die normale Schulmedizin konnte daher auch keine kausale Schlussfolgerung ausmachen und griff wie immer auf die gängigen Behandlungsmethoden zurück, um ihren Symptomen beizukommen, während sie Heike immer wieder erklärten, dass »ihr Tinnitus ganz sicher multifaktoriell bedingt« sei. Aufgrund des Stresses und der steten Unruhe litt Heike immer öfter an Schlaflosigkeit, kreisenden Gedanken und erlebte regelmäßig depressive Episoden (die sich dann auch immer öfter wie ein flimmernder Schleier über die Ehe und das gemeinsame Zusammenleben mit ihrem zweiten Ehemann legten).

Wie angedeutet, hatte Heike einen sehr langen Leidensweg und viele aus ihrer Sicht erfolglose Heilungsanläufe hinter sich gebracht, bevor sie bei mir ankam. Somit war ich auch nicht der erste Fachmann, der sich mit ihrem Hörproblem auseinandergesetzt hatte; was, wie ich finde, keine wirklich gute Startvoraussetzung für ein erfolgreiches Coaching ist. Nach unserem kurzen Ken-

nenlernen, einem medizinischen Vorgespräch und einer ausgiebigen Analyse ihrer Hörfertigkeiten blickten wir gemeinsam auf ihren befundfreien Hörtest. Heike war sichtlich enttäuscht und frustriert ob meiner Analyse und Zusammenfassung, da sie sich nun erneut einem (scheinbar) misslungenen Versuch, ihres Problems habhaft zu werden, gegenübersah.

Weil ich Heike trotzdem gern helfen wollte und auch persönlich daran interessiert war herauszufinden, warum Heike (im Gegensatz zu vielen anderen Betroffenen) so stark unter ihrem chronischen Tinnitus litt, fing ich an, wie bei Andreas Winter gelernt, sie nach ihrem Alltag und den Situationen zu befragen, in denen sie ihren Tinnitus als besonders laut und störend empfunden hatte, um herauszufinden, was genau ihr Symptomauslöser war bzw. was sie genau triggerte, dass ihr Körper sich zu dieser Reaktion genötigt fühlte. Eine gute halbe Stunde später war es dann so weit: Heike hatte vor etwa drei Jahren ihre Tochter verloren; sie hatte sich aufgrund von Depressionen das Leben genommen. Kurz nach dem Tod ihrer Tochter und der daraus resultierenden Scheidung von ihrem ersten Ehemann, der angefangen hatte zu trinken, um den Verlust der gemeinsamen Tochter zu bewältigen, verlor sie auch noch ihren Job als Bürokauffrau. Während dieser extrem aufreibenden Zeit geriet sie mit einem übergriffigen Kollegen auf der Arbeit aneinander, was sie direkt in eine ärztlich verordnete Ruhepause von mehreren Wochen – unter Zuhilfenahme von Antidepressiva – führte. Infolgedessen musste sie dann ihren Job endgültig an den Nagel hängen. Zusammenfassend können wir sagen, dass Heikes komplettes Leben innerhalb von wenigen Wochen sukzessive zusammengebrochen war, was natürlich die Bühne, auf der ihr Tinnitus nun die Hauptrolle spielte, umso größer werden ließ.

Nachdem wir beide uns wieder beruhigt hatten – und ihre Tränen getrocknet waren –, fragte ich sie nach ihren Hobbys oder Dingen, bei denen sie sich gut gefühlt habe. Oder ob sie sich an Momente erinnern könne, in denen sie ihren Tinnitus gar nicht mehr wahrgenommen habe. Im ersten Moment sagte sie mir, dass sie sich an keinen Moment erinnern könne, und wenn, dass dieser in ihrer Kindheit gelegen haben müsse, da sie ihre Kindheit trotz der bewegten Familiengeschichte – mit der Flucht von Heikes Eltern vom eigenen Hof in Ostpreußen – als sehr liebevoll, glücklich und gut behütet empfunden hatte. Sie sagte mir, dass sie sich an keinen tinnitusfreien Moment nach dem plötzlichen Tod ihrer Tochter erinnern könne.

Plötzlich erinnerte ich mich daran, dass sie mir im Vorgespräch erzählt hatte, dass sie heute eigentlich zu ihrem Pflegepferd in den Stall wollte, es aber wegen des Termins bei mir nicht geschafft hätte. Ich fragte sie, ob sie sich daran erinnern könne, ob sie während ihrer Zeit im Stall mit dem Tinnitus zu kämpfen gehabt hätte oder ob sie deshalb vielleicht sogar vom Pferd gefallen sei, doch dem war nicht so. Stattdessen begann sie, darüber zu reden, wie schön es im Stall immer gewesen sei, und dass es dort eigentlich nie zu größeren »Hör-Problemen« gekommen sei – bis vor ein paar Wochen.

Sie meinte, dass sie in letzter Zeit keine Möglichkeit habe, sich um ihr Pflegepferd zu kümmern. Ihre Miene veränderte sich zu einem traurigen Gesichtsausdruck, und die Falte zwischen ihren strengen Augenbrauen zeigte an, dass sie jetzt wieder sichtlich angespannt war. Sie erzählte weiter, dass sie sich die Kosten für ein eigenes Pferd und die Stallbox-Miete nicht mehr leisten könne und stattdessen das Pferd einer älteren Dame pflege. Die Besitzerin könne sich aus gesundheitlichen Gründen nicht mehr selbstständig um ihr Tier kümmern. Heike durfte das Pferd kostenfrei reiten und beteiligte sich hauptsächlich am Ausmisten der Stallbox und der Pflege des Tieres. Aus irgendeinem Grund fühlte sie sich aber nicht mehr richtig wohl dort, also fragte ich sie, warum. »Es geht vor allem um die anderen im Stall, die pflegen ihre Tiere nicht immer gut und sind nachlässig«, sagte Heike verärgert. Sie sagte mir, dass sie dort nicht mehr gern hingehe und den letzten Halt, ihrem bitteren Alltag zu entfliehen, aufgeben müsse, da sie Angst habe, dort einen »Hörausfall« zu bekommen, da sie sich über dies und jenes ärgern müsse. Es war ihr bewusst, dass sie dann eigentlich ihr letztes bisschen persönliche Entfaltung (und Selbstpflege) aufgeben würde.

Ich wollte Heike nicht mit diesen Gefühlen zurücklassen, also begann ich, das Gespräch wieder in Richtung der schönen Dinge und Erfahrungen mit Pferden und dem Reiterhof zu leiten, weil ich wusste, dass dies scheinbar der einzige Ort auf der Welt war, wo sie mal kurz tinnitusfrei ist. Ich fragte Heike: »Bist du eigentlich auch mit deinem Pferd über einen Fluss gesprungen oder hast was richtig Krasses erlebt?« Heike begann nachzudenken, während ich sie ansah. Nach einem kurzen Moment der Besinnung begann sich ihre Gesichtsmuskulatur langsam zu entspannen, und nach einem kleinen weiteren Moment fing sie dann schon fast an zu lächeln.

»Eines späten Sommerabends, als ich wegen der Arbeit später als sonst zum Hof kam, um Snowball, so heißt mein Pferd, auszureiten«, sie machte eine kurze Pause und schluckte deutlich wahrnehmbar, »waren wir im Wald unterwegs. Der Ritt tat so gut, und um Snowball etwas Abwechslung zu bieten, entschied ich mich für eine andere Runde als sonst, da zu dieser Zeit meistens sehr viele Spaziergänger mit ihren Hunden unsere Stammrunde säumten. Nach einiger Zeit waren wir mitten im Wald und hatten auch länger niemanden mehr gesehen, als sich plötzlich vor mir ein riesiger Dornbusch in Bewegung setzte. Da es langsam dämmerte, konnte ich nicht genau erkennen, was da aus dem Busch gekrochen kam und in eine Ansammlung junger Tannen flüchtete, doch kurz danach bekam ich die Antwort auf meine Frage: Es war eine ganze Rotte Wildschweine. Ein großes Tier, vielleicht ein Muttertier, stand, nachdem es ein paar Schritte auf uns zugegangen war, wie angewurzelt da und fixierte uns. Dieser Moment dauerte ewig, und ich hatte große Angst, dass irgendetwas passierte. Plötzlich setzte sich die ganze Rotte in Bewegung und kam direkt auf uns zu, meine Angst stieg immer weiter an, aber Snowball blieb ganz still stehen, bis sich die Rotte kurz vor uns in einer anderen Ansammlung kleiner Tannen versteckte. Snowball hat mir das Leben gerettet«, sagte sie, und ihre Augen funkelten zum ersten Mal, seit sie bei mir war.

Nach einem flüchtigen Blick auf die Uhr, den Heike zum Anlass nahm, ihre Erzählung zu beenden, bemerkte ich, dass sie immer noch total entspannt war.

Ich fragte sie: »Sag mal, Heike, hörst du gerade diesen Morse-Code?« Heike schaute mich an, blickte kurz nach links und rechts, und plötzlich weiteten sich ihre Augen, sodass ich zum ersten Mal ihre braune Augenfarbe erkennen konnte. »Nein, gerade höre ich ihn nicht, zumindest nicht so laut wie sonst.« Heike schaute sich noch mal um, begann sogar, etwas zu grinsen. »Ich glaube, da hat jemand den Stecker vom Funker gezogen.« Ich fragte sie, ob sie den Tinnitus eben beim Erzählen (und geistig Auf-dem-Pferdehof-Sein) gehört hatte, und sie sagte: »Nein, auch das nicht, ich kann mich nicht daran erinnern, dass er in den letzten Monaten schon mal so leise gewesen war.« Ihre Augen waren ganz glasig, und ein oder zwei Tränen der Erleichterung kullerten ihre Wange hinunter.

Da es mittlerweile 18:30 Uhr war und ich Heike nicht in diesem emotionalen Zustand zurücklassen wollte, machte ich ihr einen Vorschlag, um ihre Situation doch noch zu verbessern: »Sag mal, Heike, was hältst du davon, wenn du eine

Art Aushang in deiner Box im Stall machst, auf dem du beispielsweise anbietest, die schlecht gepflegten Stallboxen der anderen Besitzer zu reinigen oder auch die anderen Pferde bei Abwesenheit der Besitzer gegen einen angemessenen Obolus zu pflegen? So kannst du vielleicht sogar deine finanzielle Situation verbessern, das Raumklima im Stall für dich und die Tiere schöner gestalten, und obendrein verbringst du jeden Tag mit deinem Pflegepferd; wie fühlt sich das an?«

Sie überlegte kurz und sagte dann: »Ich glaube, das probiere ich mal aus.« Kurz danach verabschiedeten wir uns, und ich sah Heike lange Zeit nicht mehr wieder.

Eines Tages, als ich fast vergessen hatte, dass wir diese für mich bis dahin alltägliche Begegnung gehabt hatten, war es dann so weit. Heike kam erneut zu mir ins Fachgeschäft; sie trug ein buntes sommerliches Kleid, eine neue Brille und hatte eine Flasche Rotwein und einen Strauß Blumen dabei. »Hallo, Heike«, sagte ich, »das ist ja 'ne Überraschung, ich hätte dich fast nicht wiedererkannt, gehst du auf ein Sommerfest?«

»Nein«, sagte Heike, »die Blumen sind für dich, keine Ahnung, was du mit mir gemacht hast, Nico, aber seitdem ich deinen Rat befolgt und mich auf dem Pferdehof eingebracht habe, habe ich sogar eine Anstellung vom Hofbetreiber bekommen, weil er und die anderen total begeistert von meinem Pferdepflege-Service sind – ich habe letzte Woche unterschrieben. Und das Beste zum Schluss: Mir ist ganz nebenher aufgefallen, dass mein Tinnitus einfach irgendwann nicht mehr da war. Kaum zu glauben! Ich weiß zwar nicht, was du gemacht hast, aber ich danke dir.« Sie drückte mir die Blumen und den Wein in die Hände und umarmte mich kurz, aber herzlich und verließ auch so schnell, wie sie gekommen war, mein Fachgeschäft.

Ich habe Heike seitdem nicht mehr gesehen. Abschließend kann ich sagen, dass es auch für ursächlich »multifaktoriell bedingte« Krankheiten (Symptome), eine Ursache im Inneren gibt; die mit einer Erkenntnis, wenn man sich selbst verstanden hat, sich etwas Unbewusstes bewusst gemacht hat, zu einer Heilung führen können.

Mittlerweile hat Nico Peters ein eigenes Institut für Hörakustik, und die Abfrage von Alltagsstressfaktoren gehört längst zu seinem Standardrepertoire.

Fallbeispiele von Adele Reitmayer

Adele arbeitet schon lange beratend mit Menschen. Mit meinem ursachenanalytischen Ansatz im Werkzeugkasten gelang es ihr, verschiedene, fast aussichtslos geglaubte Fälle zu lösen. Hier sind zwei ihrer Geschichten.

Heuschnupfen

Mein neunundvierzigjähriger Klient Dominik kam zu mir wegen Heuschnupfens. Er litt nach seinen Angaben »eigentlich schon immer« daran. Wobei sich das in frühen Kindheitsjahren als ein Dauerschnupfen dargestellt hatte und die Ursache dafür nicht wirklich gefunden werden konnte.

Jetzt wurde es aber so schlimm, dass er oft untertags seine Arbeit einstellen musste, weil er keine Luft mehr bekam. Seiner Partnerin sagte er, sie müsse, wenn's nachts ganz schlimm werde, den Notarzt holen.

Darauf wollte er es jetzt nicht mehr ankommen lassen und hat deshalb meine Praxis für eine tiefenpsychologische Behandlung aufgesucht.

Im Laufe der gemeinsamen Arbeit stellte sich Folgendes – sehr Erstaunliches – heraus: Diese Heuschnupfen-Attacken waren nicht abhängig, also getriggert, von gewissen Blüten oder Gräsern, sondern von einem Zeitraum: Juli/August. Und das unabhängig davon, in welcher Region auf der Erde er sich aufhielt. Das konnte Deutschland, Skandinavien, Amerika oder wo er sonst auf seinen vielen Reisen unterwegs war, sein.

Das gab mir sehr zu denken! Ich begann, mit ihm gemeinsam nachzuforschen: Wie war seine Beziehung zu den Eltern? Er beschrieb sie als sehr liebevoll: das einzige Kind seiner Eltern, von seinem Vater abgöttisch geliebt. Das Besondere daran war, dass seine Mutter Emma schon über zweiundvierzig Jahre alt gewesen war, als sie mit ihm schwanger wurde. Und sein Vater war nicht nur deutlich älter und schon Vater von zwei Kindern aus einer früheren Ehe, er war auch noch nicht mit Emma verheiratet.

So hatte Emma ab dem Zeitpunkt, als sie ihre Schwangerschaft bemerkte, Angst, von ihrem Mann abgelehnt zu werden. Diese Angst konnte sie erst dann ablegen, als sie nach der Geburt von Dominik erleben konnte, dass der Vater seinen Sohn liebte und voll und ganz für ihn da war.

Für mich war nun die Spur zu dem Heuschnupfen gelegt – auch die empfundene Lebensbedrohung bei meinem Klienten.

In unserer hypnotherapeutischen Sitzung ließ ich Dominik bis in seine vorgeburtliche Lebensphase – die Schwangerschaft seiner Mutter – zurückgehen. Nach seinen Empfindungen als kleines Wesen im Bauch seiner Mutter befragt, antwortete er: »Es ist dunkel und eng, ich fühle mich unwohl, weiß nicht, warum.«

Daraufhin ließ ich ihn in den Körper seiner Mutter »schlüpfen«, also ihre Identität annehmen und aus ihrer Wahrnehmung die Situation erfahren. Da wurde ihre große Sorge, von dem Mann, Dominiks Vater, verlassen zu werden, deutlich spürbar für ihn. Auch als sie sich irgendwann – so spät wie möglich – getraut hatte, ihm die Schwangerschaft zu beichten, war die Angst noch nicht vorüber. Obwohl Dominiks Vater nun seine Mutter Emma heiratete und eine neue Wohnung bezogen wurde: Die Angst in ihr blieb die ganze Schwangerschaft über bestehen. Erst der liebevolle Umgang mit dem kleinen Buben konnte der Mutter Entspannung verschaffen.

Ich führte nun Dominik durch die Trance dahin, dass er sich als seine Mutter wahrnehmen konnte, und zwar genau zu dem Zeitpunkt, als sie sich ihrer Schwangerschaft bewusst war. Jetzt allerdings so, dass seine Mutter nicht mehr in Angst und Sorge geriet, sondern sich über den glücklichen Ausgang der Schwangerschaft sicher sein konnte.

Wir gingen nun wieder zu Dominik selbst zurück: er als Ungeborener im Bauch seiner Mutter. Wieder befragte ich ihn nach seinen Empfindungen. Jetzt kamen Worte wie: hell, frei, sicher, geborgen, angenommen. Damit schafften wir eine emotionale Neubewertung einer bis dahin nicht bewusst empfundenen Lebenssituation, die aufgrund der vorsprachlichen und vorgeburtlichen Einwirkung bis zu unserem Coaching nicht hatte gelöst werden können.

Ich ließ ihn diese Empfindungen ausgiebig wahrnehmen, ihn quasi darin baden. Dann beendeten wir die Sitzung.

Dominik kam zu mir in einer Zeit, als ihm die Anfälle sehr oft und sehr heftig zusetzten. Nach unserer Arbeit kamen noch zwei kleine »Schübe«. Seither ist er symptomfrei – seit etwa zehn Jahren.

Auf die Spur gebracht hatte mich eine simple Rechnung: Die Anfälle von Dominik waren immer im August. Geboren war er im Februar. Also konnte es sein, dass Emma im Juli/August ihre Schwangerschaft bemerkt hatte? Und von da an in der Angst der Ablehnung lebte?

Diese Spur wurde von unserem Erfolg bestätigt.

Magersucht (Anorexie)

Die achtundzwanzigjährige Susanne suchte mich Ende 2014 wegen ihrer Magersucht auf, um sich mit einem tiefenpsychologischen Coaching helfen zu lassen. Sie hatte bereits mehrere Klinikaufenthalte hinter sich, die sie nicht weitergebracht hatten. Als sie zu mir kam, wog sie 39,5 Kilogramm bei einer Körpergröße von 163 Zentimetern (BMI: 14,9).

Sie fühlte sich körperlich und mental sehr schwach und wünschte sich, nicht nur fitter zu werden, sondern auch wieder mehr Freude im Leben zu erfahren.

Danach befragt, wann die Essstörung begann, erzählte sie von ihrem ersten Freund, den sie mit Mitte zwanzig hatte.

Sie war Einzelkind und genoss die Aufmerksamkeit ihrer Eltern sehr. Ihre Eltern akzeptierten ihren Freund voll und ganz und umsorgten und verwöhnten auch ihn.

Das machte Susanne schwer zu schaffen, und sie begann, sich über die Essensverweigerung wieder Aufmerksamkeit zu verschaffen, die ihr natürlich auch zuteilwurde.

Sie wurde dabei immer extremer in dem, was sie für sich akzeptierte zu essen – oder eben auch nicht.

Als kam, was (fast) kommen musste und die Beziehung mit dem Freund sich löste, blieb Susanne mit ihrer Essstörung zurück. Sie konnte auch jetzt nicht mehr davon loskommen.

In der weiteren Aufdeckung und Ursachenanalyse, woher diese Emotion der Eifersucht auf ihren Freund kam, konnten wir Folgendes finden:

Susanne wurde viel zu früh geboren und musste in den Brutkasten. Aus psychologischer Sicht wissen wir, dass dies als ein lebensbedrohlicher Zustand erlebt werden kann. Das Neugeborene, das eigentlich in den Armen der Mutter Geborgenheit und Vertrautheit erfahren würde, wird in einen fremd riechenden, leblosen Raum gebracht, der keinen vertrauten Pulsschlag der Mutter vermitteln kann und keine körperliche Nähe. Die Besuche, die erlaubt waren, können solch ein Defizit nicht auffangen.

Da die Eltern Susanne über alles liebten und alles für ihr einziges Kind machten, blieb dieses Trauma lange Zeit im Stillen verborgen und wurde nicht durch irgendwelche Symptomatik auffällig.

Erst der Freund hat diese »Bedrohung«, das Trauma, der Liebe der Eltern entrissen zu werden, wieder aufleben lassen. Jede andere Frau wäre glücklich, wenn ihr Freund voll in die Familie aufgenommen und von den Eltern auch geliebt wird.

Ihr verzweifelter Kampf um die Liebe der Eltern wurde lange Zeit nicht erkannt. Aber wir hatten jetzt einen Ansatz, mit dem wir uns in die Traumreise zu der Ursache und dann in eine Neugestaltung der Emotionen begeben konnten.

Ich führte Susanne in einer Trance noch einmal an ihren tiefsten Schmerz: die Liebe der Mutter, der sie abrupt entrissen worden war und die sie nur noch über die Fläschchenfütterung erleben konnte. Daraus entstand eine große Verlassensangst. Hier wurde auch der Zusammenhang spürbar, weshalb Susanne sich über Essen die bedroht geglaubte Liebe ihrer Eltern zurückzuholen versuchte. Sie hatte an diesem Punkt – die Fläschchengabe der Mutter – Liebe mit Essen verknüpft. »Nur durch Essen erhalte ich Liebe.«

Als aus ihrer Sicht nun die ausschließlich ihr zustehende Liebe ihrer Eltern durch ihren Freund bedroht war, griff dieser in der jüngsten Kindheit angelegte Trigger und wurde von ihr umgedreht: Um sich die Liebe ihrer Mutter zurückzuholen, hat sie das Essen nun verweigert und sich damit wieder in die Rolle des hilflosen Babys zurückkatapultiert.

Jetzt ging es um die Neubewertung der ursprünglich ausgebildeten Emotionen. Die große Kunst war es, Susanne in der Trance an ihrem tiefsten Schmerzpunkt die Liebe von Mutter und Vater spüren zu lassen, die weit über die bloße Flaschenfütterung hinausgeht. Sie durfte diese Liebe so deutlich wie nur möglich spüren, was ich immer wieder durch verschiedene Beispiele und Bilder unterstützt habe. Ziel war es, sie fühlen zu lassen: »Die Eltern lieben dich über alles, auch wenn so manches für sie zu einer großen Last wurde.«

Dabei habe ich Susanne befragt, an welcher Stelle im Körper sie die jeweils aufkommenden Gefühle wahrnehmen kann, und um eine Bewertung über eine Skala (von null bis zehn) gebeten. Erst als die Gefühlsintensität der Spürbarkeit der Liebe ihrer Eltern bei neun bis zehn angekommen war und wir das mehrmals gefestigt hatten, beendeten wir die Traumreise sanft.

In der weiteren Folge konnte Susanne damit beginnen, zum einen wieder gut für sich selbst zu sorgen und sich nicht in einen »pränatalen Zustand« zu begeben. Zum anderen war ihr die Sicherheit der Liebe ihrer Eltern deutlich anzumerken, und sie brauchte keine Manipulationen durch Essensverweigerung mehr, sondern konnte sich im Kreis ihrer Familie wieder frei fühlen und Freude erleben.

Als sich Susanne wieder der Liebe eines Mannes öffnen konnte, diesen dann auch geheiratet hat und mittlerweile glückliche Mutter eines kleinen Buben ist, war endgültig klar: Susanne hat ihr Trauma überwunden und kann heute ihrem Sohn und ihrem Mann eine liebevolle Mutter und Frau sein, die sich nicht mehr über Essen Zuwendung holen muss.

Fallbeispiele von Erika Langer

Die Heilpraktikerin aus München zeigt, wie schnell sich eine Symptomatik verabschieden kann. Bemerkenswert ist, dass Erika damals noch mit einer anderen Methode arbeitete als dem emotionalen Umdeuten der Ursache. Allein mit dem Imaginieren eines Verständnisses konnte sie bereits schwere stressbedingte Schmerzen zum Abklingen bringen – und das bereits als »Newcomerin« kurz nach ihrer Ausbildung im Jahr 2010.

Bewegungsunfähig, weil zu quirlig

Die fünfzigjährige Antje war mir schon länger aus einem anderen Zusammenhang bekannt. Ich war damals Dozentin in einer Kosmetikfachschule und sie eine meiner Seminarteilnehmerinnen. Antje fiel mir damals dadurch auf, dass sie offenbar unter irgendetwas sehr zu leiden schien. Der Schmerz stand ihr förmlich ins Gesicht geschrieben. Kurz nachdem ich die Ausbildung von Andreas absolviert hatte, lud ich Antje als Trainingsprobandin zu mir ein. Jede Erfahrung zählte, um noch mehr Sicherheit mit diesem ungewöhnlichen Werkzeug des Coachings zu bekommen.

Als sich Antje mit schmerzverzerrtem Gesicht die Treppe in meine Praxis hinunterschleppte, taten sogar mir gefühlt jede Stufe und jeder Schritt, den sie machte, weh, weil ich ihr anmerkte, welche Tortur es für sie war.

Auf meine Frage, wie lange sie schon so unbeweglich sei und solche Schmerzen beim Gehen hätte, sagte sie, dass sie seit einem Jahr Rheuma hätte, die Schmerzen immer schlimmer werden würden und sie trotz stärkster Rheumamedikamente keine Besserung erlebe. Wie es bei Rheumapatienten üblich ist, hat auch sie ihre Ernährung umgestellt und auf Schweinefleisch und Alkohol selbst in kleinsten Spuren verzichtet. Leider ohne jeglichen Erfolg.

Nachdem ich auch bei weiteren Befragungen zu ihrem Lebensstil und ihren Gewohnheiten in Bezug auf Rheuma nicht fündig wurde, startete ich gleich mit einer Hypnose.

In der Hypnose gingen wir von ihrem momentanen Alter in Fünf-Jahres-Schritten rückwärts, also auf 45, dann 40, dann 35 usw. Ich suchte immer die Ursache eines Schmerzauslösers in ihrer Vita. Nichts passierte. Wir gingen auf diese Weise weiter zurück bis zum Alter von zehn Jahren und dann in Ein-Jahres-Schritten. Als ich bei ihrem Alter von vier Jahren angekommen war, sagte sie auf meine Frage, wie es ihr gehe, plötzlich gar nichts mehr. Sie antwortete nicht und wurde auf der Liege stocksteif. Sie bewegte sich nicht mehr. Als ich sie beruhigte und ihr sagte, dass sie hier bei mir in einem geschützten Raum sei, sagte sie mir, auf meine Frage, wo sie sich denn gerade befinde und was los sei, dass sie zu Hause sei und auf der Eckbank in der Küche herumhüpfe und spiele und lustig sei und singe und male – und einfach wie ein normales vierjähriges Kind spiele. Ihrem Vater gefiel das überhaupt nicht, so eine quirlige und lebendige Tochter zu haben, und er schimpfte sehr laut und schlimm und schrie: »Sei jetzt endlich komplett ruhig, setz dich hin und beweg dich ja nicht mehr, sei mucksmäuschenstill! Sonst gibt es hier ein Donnerwetter, und ich versohle dir deinen nackten Hintern!«

Dieser Wutanfall erzeugte in Antje so eine Schockstarre, dass sie von da an immer ruhig und artig war, wenn der Vater zu Hause war.

Als wir diese Situation in der Hypnose gemeinsam so für sie verändert hatten, dass sie wusste, dass sie sich bewegen und quirlig sein durfte, wann sie wollte, war sie beruhigt und fühlte sich sicher. Sie hatte keine Angst mehr vor dem Vater, da ich ihm in der Hypnose, auf ihren Wunsch hin, erklärt hatte, dass es ganz wichtig und gesund ist, wenn sich ein Kind bewegt und spielt. Sie hatte mein Gespräch mit ihrem Vater miterlebt.

Nach Beendigung der Hypnose stand sie auf und konnte sich sofort schmerzfrei bewegen, und sogar beim Treppensteigen verspürte sie kaum noch Schmerzen.

Das war wirklich magisch! Keine Frage, durch ein solches Erfolgserlebnis fühlte ich mich ermutigt, sofort weiterzumachen! Das zweite Beispiel beschreibt einen Umstand, der in unserer Gesellschaft leider nicht besonders ungewöhnlich ist.

Keine Partnerschaft, weil der Vater einen Sohn wollte

Meine fünfundvierzigjährige Patientin Gabriele kam zu mir in die Praxis, weil sie bis zu diesem Alter noch nie einen Partner oder eine erotische Beziehung mit einem Mann hatte. Keinen Partner zu haben machte ihr jetzt große Sorgen, und sie wünschte sich sehnlichst, in einer Liebesbeziehung zu sein.

Meine Frage, ob sie in den Jahren mit Beginn der Pubertät bis jetzt irgendwelche Ereignisse mit Jungs oder Männern erlebt hatte, bei denen sie vom männlichen Geschlecht abgelehnt worden war, und von daher Angst hatte, sich auf einen Partner einzulassen, verneinte sie. Es gab also keine Erlebnisse in ihrer Vergangenheit, bei denen sie sich von Jungs oder Männern abgelehnt, gemobbt, ausgelacht, gehänselt, verarscht, geärgert oder geghostet gefühlt hatte. In ihrer Schulzeit hatte sie ein ganz normales Verhältnis zu Jungs, und auch im Erwachsenenalter hatte sie normale freundschaftliche Kontakte zu Männern, aber eben keine Partnerschaft, die sie sich gewünscht hätte.

Auch meine Frage, ob sie von Freundinnen oder anderen Mädchen oder Frauen negative Reaktionen in Bezug auf ihre Weiblichkeit erlebt hatte oder ausgelacht, verspottet oder geärgert worden war, beantwortete sie mir mit einem klaren Nein. Sie hatte schöne Freundschaften mit lieben Mädchen gehabt, die bis ins Erwachsenenalter hielten, und auch in der Arbeit knüpfte sie Freundschaften mit Kolleginnen, sodass auch hier keine Auffälligkeiten zu erkennen waren.

Auch das Verhältnis zu ihren Eltern und ihren beiden jüngeren Brüdern war unauffällig, und alle gingen liebevoll miteinander um.

Die Partnerschaft der Eltern war ebenfalls liebevoll und zeigte mir auch keine Auffälligkeiten, dass meine Klientin aufgrund eines etwaigen schlechten Partnerschaftsvorbildes keine Partnerschaft gewählt hatte.

Nachdem alle Befragungen keinen Hinweis darauf gegeben hatten, woher es kommen konnte, dass Gabriele bisher immer noch keine Liebesbeziehung einge-

gangen war, führte ich sie in eine Hypnose. Wir gingen darin von ihrem jetzigen Alter mit vierzig Jahren rückwärts. Zuerst in Fünf-Jahres-Schritten. Das führte ich mit ihr ohne irgendwelche Auffälligkeiten fort. Ab dem zehnten Lebensjahr gingen wir in Jahresschritten rückwärts. Auch hier keine Auffälligkeiten. Als wir bei ihrer Geburt angelangt waren, sprang sie plötzlich laut schreiend und weinend von der Liege auf. Sie war ganz außer sich und konnte sich fast nicht mehr beruhigen lassen. Als ich sie fragte, was denn passiert sei, sagte sie: »Mein Vater wollte mich nicht. Der wollte keine Tochter. Der wollte einen Sohn.« Somit wurde mir sofort klar, warum Gabriele keine Liebesbeziehung zu einem Mann eingehen konnte. Sie wollte, um ihrem Vater zu gefallen, ein Junge, ein Mann sein.

Ich beruhigte sie, sie legte sich wieder auf meine Liege, und ich führte sie wieder in die Hypnose an die Stelle ihrer Geburt. Jetzt ging ich mit ihr in der Hypnose zu dem Zeitpunkt, wo sie als Baby zum ersten Mal Kontakt zu ihrem Vater hatte. Sie sagte in der Hypnose zu mir: »Ich dachte, dass er sich vor seinen Freunden schämt, weil er keinen erstgeborenen Sohn hat.« Sie war in der Hypnose das kleine Baby Gabriele und schaute ihrem Vater in die Augen, und sie erkannte, dass es gar nicht stimmte, dass er sie als Mädchen nicht gewollt hatte. Ihr Vater war total stolz auf seine kleine Tochter, lächelte sie freudig an und streichelte sie liebevoll. Diese Situation hat in ihr so viel Ruhe, Gelassenheit und Angenommen-Sein ausgelöst, dass sie komplett entspannte.

Nach der Hypnose war sie ein anderer Mensch. Total selbstbewusst und in sich ruhend und gelassen. Als sie vier Monate später wegen eines anderen Themas wieder bei mir in der Praxis war, erzählte sie mir, dass sie vor einem Monat einen Mann kennengelernt und mit ihm eine Beziehung begonnen hatte.

Und was für mich sehr, sehr spannend zu sehen war, war die Tatsache, dass Gabriele, die früher immer eher burschikos gekleidet war, also immer Hosen anhatte und ihre Haare sehr kurz und fast schon männlich trug, jetzt längere Haare hatte und ein hübsches Sommerkleid trug.

Wie schön zu sehen, welche schnellen und positiven Veränderungen durch eine hypnotische Sitzung entstehen können!

Selbstverständlich hat auch Erika Langer eine große Anzahl von weiteren spektakulären Fällen, mit denen sie selbst ein ganzes Buch füllen könnte.

Fallbeispiele von Elisabeth Bitsios

Der nächste Fall kommt wieder aus Österreich, wo die Alternativtherapeutin noch vor kurzer Zeit ihren Beruf für immer an den Nagel hängen wollte. Doch durch die Teilnahme an der Masterclass im Mai 2023 bekam sie wieder einen solchen Schwung, dass auch sie mit einem schönen Fallbeispiel nicht fehlen darf. Zunächst ihre eigene Geschichte.

Meine eigene Erlösungsstory

Ich bin mittlerweile in einem reifen Alter und war es bislang gewohnt, trotz aller Widrigkeiten gut durchs Leben zu navigieren. Doch seit längerer Zeit stand ich vor einer unsichtbaren, unüberwindbar erscheinenden Wand. Ich hatte aufreibende Jahre hinter mir, die stark an meiner Essenz genagt hatten, und nun, nachdem ich alles zu einem guten Ende gebracht hatte, blieben die dadurch erwartete Erlösung und ersehnte Neuorientierung aus. Das versetzte mich zunehmend in eine Art Schockstarre, ging damit auch ein steigender finanzieller Druck einher, denn meine Reserven würden nicht ewig halten …

Andreas machte mit mir ein Online-Coaching. Nachdem er mich mithilfe seiner Fragen gründlich kennengelernt hatte, begleitete er mich in eine leichte Hypnose. Darin fand ich mich am Tag vor meiner Geburt wieder. Ich hatte das Gefühl, ich könne nachempfinden, was meine Mutter fühlte. Sie war untröstlich über den Verlust eines sehr wertvollen Schmuckstücks und löste damit vorzeitig die Wehentätigkeit aus.

Ein langer Geburtsvorgang folgte, der mit meinem ersten eigenen Verlust, nämlich dem wundervollen Gefühl der Geborgenheit in Mamas Bauch, überraschend endete.

Fortan begleiteten Verluste, die für mich über die Maßen stressig empfunden wurden, meinen Lebensweg. Ich hatte schon als Kleinkind unzählige Bezugspersonen, war ich doch als viertes Kind mit sehr vielen älteren Geschwistern nicht mehr geplant gewesen, und musste mich in alles fügen. Der Verlust von geliebten Haustieren, die mir Spielgefährten und enge Freunde waren, führten diese Erfahrungen fort.

Später sponnen diesen »roten Faden« die jeweiligen Lebenspartner weiter.

Stets war ich bemüht gewesen, Harmonie und Miteinander zu schaffen, doch auch wenn es jeweils viele Jahre in Anspruch nahm, stand am Ende doch der Verlust der Gemeinsamkeit.

Die Zusammenhänge über den Ursprung dieser »Verluststory«, nämlich dass ich unbewusst die Verlusterfahrung der Mutter weitergetragen und ständig neue Bestätigungen dafür erfahren hatte, ermöglichten mir eine Neubewertung meiner Lebensumstände und erweckten meine Lebensgeister.

Andreas sagte mir am Ende unseres Termins auf den Kopf zu, dass ich keine weitere Zeit mit Coachings verschwenden sollte, sondern mit meiner gewonnenen Erkenntnis über die Ursachen von Problemen in meinem Beruf als Alternativtherapeutin noch einmal richtig durchstarten solle. Auf seine Empfehlung hin besuchte ich bald darauf sein Seminar und war erstaunt, wie gut mir die verschiedenen Übungen gelangen – und die hatten es echt in sich!

Allerdings profitierte ich sicher auch sehr von meiner langen Berufserfahrung. Jedenfalls ist mein Weg nun klar: Anknüpfen an die Zeiten vor der Schockstarre und Menschen als Therapeutin helfen, stressfrei zu leben. Ihnen Anstöße zur Gesundung zu geben, damit sie wieder ihr volles Potenzial wahrnehmen können. Und das bringt mich sofort zu dem Fall einer meiner ersten Probandinnen.

Spinnenphobie mit Tierliebe bekämpft

Die fünfunddreißigjährige Paula ist extrem tierliebend. Schon in ihrer Kindheit wurden von ihr alle Tiere betreut und gerettet – ohne Rücksicht auf etwaige Verletzungsgefahr. Die einzige Ausnahme bildeten Spinnen, die sie, die sonst so mutig und unerschrocken war, in Angst und Schrecken verfallen ließen.

In einer Hypnosesitzung bei mir erinnerte sie sich an ein Erlebnis im Hause ihrer Großeltern.

Sie befand sich als Vierjährige im Erdgeschoss des Hauses, das eher düster war, zum Garten führte und somit auch Insekten, wie Spinnen, Zuflucht bot.

Plötzlich, völlig unerwartet, ergriff sie von hinten ihr Onkel, der sich einen Spaß machen wollte, und jagte ihr damit einen ungeheuren Schrecken ein: Der starke Eindruck, der in dem Schreck blieb, war: viele Arme, die aus dem Hinter-

halt jederzeit zupacken konnten, denen man hilflos ausgeliefert war. Zusätzlich im Hintergrund das Gesicht der Spinne, das dem der Großmutter glich. Ich half ihr zu verstehen, dass die Spinne nun wirklich nichts mit Oma oder Onkel zu tun hatte, sondern tatsächlich nur ein Trigger war, der an die damalige Schrecksituation erinnerte. Ich appellierte an ihre Tierliebe, ihre Bereitschaft, unschuldige, schutzlose Wesen zu verschonen, gar zu behüten – und das saß natürlich bei ihr!

Im Lösungsprozess mit der Hilfe des »Erwachsenen-Ichs« konnte sie nun Steine umdrehen und die dort befindliche Spinne wieder zudecken, sie einfach in ihrem Lebensraum beobachten und belassen oder nach draußen bringen, wenn sie sich im Wohnraum befand; die Gesichter der Vergangenheit hatten ihre Macht verloren!

Dem Erlebnis in Hypnose folgte die Lösung der Anspannung durch Tränen – endlich war es möglich, diese Tiere ebenso wahrzunehmen wie all die anderen auch.

Zwei Wochen später hatte das Universum einen Härtetest für Paula parat: Eine Spinne kam unter einem Karton hervorgekrabbelt, und ganz selbstverständlich nahm Paula sie in ihre Hand und brachte sie in den Garten, als wäre es nie anders gewesen. Das ist für mich ein wirklich schöner Erfolg, zeigt dieser doch, dass mit diesem Ansatz und der neuen Denkweise Veränderungen möglich sind, die man als Alternativtherapeutin sonst nicht so ohne Weiteres erzeugen könnte – schon gar nicht so einfach und so schnell!

Fallbeispiel von Lotta Beger

Als ich die dreiundzwanzigjährige Lotta aus Wolfsburg vor zwei Jahren während eines Coachings kennenlernte, fiel mir auf, dass sie ein analytisches Naturtalent ist, und ich lud sie Anfang 2023 in meine Masterclass ein. Lediglich drei Monate später verhalf sie in nur einer Sitzung einer Frau dazu, den verborgenen Ausweg aus ihrer Depression endlich finden zu können. Damit war der erste Schritt getan!

Gute Ratschläge müssen auch passen

Als Claudia mich im Mai 2023 aufsuchte, sah man ihr auf den ersten Blick an, dass sie niedergeschlagen, ja, regelrecht kraftlos wirkte. Claudia, Anfang fünfzig und verheiratet, konnte ihren Beruf als Kosmetikerin nicht mehr ausüben, weil sie seit mehreren Jahren unter schweren Depressionen litt. Sie hatte bereits zwei stationäre Aufenthalte in der Psychiatrie und einen Reha-Aufenthalt hinter sich. Zu der Zeit unseres Coachings war sie gerade dabei, frühzeitige Rente zu beantragen, weil das Arbeiten für sie einfach nicht mehr möglich war.

Doch trotz nun schon jahrelanger Therapie und vieler verschiedener Medikamente stellte sich bei ihr keine Besserung ein.

Als ich sie fragte, womit sie denn am meisten zu kämpfen hatte, sagte sie: »Ich fühle mich immer gestresst und getrieben. Ich kann einfach nicht still sitzen. Ich muss immer etwas tun und mich verplanen. Nie kann ich den Haushalt einfach mal liegen lassen und mich eine Stunde lang auf die Couch setzen, obwohl ich weiß, dass ich das muss.«

Sie betonte, wie alle (Familie, Freunde, Therapeuten usw.) immer wieder auf sie einreden würden, sie solle sich ausruhen und sich Zeit für sich nehmen. Seit Jahren wurde ihr das gepredigt. Doch sie konnte es einfach nicht. Nach jedem neuen Versuch, fast tagtäglich, stellte sich immer wieder das Gefühl des Versagens ein.

Nachdem sie mir ihr Problem erläutert hatte, begannen wir damit, uns ihre Familie und die Verhältnisse innerhalb derer anzuschauen.

Claudia klagte darüber, dass sie als Kind das Gefühl gehabt hatte, immer in ein Muster passen zu müssen, und dass sie nie sie selbst sein konnte.

Ihre Mutter war eine strenge und dominante Frau. Sie war eine eifrige und disziplinierte Hausfrau. Alles immer sauber, alles immer aufgeräumt. Meine Klientin fühlte sich als Kind stark überbehütet und hatte das Gefühl, die Vorstellungen der Mutter würden ihr stets aufgedrängt werden.

Ihr Vater war dagegen liebevoll und hatte immer Verständnis für seine Tochter. Sie habe sich von ihm immer geliebt gefühlt (Weswegen die Erkenntnis der Ursache im Coaching, noch mal verblüffender für Claudia war).

Mir war schnell klar, dass beide Eltern Sicherheit in Strukturen suchten. Die Mutter im Perfektionismus des Haushalts und der Vater bei der Bundeswehr. Beide Eltern vermittelten ihrer Tochter: Außerhalb dieser Struktur(en) ist die Welt gefährlich und schlecht!

Nachdem wir alle Umstände ihres Lebens geklärt hatten, war nun der Moment gekommen, die Ursachen des Symptoms, nicht still sitzen zu können, zu finden.

Ich führte meine Klientin in eine Trance. In diesem Zustand sollte sie sich vorstellen, sich auf ihre Couch zu setzen, mit der Intension, sich eine Stunde lang zu entspannen. Ich fragte, wie sie sich fühle. Die Antwort kam prompt: »Schlecht und faul.«

Auf meine Bitte, sie solle gedanklich zu dem Moment gehen, wo sie dieses Gefühl das erste Mal gespürt hatte, beschrieb sie mir eine Situation in ihrem Kinderzimmer. Ihr Vater stand vor ihr und beschimpfte sie als faul und undiszipliniert, weil ihr Zimmer nicht aufgeräumt war. Er schimpfte so stark mit ihr, dass die Gefühle Schuld, Versagen und Enttäuschung sich tief in ihr Unterbewusstsein einbrannten und sich mit der Unordnung und dem Nichtstun verknüpften.

Nach der Trance besprachen wir die Situation und stellten fest, dass auch ihre Mutter dieses vorher durch den Vater entstandene Trauma immer wieder antriggerte, indem auch sie die Klientin zu Perfektion im Haushalt anhielt. So zog sich das durch ihre gesamte Kindheit, und auch als Erwachsene geriet sie immer wieder an Menschen, die ihr das Gefühl gaben, sie sei zu faul oder zu »langsam«.

Ich erklärte ihr, dass die vorwurfsvollen Gedanken, die sie in ihrem Kopf hörte, wenn sie sich ausruhen wollte, nicht ihre eigenen waren. Es waren die Vorstellungen und Wünsche der anderen. Es war das Sicherheits- und Struk-

turbedürfnis ihrer Eltern, nicht ihr eigenes. Ihr ganzes Leben fühlte sie sich getrieben und gestresst. Immer, wenn sie sich Zeit für sich und ihre Bedürfnisse nehmen wollte, hörte sie die vorwurfsvollen Stimmen ihrer Eltern. Dieses ständige Gestresst- und Getrieben-Fühlen hatte sie schlussendlich so schwer krank gemacht.

Ich veranschaulichte ihr, dass es die eigenen Traumata der Eltern waren, wovor sie Claudia durch all diese Struktur versucht hatten zu beschützen. Doch nun könne sie sich davon lösen und endlich selbst darüber entscheiden, ob und wann sie sich ausruhen wolle.

Nach zwei Tagen schickte mir Claudia eine Nachricht. Sie meinte, das Coaching sei für sie ein riesiger Schritt in Richtung Heilung gewesen! Jahrelang habe man ihr gepredigt, sie solle sich Zeit für sich nehmen, aber nie sei mal einer darauf gekommen zu schauen, was die Ursache dafür war, dass sie es nicht konnte. Jetzt wüsste sie es endlich. Ihr seien noch weitere Situationen aufgefallen, wo sie die Stimme ihrer Eltern in ihrem Kopf hören würde. Sie war so froh darüber, endlich zu wissen, warum sie all diese Gedanken und Gefühle hatte, und dass sie keineswegs eine Versagerin war. Nun konnte sie endlich auch mal mit einem guten Gefühl entspannen.

Lotta Beger zeigt mit diesem Beispiel, wie wichtig es ist, eine Klientin oder einen Klienten in seinem Verhalten einfach zu respektieren. Oft hören Menschen von ihren Therapeuten: »Machen Sie mal dies, machen Sie mal das«, und dabei wird oft außer Acht gelassen, warum eine Klientin oder ein Klient einen solchen Rat nicht befolgen kann. Schön ist das Beispiel auch deshalb für mich, weil Lotta zeigt, dass auch junge Coaches Erfolge haben können, wenn sie über das nötige Know-how verfügen.

Fallbeispiel von Hans-Georg Hoffs

Das letzte Beispiel kommt aus den eigenen Reihen von meinem Freund und langjährigen Mitarbeiter Hans-Georg Hoffs. Aus Hunderten von Fällen, die er im Laufe unserer Zusammenarbeit in unserem Institut erlebt hat, wählte Georg hier ein sehr anschauliches Beispiel für mein Buch.

Bulimie – halb tot, um zu gefallen

Für sein neues Buch bat mich Andreas um eine Fallgeschichte. Das war gar nicht so einfach für mich. Ich hatte mir vor langer Zeit, als junger Krankenpfleger auf der Intensivstation, angewöhnt, »keine Arbeit mit nach Hause zu nehmen«. Es kam doch oft zu dramatischen Ereignissen, vor allem in den Nächten, die ich meistens schnell zu vergessen lernte. Dies war notwendige Psychohygiene, um professionell arbeiten zu können. Manche Fälle wurden auch im Team besprochen. Ähnlich verhält es sich beim Coaching. So recht wollte mir kein Fall ins Gedächtnis kommen.

Also bat ich Pia Fluch, meinen Erinnerungen auf die Sprünge zu helfen. Sie ist seit Beginn Andreas' Assistentin im Institut und berät jeden Klienten zunächst ausführlich am Telefon, um das passende Coaching zu finden. Daher kennt sie jeden einzelnen Fall und konnte mich an eine sehr bewegende Geschichte erinnern, die ich vor über zehn Jahren im Institut erlebte.

Eine Mutter kam mit ihrem Lebensgefährten und ihrer Tochter zu mir. Die Erwachsenen schienen besorgt zu sein. Die Mutter berichtete von der Angst um das Leben ihrer Tochter. Vergeblich seien sie schon bei verschiedenen Ärzten und Therapeuten gewesen. Coaching war für die beiden bis dahin fremd gewesen, wahrscheinlich sogar etwas suspekt, aber sie wussten in ihrer Verzweiflung nicht mehr ein noch aus und kamen auf Empfehlung von einem Bekannten von Andreas. Ich sei nun also die letzte Hoffnung.

Ihre Tochter sei nun sechzehn Jahre alt und wiege nur noch 37 Kilogramm bei einer Größe von 170 Zentimetern. Sie sei nahe an einem lebensbedrohlichen Zustand, und die Zwangsernährung stehe unmittelbar bevor. Sie leide schon seit über zwei Jahren an Magersucht. Die Tochter, ich nenne sie hier einmal

Paula, hatte außer »Hallo« noch kein Wort gesagt und wirkte ein wenig angespannt, fast so, als rechnete sie bei mir mit den üblichen Gesundheits- und Ernährungsempfehlungen. Ich bat nun die Mutter und ihren Lebensgefährten darum, mich mit Paula allein zu lassen. Als sich die Tür schloss, war die Erleichterung bei Paula sicht- und spürbar. Meine erste Frage an die junge Frau war, was sie sich wünschte und von dem Termin erhoffte. Dazu habe ich ihr die Unterschiede zwischen »Wollen«, »Müssen« und »Dürfen« erklärt. Mit großer Erleichterung sagte sie mir, dass es das erste Mal in den vergangenen zweieinhalb Jahren sei, dass sie danach gefragt werde, was sie wolle. Bisher habe man ihr immer gesagt, was sie tun müsse und ihr mit diversen Konsequenzen gedroht, falls sie nicht umsetzte, was man ihr riet. Mit einem Glanz in den Augen sprudelten die Worte aus Paula heraus, sie wolle wieder fröhlich, entspannt und normalgewichtig sein.

Mir ist immer wichtig, dass ein Klient sich aufgrund seiner Symptome nicht hilflos oder schuldig fühlt, sondern erkennt, dass diese in einem Zusammenhang zu erlittenen seelischen Verletzungen stehen und auch durchaus einen versteckten Vorteil haben können. In einer Reflexion sprachen wir über einen möglichen Vorteil des Dünnseins, und im weiteren Verlauf unseres Termins gelangte Paula zu weiteren Erkenntnissen. Sie ließ sich auf unser Gespräch ein, sagte sie mir später, weil sie sich seit Jahren zum ersten Mal richtig ernst genommen und wirklich verstanden gefühlt hatte.

Der Hintergrund ihrer Leidensgeschichte war folgender: Als Paula sechs Jahre alt war, ließen sich die Eltern scheiden. Die dauernden Konflikte hatten sie schwer erschüttert. Nach der Trennung bestand für die Sechsjährige kein Kontakt mehr zum Vater. Paula hatte es so interpretiert, dass sie die Schuld an der Scheidung hätte. Dies kommt bei Kindern leider sehr häufig vor. Die Mutter fand nach einiger Zeit einen neuen Lebensgefährten, der sich auch bei Paula sehr engagierte. Aus Angst davor, erneut verlassen zu werden, versuchte Paula, andere nicht zu enttäuschen und begann, deren vermeintlichen Wünschen zu entsprechen. Als sie etwa dreizehn Jahre alt war, verknallte sie sich auf einer Geburtstagsparty in einen sehr dünnen Jungen. Ihr Gedanke war, wenn ich auch so dünn werde wie der, dann verknallt er sich auch in mich und bleibt bei mir. So war es nur folgerichtig, dass sie immer dünner wurde.

Wir hatten in der Zeit nach dem Coaching weiter Kontakt per E-Mail, da ich angeboten hatte, Paula noch etwas zu begleiten. Gute zwei Wochen später erhielt ich die erste Nachricht: »Mein Gewicht erhöht sich, ich bin nun bei 43 Kilogramm!« Es fühle sich für sie gar nicht schlimm an, im Gegenteil, sie freue sich. Später schrieb sie sinngemäß, dass es falsch sei, etwas für andere zu erreichen, sondern man müsse sich doch im eigenen Körper wohlfühlen, egal, was andere von einem halten würden. Sie habe erkannt, dass es nicht ihre Schuld gewesen war, dass sich die Eltern hatten scheiden lassen, und dass sie nicht dünn sein muss, um dem Vater zu gefallen. Sie kommuniziere nun auch viel mehr mit anderen und frage sofort nach, wenn sie etwas nicht versteht, damit sie nicht wieder zu interpretieren anfange. Später erfuhr ich noch, dass sie inzwischen 60 Kilogramm wiege, Döner lecker sei und der neue Freund toll.

Soweit das schöne, lange zurückliegende Beispiel von meinem langjährigen Freund und Kollegen Hans-Georg Hoffs. Im Nachgang zu diesem Fallbeispiel sagte Georg neulich zu mir, dass er sich sehr gut vorstellen könne, dass Paulas Mutter selbst diese Angst, nicht der Liebe wert genug zu sein, bereits zu eigen war.

Sie sehen an dieser Fülle von Beispielen, was für fast unglaubliche Veränderungen mit extrem einfachen Mitteln möglich sind, wenn man einfach nur einmal Menschen nicht für »dumm« oder »krank« erklärt, sondern sie respektiert und mitberücksichtigt, wie die Psyche tickt. In meinem Film »Heilen durch Erkenntnis« habe ich noch einige weitere solcher Beispiele von Menschen, die ursprünglich aus ganz anderen Fachrichtungen kommen und mit großem Erfolg psychologische Coachings durchführen. Es ist genau dieses Verständnis von Menschen, das zusammen mit methodischem Wissen und der Begeisterung für den Beruf für virtuosen Erfolg sorgt! Egal, welcher Tätigkeit man zuvor nachging – in jedem von uns steckt ein Psychologe!

Übrigens: Auch Prof. Dr. Sigmund Freud war fachfremd. Er hat niemals Psychologie studiert. Er war Arzt und wurde dennoch unumstritten zu einem der größten Psychologen der Geschichte.

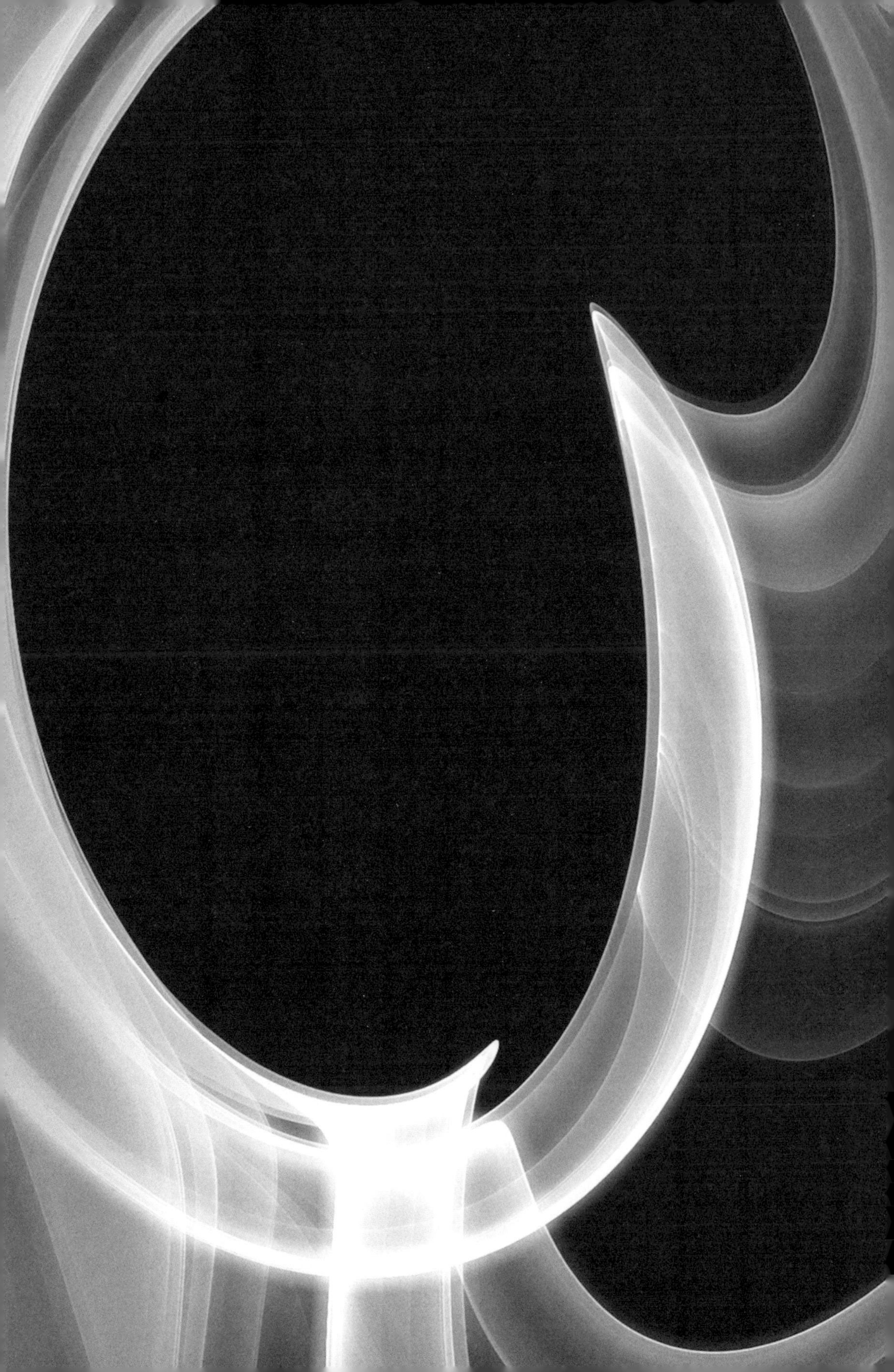

Ein Wort zum Schluss

Wie tickt die Gesellschaft?

Nun haben Sie sich durch mein Buch »Wie unsere Psyche tickt« durchgearbeitet. Was macht es mit Ihnen? Hat es Sie berührt? Nachdenklich gemacht? Verwirrt? Geärgert? Ich habe von einigen Vorablesern, die das Manuskript vor Drucklegung bekamen, teilweise sehr heftige Reaktionen erhalten. Von großer Betroffenheit mit Schuldgefühlen, Wut und Gekränktheit bis hin zu totaler Euphorie war alles dabei. Mütter, die sich schämten, junge Leute, die sich fürchteten, gestandene Männer, die sich überfordert fühlten, Therapeuten, die dankbar waren, und andere, die Begeisterung zeigten – die Reaktionen waren polarisiert.

Ich persönlich möchte Ihnen, meinen Lesern, mit diesem Buch Mut machen. Mut zu gründlichen Analysen, Mut, Ungewohntes zu denken, Mut, Unverständliches ernst zu nehmen und zu ergründen. Und letztlich auch den Mut dafür, nicht aufzugeben, das eigene Leben zu verbessern. Wer sich und andere kennt, einschätzen kann und nicht vorverurteilt, der lebt stressfreier. Aber auch Verantwortlichkeit möchte ich aufzeigen.

Zunächst einmal hat jeder Mensch die Verantwortung für sein eigenes Handeln. Ob aufgrund von Traumatisierungen, Konditionierungen, Sternzeicheneigenschaften, Erziehung oder Erfahrung – es gibt keine Ausrede für das, wie wir sind. Doch Schuld – Schuld haben wir daran nicht. Zu viele Eindrücke donnern täglich auf uns ein und hinterlassen Spuren im Nervenkostüm. Spuren von Ohnmacht, Mangel, Fassungslosigkeit, Wut oder Enttäuschung. Dabei überschatten diese Eindrücke manchmal auch Bestätigung und Freude. Mit diesen negativen Gefühlen, entstanden durch uralte, kaum beachtete Verletzungen, werden wir dann neidisch, cholerisch, ungeduldig, arrogant oder gar gewalttätig. Blind für den anderen und seine Motive erheben wir uns zum Richter über andere und machen dabei denselben Fehler, den wir genau diesen Menschen vorwerfen. Wir schimpfen »Wie kann man nur so dumm sein?!« und übersehen dabei, dass auch unser eigenes Verhalten für andere oftmals nicht nachvollziehbar ist. Der eigene Blickwinkel, die eigenen Wahrnehmungsmuster, der eigene Schmerz hindern uns daran, menschlich zu sein. Machtmissbraucher haben somit ein leichtes Spiel mit uns. Angst, Unwissenheit und Blindheit für die eigene Verantwortung sind meines Erachtens der Grund, warum unsere Gesellschaft immer mehr gespalten wird – obwohl wir alle doch nur das eine Bedürfnis haben: die Verwirklichung unserer Persönlichkeit im harmonischen Miteinander.

Wir wollen alle so sein dürfen, wie wir sind, und dafür geliebt werden. Alles, was uns daran hindert, wird deutlich als Stress wahrgenommen.

Menschen sind soziale Wesen mit dem Bedürfnis nach Zugehörigkeit und Sicherheit. Dies wiederum lässt uns nach Antworten dürsten. Wir wollen nicht einfach nur vertrauen – zu oft ist unser Vertrauen erschüttert worden –, wir wollen Gewissheit! In unzähligen Diskussionsbeiträgen – vis-à-vis oder online, anonym oder bekennend – wird immer wieder die Frage nach dem »Warum?« gestellt. Warum werden bestimmte politische Entscheidungen getroffen, wie etwa in Zeiten des Lockdowns oder bei aktuellen Themen wie Klima, Flüchtlinge oder Inflation? Warum gibt es solche, die mediale Berichterstattung infrage stellen, und solche, die alles kritiklos glauben? Warum werden Technologien gefördert, deren Nutzen für die bedrohte Umwelt einer kontroversen Diskussion nicht standhält? Warum gibt es trotz großem Wohlstand noch immer so viel Leid und Elend in dieser Welt? In den Hungergebieten, beim Handel mit Frauen und Kindern, bei der Massentierhaltung, bei der Vernichtung der Regenwälder, in den Kriegsgebieten und so weiter und so fort – warum?

Doch fehlt mir bei all diesen Fragen etwas Entscheidendes: der Mut zu einer tatsächlichen Antwort! Zu oft wird die Frage nach dem »Warum?« nicht als wirkliche Frage gestellt, sondern als Anklage missbraucht. Das »Warum?« impliziert oftmals: »Was ich nicht verstehe, kann auch nicht richtig sein!« Ist es die Angst vor dem Umdenken, die Schmach der Niederlage, doch irgendwie falsch gelegen oder den Falschen vertraut zu haben, weshalb der Mund weit auf-, aber die Augen fest zugemacht werden? Ash und Richardson haben uns gezeigt: Vor lauter Harmoniebedürfnis verraten wir unsere Überzeugungen, stellen keine unbequemen Fragen mehr, ziehen uns wider besseres Wissen auf die Position der Mehrheitsmeinung zurück. Sollten wir nicht den Mut haben, weiter zu fragen? Es gibt auf jedes »Warum?« eine Antwort! Immer! Diese führt gegebenenfalls zu einem weiteren Warum, doch irgendwann liegt die Erklärung in Form einer Ursache vor uns.

Anstatt uns gegenseitig einfach nur für verrückt, krank, verschroben zu halten, könnten wir auch einfach investigativ vorgehen. Wem wollen wir gefallen? Einer Vaterfigur? Einem Gott? Wann hat es angefangen, dass wir als Menschheit ins Straucheln geraten sind? Waren wir in Ur-Zeiten nicht vielleicht sogar friedlicher, zufriedener, menschlicher, wie einige sehr wenige Volksgruppen noch ahnen lassen? Worüber sind wir als Menschheit gestolpert, dass wir solche Angst davor haben, unser Leben zu leben, uns als Persönlichkeit zu entfalten?

Mit diesem Buch möchte ich ein Werkzeug dafür liefern, mit diesen Stolpersteinen auf dem Weg des Lebens etwas besser zurechtzukommen. Mit dem Wissen, dass niemand Stress will, wir alle Frieden wollen, doch kaum einer gelernt hat, wie unterschiedlich wir auf der Ebene der Individualität und wie gleich wir auf der seelischen Ebene sind: Mit diesem Wissen können wir es schaffen, als Gesellschaft, als Menschheit wieder etwas näher zusammenzurücken. Vielleicht wird unsere Generation den großen, weltweiten Frieden in einem gerechten System in einer bewussten Gesellschaft noch nicht erleben. Das sollte uns aber allesamt nicht daran hindern, es weiterzusagen, wie unsere Psyche tickt. Denn kompliziert sind wir Menschen nicht, nur sehr leicht zu verletzen. Passen wir also bitte alle etwas aufeinander auf.

Ihr Andreas Winter

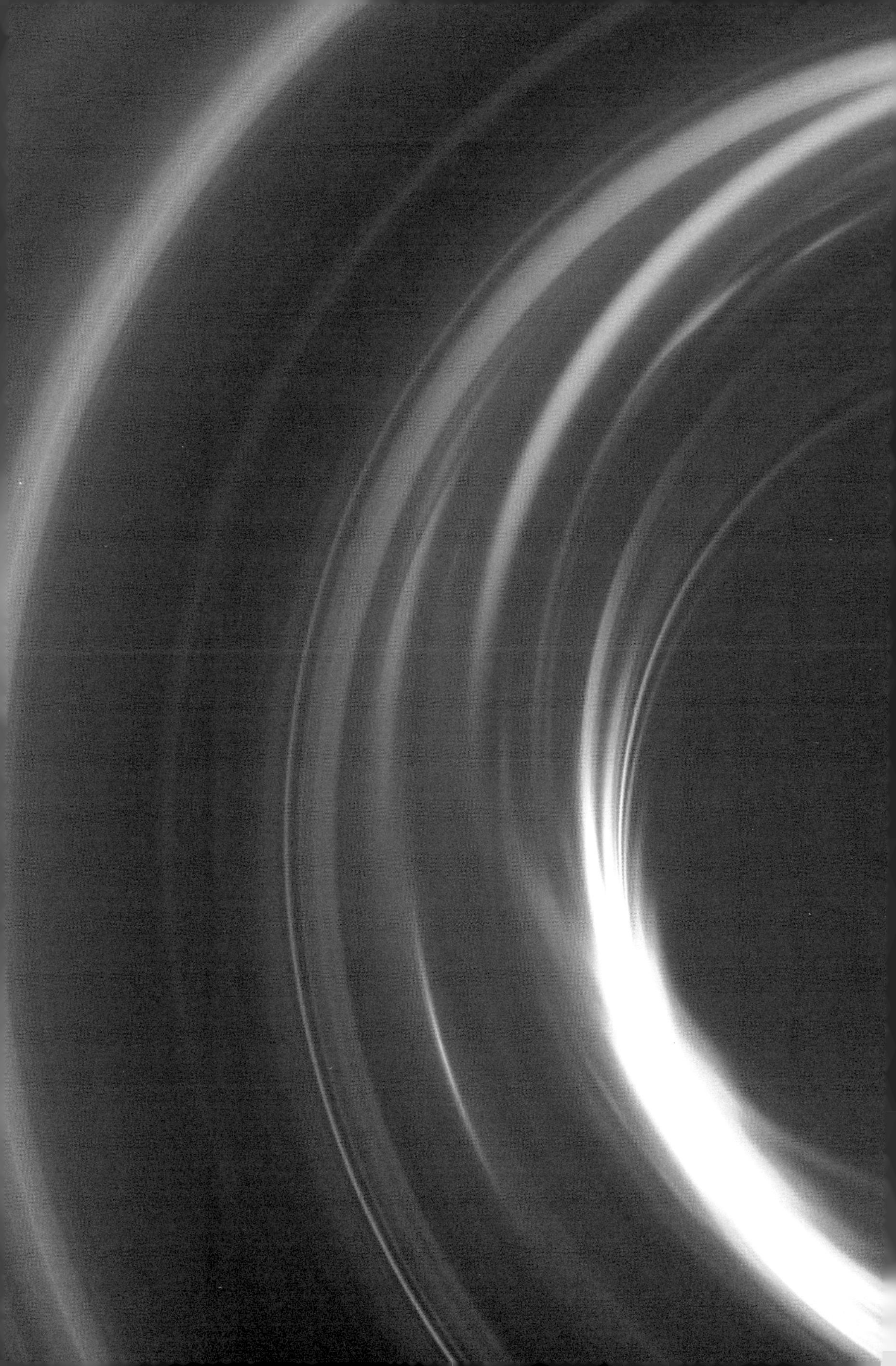

Anhang

Spickzettel für den Coach

Als Orientierungshilfe für den Coach möchte ich meinen Ansatz in zehn Thesen zusammenzufassen:

- → Der Körper des Menschen heilt rein biologisch selbst, stets und ohne bewusstes Zutun.
- → Stresshormone und hierdurch verursachte zelluläre Sauerstoffkrisen hindern den Körper an der Heilung chronischer Krankheiten.
- → Unfreiwilligkeit/fehlende Anpassung ist der einzige Stressauslöser.
- → Das Stressempfinden ist individuell verschieden.
- → Symptome basieren auf einem Stressvermeidungsmuster, welches in den ersten drei Jahren des Lebens generiert wird.
- → Ein Mensch registriert und speichert Stresssituationen ein Leben lang im Unterbewusstsein ab und kann sich mithilfe von gezielten Fragen daran erinnern.
- → Nur in den ersten drei Jahren des Lebens fühlen wir uns machtlos, danach entwickelt sich das Zeitempfinden, und wir können Situationen ohne Stress aushalten.
- → Diese Ursprungstraumatisierung wird mittels einer Retraumatisierung in ihrer Wiederholbarkeit bestätigt und führt zu einer Generalisierung.
- → Durch die emotionale Neubewertung mit der Reife und Handlungsfähigkeit eines Erwachsenen können Stressauslöser relativiert und somit neu bewertet werden.
- → Psychische, psychosomatische und chronische Symptome verschwinden von allein, wenn die individuellen Stressauslöser bewusst gemacht und emotional umgedeutet werden.

Meine Methode ist das Bewusstmachen und Umdeuten von Stressauslösern zum Zwecke der Aufhebung einer Generalisierung: Demnach ist es möglich, sich mit einer bestimmten Fragetechnik an den Ursprung von Traumatisierungen zu erinnern, ihn damit ins Bewusstsein zu heben und unschädlich zu machen. Symptome sind demnach keine Krankheiten, sondern intelligente Schutzmechanismen.

Übungen für den Coach

Die folgenden Seiten sind meinem Buch »Heilen durch Erkenntnis« aus dem Jahre 2011 entlehnt. Ich möchte sie an dieser Stelle einfügen, weil sie ein probates Mittel für den Therapeuten/Coach/Heiler/Arzt darstellen, um sich etwas mit meiner Methode vertraut zu machen. Die wichtigste Voraussetzung für ein gelungenes Coaching ist die innerliche Zustimmung des Klienten. Daher kann es sehr hilfreich sein, wenn der Klient zunächst einige harmlose, aber beeindruckende Erfahrungen mit dem Werkzeug der Traumreise macht, um etwaige Vorbehalte oder Selbstzweifel abzumildern.

Erinnerungsübungen

Wenn Sie also mit meiner Methode und meinem Ansatz arbeiten wollen, werden Sie ein wenig Übung darin brauchen, Unterbewusstes bewusst zu machen und die übergeordneten Zusammenhänge der Erinnerungen zu deuten. Daher empfehle ich folgende einfache, aber verblüffende Übungen:

1. Die Schultüte

Bitten Sie Ihren Probanden, sich mit geschlossenen Augen an seinen ersten Schultag zu erinnern.[25] Er möge in Gedanken so tun, als sitze er jetzt zum ersten Mal in der Schule. Fragen Sie ihn nach seinem Gefühl (neugierig, ängstlich, gespannt und so weiter). Bitten Sie Ihr Gegenüber, seine erste Lehrperson genau an diesem Tag zu beschreiben (Kleidung, Frisur, Schuhe, Schmuck). Wenn sich Ihr Proband nicht erinnert, können Sie davon ausgehen, dass er sich unter Druck gesetzt fühlt oder Angst hat. Wenn jedoch eine Antwort kommt, lassen Sie sich seine Schultüte beschreiben, zunächst äußerlich, danach den Inhalt. Zum Schluss fragen Sie, was in der Spitze der Tüte sei. Oft erwartet das Kind dort eine Enttäuschung – etwa Papier, Holzwolle oder ein großer Hohlraum. Manchmal aber befindet sich auch eine Überraschung darin, zum Beispiel ein Stofftier oder ein besonderes Bonbon.

Diese Übung wird den Probanden, aber auch Sie als Interviewer darin bestärken, an das unvorstellbare Erinnerungsvermögen eines Menschen zu glauben.

2. Laufen lernen

Eine ähnliche Übung können Sie dann im Anschluss machen: Jeder Mensch erinnert sich an den Moment, an dem er seine ersten eigenen Schritte gemacht hat. Nicht das Laufenlernen stand hier im Vordergrund des Interesses, sondern das Erreichen von etwas, das die Aufmerksamkeit des Kindes erregt hat. Sprechen Sie als Interviewer in der Situation so ähnlich, wie Sie mit einem Kleinkind sprechen würden. Hierdurch fällt es dem Probanden wesentlich leichter, sich in die Situation von damals hineinzuversetzen. Ob die Vorstellungen des Probanden der Fantasie entspringen oder der Erinnerung, kann der Interviewte an der subjektiv empfundenen Authentizität seiner Antworten erkennen. Oftmals erscheinen bei ungeübten oder sehr kontrollierten Menschen auch keine kinofilmähnlichen Bilder im Kopf, sondern nur vage Gefühle von »Es könnte so sein«. Bleiben Sie dran, Ihr Proband braucht Ihre persönliche Sicherheit, um sich weiter in Trance fallen zu lassen. Je unerschrockener Sie davon ausgehen, dass Ihr Proband früher oder später seine Erinnerungen deutlich verspürt, desto präziser sind die Ergebnisse. Ein Beispiel für die Abfrage der Gehversuche finden Sie auf der Starthilfe-CD in meinem Buch »Zielen – loslassen – erreichen!«, denn damit lässt sich einem Menschen sehr anschaulich zeigen, dass wir ein Ziel (Laufen lernen) nicht dadurch erreichen, dass wir uns angestrengt darauf konzentrieren und versuchen, Fehler zu vermeiden, sondern dadurch, dass wir uns auf den emotionalen Vorteil (die Obstschale auf dem Wohnzimmertisch oder Ähnliches) fokussieren, den wir uns vom Ziel erhoffen.

3. Das unsinnigste Datum des Lebens

Wenn Sie mit den ersten beiden Übungen vertraut sind und gute Resultate erzielt haben, bitten Sie Ihren Probanden einmal, in der Situation seiner ersten Gehversuche nacheinander zu sagen, welches Jahr, welche Jahreszeit, welchen Monat, welches Datum und welchen Wochentag wir da haben. Sie können ihn bitten, imaginär auf einen Kalender zu sehen und das

Datum abzulesen, oder jemanden zu fragen, das Datum zu nennen. Achtung: Kinder unterscheiden auf emotionaler Ebene meist nicht zwischen Sonn- und Feiertagen. Mit ein bisschen Einfühlungsvermögen erreichen Sie beim Abfragen eines Datums, welches definitiv nicht mit den Sinnen (Sehen, Hören) erfasst wurde, sondern aus dem »kollektiven Unbewussten« (nach dem Psychiater C. G. Jung, 1875–1961) abgerufen wurde, eine Trefferquote von weit über achtzig Prozent, die Sie leicht mit einem elektronischen Kalender überprüfen können. Einen Live-Audiomitschnitt eines verblüfften Klienten, bei dem ich diese kleine Abfrage spontan durchführte, finden Sie ebenfalls auf meiner Internetseite zum Download.

Reframingübung: Die Komik in der Tragik entdecken

Nun kommt das eigentliche Kunststück, das Sie von einem herkömmlichen Hypnosetherapeuten unterscheidet und letztlich über die Nachhaltigkeit Ihres therapeutischen Erfolges entscheidet: das Reframing. Mit diesem wichtigen Werkzeug wird die Erkenntnis über die Ursachen erst zur Therapie verwendet und das Urtrauma der Generalisierung auf ähnliche Auslöser entrissen. Damit wird ein neues Reifekapitel im Unterbewusstsein geschrieben und ein Rückfall ins alte Symptom verhindert.

Es geht darum, eine Situation von einem anderen Standpunkt aus zu betrachten, um so zu einer völlig konträren emotionalen Neubewertung zu gelangen. Nach dem Motto »Jede Medaille hat zwei Seiten« gilt es hier, die gegenteilige Folgerung aus einem Erlebnis zu ziehen. Ein Beispiel hierfür ist: »Je mehr Sie jemand anschreit oder einschüchtern will, desto mehr zeigt er Ihnen damit, wie klein und ausgeliefert er sich Ihnen gegenüber fühlt« (Starthilfe-CD aus meinem Buch »Der Geist aus der Flasche«). Oder aber: »Stellen Sie sich Ihren Vater als kleinen vierjährigen Jungen vor; er lacht, spielt, ist neugierig und will alles richtig machen. Doch es sind harte Zeiten, und das Lachen vergeht ihm sehr schnell. Er wird zu einem verbitterten, ungeduldigen Mann voller Groll, der seinem Kind eines Tages das Gleiche antut« (Starthilfe-CD aus meinem Buch »Zu viel Erziehung schadet!«).

Wenn Sie als Coach oder Therapeut über etwas Sportsgeist verfügen, empfehle ich Ihnen, bringen Sie Ihr Gegenüber so schnell wie möglich zum Weinen und danach so schnell wie möglich *über dasselbe Erlebnis* wieder zum Lachen. Es bedarf zwar etwas Fantasie, schwarzen Humors und Erfahrung, aber ich versichere Ihnen, dass mit einem solchen Reframing Ihr Proband über dieses und ähnliche Ereignisse nie wieder weinen, sondern tatsächlich schmunzeln wird!

Es funktioniert wie folgt:

Der Proband wird von Ihnen gebeten, sich in Trance an eine traurige Situation aus seinem Leben zu erinnern. Fragen Sie: »Was machte dich einmal sehr traurig?«

Bringen Sie ihn dann so schnell wie möglich dazu, deshalb zu weinen. Finden Sie heraus, was genau er daran so traurig findet. Bestärken Sie ihn in seinen Gefühlen. Zeigen Sie Mitgefühl, und verdeutlichen Sie die verzweifelte Lage. Je deutlicher der Proband diese Emotionen spürt, desto mächtiger ist Ihr Hebel, das Ereignis für immer unschädlich zu machen.

Achtung: nicht Wut, sondern Traurigkeit soll angetriggert werden.

Reframen Sie diesen Umstand, indem Sie ihm eine andere Sichtweise ermöglichen, und bringen Sie ihn somit so schnell wie möglich über das gleiche Erlebnis wieder zum Lachen. Dazu gehören ein wenig Dramaturgie und Spannung. Finden Sie heraus, was an dem scheinbar absolut traurigen Erlebnis vom Probanden übersehen wurde. Es gibt etwas, was daran durchaus lustig/komisch ist. Auch hier gilt: Je deutlicher der Proband diese positiven Emotionen spürt, desto unwiderruflicher ist das Ereignis unschädlich gemacht.

Merke: Lachen und Weinen sind beides Reaktionen zum Stressabbau.

Wichtig: Nicht einfach nur zum Lachen bringen und schon gar nicht trösten oder das Ereignis mit Fantasie umformen, sondern über *das gleiche Erlebnis zum Lachen bringen*. Das bedeutet, die Sichtweise darüber muss verändert werden, sodass das Erlebnis an Bedrohung verliert und idealerweise sogar humorig wirkt.

Wenn Sie diese Übung abschreckt oder Sie sie für gänzlich unmöglich halten, so kann ich Ihnen beruhigend versichern, dass alle Teilnehmer meiner Masterclass zunächst genauso dachten, bis sie diese Aufgabe allesamt dann doch erfolgreich hinter sich brachten und danach erstaunt waren, dass man dieses traurige Erlebnis nicht mehr triggern konnte. Die Psyche kann Reifeschritte nicht rückgängig machen! Sie gibt ihren Fortschritt nie wieder preis.

Häufige Fragen

Wenn Sie als Coach arbeiten, werden zu Ihnen in die Praxis Klienten mit den verschiedensten Biografien kommen. Einige waren vielleicht schon bei einem klassischen Hypnosetherapeuten oder Hypnopraktiker, der mit Suggestionen arbeitet, andere haben Erfahrungen mit Schamanismus, Akupunktur oder Traditioneller Chinesischer Medizin (TCM), und die meisten von Ihren Klienten werden auf der Suche nach einer wirksamen Alternative zur Schulmedizin sein. Um für eine einheitliche Begrifflichkeit zu sorgen und etwas Aufklärung zu schaffen, finden Sie hier kurze Antworten auf einige der häufigsten Fragen.

Was ist eine Hypnose?

Eine Hypnose ist das *absichtliche und zielgerichtete Nutzen der sinnesunabhängigen Erlebnisfähigkeit*. Nur durch Passivität erreicht man die dafür notwendige Trance – das »Herunterfahren« der rationalen Kontrolle (Ratio). Hierfür dürfen der Ratio keine Reize geboten werden, das heißt: Je passiver der Proband einfach abwartet und beobachtet, was ihm durch den Kopf geht, desto besser können Sie seine Gefühle erreichen.

Was ist ein Symptom?

Ein Symptom ist eine *Äußerung der inneren Befindlichkeit* und damit keine Krankheit. Symptome können aber durchaus organschädigend wirken. Ein Symptom resultiert immer aus *Angst*, die auf ähnliche Auslöser *generalisiert* wird. Der biochemische Hintergrund sind die sogenannten Stresshormone, die auf Dauer den Organismus schwächen und sein Verhalten einschränken. Ein Symptom ist ein befürchtungsgetriggertes, unterbewusstes Vermeidenskonzept, das die Wiederholung einer bereits erlebten Traumatisierung verhindern soll – basierend auf der Fähigkeit und Reife eines Kleinkindes.

Was ist Angst?

Angst ist ein unterbewusst gesteuertes Verhaltensmuster und entsteht durch eine subjektiv erlebte *Existenzbedrohung*. Dieses Trauma kann bei einem gesunden Menschen nur in der *Zeit der Machtlosigkeit* (bis etwa zum 36. Lebensmonat ab Zeugung) entstehen. Danach beginnt die Entwicklung des Zeitempfindens und der Identität, die Übertragbarkeit auf ähnliche Situationen *(Generalisierung)* eines Angstauslösers ist nach diesem Zeitraum fast nicht mehr möglich.

Was ist das Bestreben der Psyche?

Gestaltungsmacht, also das Realisieren unserer Absichten, ist unsere Existenzgrundlage. Hierfür nehmen wir alles in Kauf. Wir unterscheiden zwischen *Vermeiden* und *Erreichen*. Wenn Erreichen nicht möglich ist, konsolidieren wir unseren Machtbereich durch Vermeiden, notfalls unter Aufgabe des biologischen Lebens.

Warum braucht eine Therapie nicht viel Zeit?

Heilung resultiert aus einer *Strategieänderung*. Diese entsteht durch die *Erkenntnis*, wie man mit gleichem oder geringerem Aufwand eine größere Gestaltungsmacht erlangen kann. Ist diese Erkenntnis gewonnen, ändert sich augenblicklich die Symptomaktivität.

Wie geschieht Therapie?

Wenn der *ursprüngliche Angstauslöser* (das Urtrauma) aufgedeckt und rational reflektiert wird, das dahinterstehende Muster des Symptoms erkannt wird, dann kann der Betroffene eine *Verhaltensalternative zum Symptom* generieren. Diese Alternative erfordert das Wissen darüber, das ebenfalls etwas in Kauf zu nehmen ist, dies jedoch einen anderen Ertrag (Erreichen, Gestaltungsmacht) einbringt.

Das bloße Bewusstmachen des Symptommechanismus entreißt diesen dem Unterbewusstsein und entkoppelt damit den Automatismus. Der Mensch kann wieder frei über seine Reaktionen und Verhaltensweisen entscheiden.

Vereinfachte Beschreibung der Eigenschaften der Tierkreiszeichen

Ein Mensch trägt selten nur einen Aspekt in Reinkultur in sich, sondern oftmals ein Gemisch aus Sternzeichen, Aszendent und den angrenzenden Aspekten.

Grundannahmen sind folgende:

- → Ein Tierkreis wird in drei Dekaden unterteilt. Das bedeutet, am Anfang und am Ende des Kreises gibt es bereits Mischtypen durch die Übergänge zum nächsten Tierkreis.
- → Der Aszendent hat mit der Geburtszeit zu tun, die bei einer natürlichen Geburt zustande gekommen wäre. Das ist bei klinischen Geburten zu berücksichtigen, wie etwa bei Geburten durch Kaiserschnitt oder mithilfe von Wehenmitteln. Der Aszendent zeigt sich ähnlich deutlich wie das Sternzeichen.
- → Das Sternzeichen entsteht im Beginn, also bei der Zeugung, nicht bei der Geburt. Das ist wichtig bei Frühgeburten oder übertragenen Kindern.

Hinzu kommen noch weitere Aspekte, die der Astrologe berechnen kann, die wir im Coaching aber vernachlässigen können. Grundsätzlich gelten Erdzeichen als »Macher«, Luftzeichen als »Denker«, Wasserzeichen als »Fühler« und Feuerzeichen als »Stürmer«. Die Anfangs- und Enddaten der Tierkreise variieren etwas, je nach Berechnung und astrologischer Auffassung.

Steinbock ♑ (21.12.–19.01. * Erde)

♑ *Hauptmerkmale:* Der Steinbock hat ein großes Durchhaltevermögen, Organisationstalent, er kann diszipliniert arbeiten. Er hat unumstößliche Überzeugungen und Werte. Er entscheidet nicht voreilig, informiert sich gründlich und sichert damit seinen Standpunkt. Er möchte etwas erreichen, wobei ihm seine Ausdauer ein nützlicher Begleiter ist. Der Steinbock ist verantwortungs- und pflichtbewusst und kann sich erst dann entspannen, wenn sein Tagespensum erreicht ist. Das

Problem dabei ist nur, dass es selten erreicht wird, da er sich zu viel vornimmt. Tiefsinnige Gespräche lassen sich mit einem Steinbock gut führen. Er ist potenzieller Unternehmenskapitän, der andere arbeiten lassen kann. Verschlossen und diszipliniert glaubt er, er müsste sich alles hart erarbeiten, und erwartet das auch von anderen. Der Steinbock braucht das Gefühl, dass er für Sie etwas bauen/sichern/erschaffen/organisieren darf. Er kommandiert gern herum und braucht dennoch viele Kuscheleinheiten, um seine Selbsthärte auszugleichen. Steinböcke erkennen Sie an der Liebe zur Größe und Solidität. Er verwirklicht sich dadurch, dass er seine Welt ordnet, organisiert und Kapital daraus schlägt.

♑ *Sport:* Erdige Leistungssportarten mit viel Arbeitseinsatz sind die seinigen. Alles andere ist für ihn lächerlich.

♑ *Konfliktpotenzial:* Der Steinbock ist sehr materiell orientiert, schwer zu Entscheidungen zu bewegen und wenig kompromissbereit.

♑ *Und wenn's mal knirscht:* Der Steinbock wird ein paar Tage nicht mit Ihnen sprechen und Ihnen keine Chance geben, etwas zu kitten. Er verhärtet seinen Standpunkt, wiederholt seine Argumente und macht dicht, bis der Stress vorbei ist. Der Steinbock mag seine weichen Seiten nicht gern zeigen, weil er sich dann angreifbar fühlt. Steinböcke kann man mit Erfolg und Verlässlichkeit beeindrucken.

Wassermann ♒ (20.01.–19.02. * Luft)

♒ *Hauptmerkmale:* Der Wassermann ist ein intellektualisierender Andersdenker. Er hinterfragt Grenzen, weil er die Vision einer freien Welt im ewigen Frieden hat. Alles Skurrile und Außergewöhnliche zieht ihn magisch an, weil es ein Kontrast zum Bestehenden ist. Er ist schwer einzuschätzen und manchmal auch unberechenbar, aber niemals langweilig. Die große Stärke ist sein Ideenreichtum, allerdings fehlt es ihm an Durchhaltevermögen – wenn Sie ihn langweilen, stellt er auf Durchzug, und Sie merken es oft noch nicht einmal. Wassermänner blicken weit voraus. Eine seiner sympathischsten Eigenschaften ist die Kameradschaftlichkeit, allerdings auch völlige Unverbindlichkeit. Der Wassermann ist hilfsbereit und für seine Freunde immer da. Ein kreativer Denker, der leider seinen Körper oft ignoriert, da ihm der Geist wichtiger erscheint. Jede Regel wird auf Tauglichkeit geprüft und gegebenenfalls durch eine sinnvollere ersetzt – notfalls auch ohne die Zustimmung der anderen. Er ist bestrebt, etwas für die Ewigkeit zu schaffen, zweifelt diese jedoch per se an. Das Auswendiglernen eines Gedichts können Sie beim Wassermann vergessen – doch wenn er will, überfliegt er den Inhalt, begreift diesen und fasst ihn mit drei Sätzen zusammen. Lassen Sie ihn viel entscheiden, pochen Sie nicht auf Autorität. Er hat eine starke visuelle Wahrnehmung. Wassermänner erkennen Sie am chaotischen Haar! Er verwirklicht sich dadurch, dass er nach Optimierungsmöglichkeiten und Verbesserungen sucht.

- ♒ *Sport:* Der Wassermann liebt alles, was mit Höhe, Fliegen und Luft zu tun hat, ohne aber dabei zwingend selbst sportlich aktiv werden zu müssen.
- ♒ *Konfliktpotenzial:* Der Wassermann fühlt sich oft durch Regeln bevormundet und unterschätzt, er wird daher auch als chaotisch empfunden. Kann erschreckend pingelig sein (detailverliebt würde er es nennen), sodass Sie bei Diskussionen sorgfältig sein sollten, wenn Sie nicht auseinandergenommen werden wollen.
- ♒ *Und wenn's mal knirscht:* Der Wassermann will sowieso nicht so viel Nähe von Ihnen, insofern haben Sie meist schon verloren, wenn Sie nur an Streit denken. Ein Wassermann hält Streit nicht für eine Lösung und wird daher im Konflikt nicht lauter, sondern immer sachlicher – bis hin zur Kühlschranktemperatur. Falls Sie in einer Diskussion mit Argumenten überzeugen, gibt der Wassermann Ihnen recht, und es ist sofort wieder Frieden. Wassermänner kann man mit Originalität beeindrucken.

Fische ♓ (20.02.–20.03. * Wasser)

- ♓ *Hauptmerkmale:* Fische brauchen keinen starken Bezug zur materiellen Welt. Sind oftmals fasziniert von Fabeln, Mythen, Geschichte, Fantasy und allem »nicht Bodenständigen«. Fische sind emotional und sensibel. Inspiration und Eingebung sind ihre Stärken. Fische sind in der Mehrzahl, sie mögen nicht gern allein sein, sondern suchen den Verbündeten. Der Fische-Geborene ist sehr fantasievoll, feinfühlig und gutmütig. Ein Forscher im Dienste der Menschheit. Familie ist nicht seine Stärke, sondern eher die Beschäftigung mit Religion oder Spiritualität. Er hat starke Überzeugungen, die anderen so erscheinen, als sei er völlig glaubensresistent gegenüber neuen Erkenntnissen. Er neigt bei Konflikten eher zum Rückzug in die tiefsten Nischen. Braucht ein eigenes Zimmer und Harmonie. Fische trinken viel Flüssigkeit – nicht unbedingt Alkohol, vertragen diesen aber meist besser als andere. Fische-Geborene haben einen Hang zu Symbolen und drücken Innerstes oft über Tätowierung oder Piercings aus. Fische verwirklichen sich dadurch, dass sie mit Verbündeten einen »Schwarm« bilden.

- ♓ *Sport:* Der Fisch gibt sich lieber der Fantasie hin, als harten Sport zu treiben.
- ♓ *Konfliktpotenzial:* Fische sind so spirituell und fantasievoll, dass alle anderen für sie unsensible Holzköpfe sind. Sie können sehr tief in Mysterien eintauchen – egal ob es dort unten noch normale menschliche Gesellschaft gibt.
- ♓ *Und wenn's mal knirscht:* Die Fische ziehen sich bei Konflikten und Kritik sehr zurück und verweilen dort auf unbestimmte Zeit. Kommen dann aber meist wieder. Können bei Überreizung extrem bösartig bis gewalttätig werden. Mit Fischen kann man träumen.

Widder ♈ (21.03.–20.04. * Feuer)

- ♈ *Hauptmerkmale:* Der Widder ist ein Pragmatiker und Pionier. Er lässt sich nicht gern beengen und aufhalten, reduziert seine Umgebung und Kontakte gern auf das Sinnvolle. Wie alle Feuerzeichen können Widder austeilen und eine Menge einstecken, ohne etwas zu merken. Der Widder ist entschlusskräftig und strebt immer nach vorn. Er erscheint anderen dabei manchmal ungestüm. In jedem Widder steckt der Glaube an seine eigene Kraft, er ist daher schwer zu führen. Er ist energiegeladen und voller Mut. Komplizierte Zusammenhänge liegen ihm nicht besonders, da er schnell zur Sache kommen will. Ein Widder ist risikobereit und schätzt ehrliche und offene Worte. Widder sind Draufgänger, weshalb sie keine Angst vor Verletzungen haben – und daher öfter welche davontragen. Der Widder will seine Grenzen erweitern, indem er sie austestet. Kommen Sie nicht auf die dumme Idee, einen Widder mit einem geplanten Kaiserschnitt zu holen oder mit wehenunterdrückenden Mitteln an der Geburt zu hindern – sein Trotz verfolgt Sie bis ins Grab! Er hat einen wachen Geist, ordnet sich aber schwer ein. Widder erkennen Sie am schmalen Kinn. Er ordnet seine Welt, indem er prüft, ob Grenzen halten.

♈ *Sport:* Wettkämpfe sind seins! Ob als miteifernder Zuschauer oder mittendrin, der Widder liebt den Kampf.

♈ *Konfliktpotenzial:* Der Widder fühlt sich durch die Vorsicht und Kompliziertheit anderer oft ausgebremst.

♈ *Und wenn's mal knirscht:* Beim Widder knirscht es nicht, es knallt. Aber – das ist völlig okay. Streit ist ein Gewitter, und je mehr es blitzt und donnert, desto schneller wird der Himmel wieder klar. Widder mögen keine »Weicheier« und Langweiler. Er wird nach dem Krach durchaus mit Ihnen schlafen (umgekehrt geht's auch: Nach dem Sex kann sich ein Widder, ohne zu zögern, mit Ihnen streiten). Widder lieben schnelle Ergebnisse – das kann manchmal unromantisch bis überrumpelnd wirken.

Stier ♉ (21.04.–21.05. * Erde)

♉ *Hauptmerkmale:* Stiere haben eine unglaubliche Geduld und das Vermögen, etwas auszuhalten, durchzuhalten, zu Ende zu bringen. Lassen sich dabei nicht gern stören oder ablenken. Sie sind sehr ruhebedürftig und brauchen wie alle Erdzeichen das Gefühl, ihre Körperkraft zu spüren. Der Stier ist ein Genussmensch. Er liebt gutes und leckeres Essen. Ein Stier kann sehr realistisch und materialistisch sein, strebt nach Besitz und Sicherheit. Er arbeitet hart an seinen Zielen, bis er sie erreicht hat – und immer schön eins nach dem anderen. Seine Geduld kann manchmal in Unflexibilität ausarten. Der Stier ist derart leistungsbereit, dass er sich oft zu viel Arbeit auflädt. Er neigt zu Übergewicht und Konsum, wenn man ihn an seiner Verwirklichung hindert. Er liebt alles Körperliche, also auch Sport, Tanz, Massage und Sex, aber er versäumt, seine Mitmenschen rechtzeitig vor deren Grenzüberschreitungen zu informieren, da er so harmoniebedürftig ist. Dann kann es zu plötzlichen und starken Wutausbrüchen kommen. Ein Stier lernt langsam, aber gründlich, und er kann es nur schwer verkraften, wenn man ihm widerspricht. Vielleicht weil er sich dann etwas hilflos vorkommt oder einfach, weil er dann wieder umdenken muss. Stiere haben ein hohes Sicherheitsbedürfnis. Man erkennt einen Stier tatsächlich an den oftmals sehr schönen Augen. Er verwirklicht sich dadurch, dass er aufräumt.

- ♉ *Sport:* Ausdauer- und Kraftsport ist beim Stier beliebt, damit spürt er seinen Körper.
- ♉ *Konfliktpotenzial:* Der Stier verliert die Beherrschung, wenn er keine Zeit und Ruhe für seine Aufgaben bekommt. Er arbeitet wie ein Ochse und hat nicht immer Verständnis dafür, wenn andere nicht mitziehen.
- ♉ *Und wenn's mal knirscht:* Wenn Stiere sich tatsächlich einmal beschweren, dann meinen sie es verdammt ernst. Der Stier hält keine Appelle und Reden – er zeigt lieber, was er fühlt. Klären Sie die Dinge, und am nächsten Tag ist alles gut. Klären Sie sie nicht, ist der Stier in zehn oder zwanzig Jahren auf und davon (dann, wenn Sie nicht mehr damit rechnen). Stiere sind halt geduldig.

Zwillinge ♊ (22.05.–21.06. * Luft)

- ♊ *Hauptmerkmale:* Zwillinge sind Wissensmagnete, die mit Leichtigkeit lernen, was ihnen einleuchtet. Der Zwillinge-Geborene ist kein Befehlsempfänger. Er braucht immer eine Begründung für das, was man von ihm erwartet oder verlangt, braucht Abwechslung und erscheint von seiner Art her ein wenig wie ein Schmetterling: unberechenbar und flatterhaft. Größte Stärke: Kontakte knüpfen. Größte Schwäche: Nur selten feste Bindungen eingehen. Einen Zwilling zu beurteilen, ist schwierig, da er selbst nicht genau weiß, was er im nächsten Moment tun wird. Vielseitig, aber auch unruhig und ungeduldig. Deshalb wechselt der Zwilling gern seine Überzeugung oder auch den Beruf. Er erkennt die Wahrheit in völlig gegensätzlichen Positionen und ist daher notorisch unparteiisch, aber kritisch. Der Zwilling ist als Luftzeichen ständig in Bewegung, daher oft viel schneller als andere und erledigt viele Dinge auf einmal. Er wird oft missverstanden, weil der Zwilling Grenzen und Konflikte ignoriert. Er liebt lange und gründliche Diskussionen. Er freut sich auf die Arbeit, ist voller Ideen (auch offen für Unsinn und Streiche) und mag Anregungen. Er liebt die neuesten technischen Geräte und liest Bücher schneller, als er sie kaufen kann – oft mehrere gleichzeitig, ohne sie zu Ende zu bringen. Zwillinge erkennen Sie daran, dass man sie nirgend woran sicher erkennt. Er verwirklicht sich dadurch, dass er sich nach den Hinterausgängen umschaut.

- ♊ *Sport:* In sportlicher Hinsicht ist der Zwilling eher von der technischen Seite des Sports fasziniert. Alle Formen der Bewegung faszinieren ihn.
- ♊ *Konfliktpotenzial:* Der Zwilling ist für andere nur schwer einzuschätzen und entflieht der Eintönigkeit. Er wird manchmal der Lüge bezichtigt, weil er als Dualist nie nur eine Wahrheit akzeptieren kann.
- ♊ *Und wenn's mal knirscht:* Zwillinge reden Sie in Grund und Boden, haben Argumente wie Kugeln im Patronengurt. Und falls Sie sich doch einmal verteidigen wollen, wechseln die Zwillinge (dieses Zeichen steht im Plural) einfach den Standpunkt und argumentieren weiter oder gehen einfach gedanklich fort. Zwillingen muss man die Freiheit lassen.

Krebs ♋ (22.06.–21.07. * Wasser)

- ♋ *Hauptmerkmale:* Den Krebs finden Sie in einem riesigen Bett voller Kuscheltiere – und bloß keinen Besuch reinlassen! Wie alle Wasserzeichen fühlt der Krebs eher, als zu verkopft zu denken, anstrengend zu machen oder zu wild zu erleben. Der Krebs ist anhänglich, fürsorglich, harmoniebedürftig und kann einen um den Finger wickeln. Er ist bereit zu verzeihen und Opfer zu bringen. Oft voller Schuldgefühle und Beschuldigungen. Er sucht die Fehler bedauerlicherweise immer zuerst bei sich selbst, statt bei anderen. Ein Krebs ist oft schüchtern und vorsichtig – will nie richtig erwachsen werden und tut sich mit dem Loslassen schwer. Sehr, sehr leicht zu verletzen. Krebse weinen viel, wenn es ihnen nicht aberzogen wurde. Zielstrebig, wenn er sich in Sicherheit fühlt, scheut seine Grenzen und überrascht durch Energieausbrüche. Krebse sind berechnend loyal, suchen oft die Sicherheit in Familie (und allem, was sie dafür halten) und zahlen dafür leider oft den hohen Preis ihrer Gesundheit. Man sollte einen Krebs viel loben und unterstützen. Man erkennt Krebse an den ausgedünnten Augenbrauenrändern und daran, dass sie meist jünger aussehen, als sie sind. Der Krebs verwirklicht sich dadurch, dass er andere unterstützt. Sie finden Krebse in Reparatur- und Heilberufen.

- ♋ *Sport:* Der Krebs liebt Mannschaftssportarten, bei denen er andere unterstützen oder versorgen kann, wenn sie sich verletzt haben. Er schwimmt gern.
- ♋ *Konfliktpotenzial:* Der Krebs tut gern so, als sei er ganz klein, nur um anderen nicht zu nahezutreten. Das wird oft als Unterwürfigkeit missverstanden.
- ♋ *Und wenn's mal knirscht:* Der Krebs reagiert auf Kritik und Harmoniestörungen mit Rückzugsstrategien, Schuld- und Minderwertigkeitsgefühlen. Meisterlich in emotionaler Erpressung! Nach einem Streit mit einem Krebs haben Sie garantiert entweder Mitleid oder selbst Schuldgefühle. Krebse sind sehr liebesbedürftig.

Löwe ♌ (22.07.–22.08. * Feuer)

- ♌ *Hauptmerkmale:* Der Löwe ist eine Majestät. Wenn er den Raum betritt, spürt jeder seine Präsenz. Echte Löwen sind die Einzigen, die sicher keine Vorbehalte gegenüber dem Thema Sternzeichen haben. Ihre Behausung ist ein prunkvoller Thronsaal, sogar Toilette und Küche sind eines Palasts würdig. Je mehr Spiegel im Palast hängen, in denen die eigene Mähne bewundert werden kann, desto besser. Können nicht an roten Teppichen vorbeigehen, sondern betreten diese wie selbstverständlich. Der Löwe genießt den Mittelpunkt. Will eine Wirkung auf Menschen haben. Herrscht über andere als gütiger Regent und ist loyal – verlangt aber auch Loyalität. Schafft mit viel Herz Strukturen und Regeln. Hat Prinzipien und wirkt daher manchmal etwas stur. Tritt gern sehr erwachsen auf, wenn man ihm seine Bühne lässt, die er spielerisch und gestenreich betritt. Ignorieren Sie einen Löwen, stehen Sie auf seiner Negativliste. Er ist meist eigenständig und übernimmt früh Verantwortung, überschätzt sich aber dabei manchmal. Ein Löwe braucht derartig viel Lob, dass Sie es damit gar nicht übertreiben können. Er sammelt gern Auszeichnungen und Urkunden (im Gegensatz zum Widder, für den das alles oft wertloser Plunder ist). Löwen haben es schwer, weil sie als egozentrisch oder eitel missverstanden werden. Löwen erkennen Sie an dem gepflegten Kopfhaar.

Das Löwenprinzip verwirklicht sich dadurch, dass es seine Getreuen auf sich einschwört.

- ♌ *Sport:* Eigentlich ist es dem Löwen egal, wofür er die Goldmedaille bekommt, Hauptsache die Haare liegen.
- ♌ *Konfliktpotenzial:* Der Löwe verkraftet es nicht, Rangletzter sein zu müssen, und lässt sich jedes Mittel recht sein, um dies zu kompensieren.
- ♌ *Und wenn's mal knirscht:* Während eines Streits gilt: Der König hat recht. Reichen Sie ein Gnadengesuch bei Eurer Hoheit ein, und alles ist wieder im Lot. Wenn der Löwe Sie anbrüllt, haben Sie zumindest seinen Respekt. Löwen fällt es manchmal schwer zu verstehen, dass die Welt sich nicht immer nur um sie dreht, ohne dass sie sich dabei ignoriert fühlen müssen.

Jungfrau ♍ (23.08.–22.09. * Erde)

- ♍ *Hauptmerkmale:* Die Jungfrau ist akkurat, ordentlich, praktisch. Der Besuch darf nach Anmeldung jederzeit kommen, aber wehe, er verändert etwas. Die Jungfrau ist akribisch, sehnt sich nach Struktur und Ordnung, kritisiert oft vor sich hin und fühlt sich schnell allein gelassen und unverstanden. Sie sucht die Fehler zunächst bei anderen und findet Sicherheit in äußeren Strukturen. Eine Jungfrau braucht ganz konkrete Anleitungen. Ist zuverlässig und detailversessen. Kann komplizierte Dinge auswendig lernen, ohne sie begreifen zu müssen. Sie ist leicht zu erschüttern, außer sie kann sich an etwas Stabilem festhalten. Sie ist sehr interessiert an Naturwissenschaften, gut organisiert. Jungfrauen erkennen Sie an der strengen oder auch leicht verkniffenen Ausstrahlung. Sie ordnet ihre Welt dadurch, dass sie optimieren will – meist durch Fehlersuche und Kritik. Jungfrauen werden schnell in ihren Bedürfnissen unterschätzt, weil sie so präzise und fleißig sind, fühlen sich dann manchmal ausgenutzt.
- ♍ *Sport:* Der typische Sport einer Jungfrau hat einen Anfang und ein Ende, strengt etwas, aber nicht zu sehr an und ist gut für die Gesundheit. Ein Wettkampf wird von einer Jungfrau dadurch gewonnen, dass der Gegner wegen Falschspiels disqualifiziert wird.
- ♍ *Konfliktpotenzial:* Die Jungfrau wendet sich von Undurchsichtigem und Chaotischem ab, verteidigt dabei aber sehr vehement ihren Standpunkt.

♍ *Und wenn's mal knirscht:* Die Jungfrau ist im Streit bissig und danach untröstlich. Durch streng logische Argumente aber gut zu überzeugen. Es fällt Jungfrauen schwer zu akzeptieren, dass andere mit weniger Ordnung und Struktur als sie selbst auskommen.

Waage ♎ (23.09.–22.10. * Luft)

♎ *Hauptmerkmale:* Waagen lieben klare, moderne Formen. Bevorzugen Einrichtungen, die symmetrisch, stilvoll dekoriert und gegebenenfalls mit moderner Technik, die auf Knopfdruck reagiert, ausgestattet sind. Doch wehe im Haus hängt ein Bild schief, das nervt die Waage so sehr, dass sie es nicht erdulden kann. Die Waage ist sehr harmoniebedürftig und versucht, stets gutmütig und ausgleichend zu sein. Hat einen extremen Gerechtigkeitssinn, was oft zu vorschnellen Urteilen führen kann. Denkt und tüftelt gern. Wird oft als unloyal missverstanden, da ihr Gerechtigkeit über Freundschaft geht. Sie glaubt, es gäbe nur eine Wahrheit – ihre. Sie arbeitet gern mit dem Kopf und den Händen. Große Liebe zu Ästhetik, Ordnung und Eleganz. Braucht die Geselligkeit. Keine Party ohne Waage. Benötigt manchmal Hilfe, um bei Konflikten das rechte Maß zu halten! Waagen erkennen Sie an den ordentlichen Haaren. Das Waage-Prinzip verwirklicht sich dadurch, dass sie in Schwarz und Weiß ordnet, in Falsch und Richtig. Sie ist die Justitia, die ein Urteil fällt, um mit Gerechtigkeit Ordnung herzustellen.

♎ *Sport:* Entweder symmetrisch und ästhetisch oder ein Gruppenerlebnis. Wichtig ist, dass es am Ende ein eindeutiges Ergebnis gibt – die Waage muss den Sport aber nicht unbedingt selbst betreiben.

♎ *Konfliktpotenzial:* Die Waage kann bei fehlender Fairness unverhältnismäßig selbstgerecht werden.

♎ *Und wenn's mal knirscht:* Die Waage wird auf jeden Fall eine Gerichtsverhandlung erst beenden, wenn von ihr ein eindeutiges Urteil gefällt wurde. Das kann Jahre dauern. Niemand außer dem Skorpion ist so nachtragend wie eine Waage. Der Waage fällt es schwer, fünfe gerade sein zu lassen, sie verzichtet selten aufs Rechthaben!

Skorpion ♏ (23.10.–22.11. * Wasser)

- ♏ *Hauptmerkmale:* Skorpione könnten eigentlich für ihre Behausung Eintritt nehmen. Ob Gruselkabinett, Opiumhöhle, Völkerkundemuseum oder Antik-Ausstellung – Hauptsache, es gibt genug Geheimnisse zu zeigen und zu verbergen. Archaisch und beeindruckend – die Wohnung eines Skorpions verfolgt Sie in Ihre (Alb-)Träume. Der Skorpion ist sensitiv und daher extrem verletzlich. Er hört das Gras wachsen, bevor es gesät ist. Er ist gern geheimnistuerisch, hasst es aber, wenn andere vor ihm Geheimnisse haben. Er ist sehr harmoniebedürftig und misstrauisch. Glaubt oft, sich vor anderen schützen zu müssen. Skorpione lügen nicht und lassen sich auch nicht belügen. Tabus jeder Art locken ihn an. Er schreckt nicht davor zurück, sich bei Streitigkeiten unversöhnlich und ohne Wiederkehr zu distanzieren. Ermuntern Sie ihn zu mehr Lebensfreude, wird er Sie der Oberflächlichkeit bezichtigen. Bei Regeln sollten Sie mit dem Skorpion ganz konsequent bleiben – er führt Machtkämpfe mit allem, was nach Autorität riecht, und testet Grenzen aus. Skorpione erkennen Sie an ihrer charismatischen Ausstrahlung. Der Skorpion verwirklicht sich durch das Transformationsprinzip. Er deckt Missstände auf und umgibt sie mit neu geschaffenen Regeln unter seinen Bedingungen. Skorpione sind derart stark, dass sie oftmals nur mit Schmerzen lernen, weil sie alles andere nicht ernst genug nehmen.
- ♏ *Sport:* Sport reizt nur, wenn eine gewisse Herausforderung, vielleicht sogar Härte vorhanden ist.
- ♏ *Konfliktpotenzial:* Skorpione sind tiefgründig und viel sensibler, als man denkt. Man übersieht schnell, dass sie keine »harten Typen« sind, sondern sich mit einer Fassade schützen.
- ♏ *Und wenn's mal knirscht:* Der Skorpion kann bei geringster Verletzung die soziale Beziehung komplett infrage stellen. Wasserzeichen sind alle nicht besonders zugänglich für rationale Argumente. Die einzige Möglichkeit, dass der Skorpion Sie nicht mit Rache überzieht: Geben Sie Ihren gemachten Fehler zu, und bitten Sie um Verzeihung – und wehe, Sie lügen dabei! Skorpionen fällt es schwer zu verzeihen, wenn der andere nicht ehrlich ist.

Schütze ♐ (23.11.–20.12. * Feuer)

♐ *Hauptmerkmale:* Schützen übertreiben. Groß, laut, teuer, plakativ, alles, was deutlich ist, da ist der Schütze zu Hause! Langweilen Sie Schützen nicht. Ein Schütze bevorzugt große Ziele, denn eine große Zielscheibe erhöht die Chance auf einen Treffer. Wenn der Schütze nach gründlichem Anvisieren ein Ziel hat, dann drückt er auch ab. Schützen können Unsummen von Geld verbrennen und andere damit in den Ruin reißen, je weniger Geld der Schütze hat, desto mehr gibt er aus, um seine Armut nicht zu spüren. Der Schütze steht aber nach einem Crash meist wieder auf und schafft neues Geld her. Er lässt sich nicht gern aufhalten. Er kann Menschen begeistern, braucht sie aber eigentlich nicht, um erfolgreich zu sein. Kann schnell entscheiden und steht dazu. Er zieht leider selbst dann sein Vorhaben durch, wenn sich zwischenzeitlich herausgestellt hat, dass es das falsche ist. Abgedrückt ist eben abgedrückt! Er fühlt sich schnell gestört und bevormundet, hält sich nicht gern mit tief schürfender Tragik auf. Er ist voller Energie, hat oft Probleme mit Disziplin und Konzentration. Schützen erkennen Sie daran, dass sie sehr energiereich wirken und jünger aussehen, als sie sind. Das Schützen-Prinzip verwirklicht sich durch Verdeutlichung und begeisterte Ansteckung für die Chancen im Leben und nicht für die Probleme.

♐ *Sport:* Sportlich reizen den Schützen komplexe Dinge, die auf ein langes Ziel hin ausgelegt sind – jahrelanges Training gehört mit dazu: etwa ein Zehnkampf, um Astronaut zu werden.

♐ *Konfliktpotenzial:* Der Schütze kann durch Appelle an seine Empathie überaus trotzig werden. Mit seiner Art, Großes zu wollen, überfordert er seine Mitmenschen schnell – und verachtet sie dafür.

♐ *Und wenn's mal knirscht:* Der Schütze droht, schüchtert ein, übertreibt seine Vorwürfe, meint es aber nicht so und kann sich oft nach ein paar Tagen gar nicht mehr daran erinnern. Schützen lassen sich von einem Streitziel genauso gut ablenken wie ein festgebissener Terrier von einer fleischigen Wade – versuchen Sie es gar nicht erst, Schützen hören im Streit sowieso nicht zu. Schützen fällt es manchmal schwer, in die Tiefe zu gehen und interessiert zuzuhören. Sie sind schnell, temperamentvoll und unerschrocken wie eine Feuersbrunst.

Literaturhinweise

Im Folgenden stelle ich Ihnen eine kleine Auswahl der Bücher vor, mit denen Sie bestimmte Themen noch vertiefen können. Sie ist meine persönliche Liste und bei Weitem nicht vollständig.

Pränatale Psychologie

Chamberlain, David: »Woran Babys sich erinnern. Über die Anfänge unseres Bewusstseins im Mutterleib«, Kösel Verlag 2010

Hüther, Dr. Gerald; Janus, Ludwig: »Der Seelenraum des Ungeborenen. Pränatale Psychologie und Therapie«, Pathmos Verlag 2011

Janov, Dr. Arthur: »Vorgeburtliches Bewusstsein: Das geheime Drehbuch, das unser Leben bestimmt«, Scorpio Verlag 2012

Krüll, Marianne: »Die Geburt ist nicht der Anfang: Die ersten Kapitel unseres Lebens – neu erzählt«, Klett-Cotta 2009

Odent, Michael: »Es ist nicht egal, wie wir geboren werden. Risiko Kaiserschnitt«, Mabuse Verlag 2021

Verny, Dr. Thomas; Kelly, John: »Das Seelenleben des Ungeborenen. Wie Mütter und Väter schon vor der Geburt Persönlichkeit und Glück ihres Kindes fördern können«, Ullstein 1991

Sternzeichen

Dahlke, Dr. Ruediger; Klein, Nikolaus: »Das senkrechte Weltbild. Symbolisches Denken in astrologischen Urprinzipien«, Kailash Buch 1986

Fountoulakis, Evi: »Mystic Medusas Sternenkompass: Was Sie schon immer über sich und Ihre Freunde wissen wollten«, Goldmann Arkana 2008

Rotter, Walter: »Charaktere Erkennen, Menschen verstehen, miteinander glücklich sein!« Silberschnur Verlag 2013

Winter, Andreas: www.keine-angst-vor-sternzeichen.de. Über drei Stunden geballtes Sternzeichenwissen

Spiritismus

Bertoldi, Concetta: »Sehen Tote wirklich alles?: Auskünfte über das Leben im Jenseits«, Knaur 2012

Froitzheim, Susan: »Das 1x1 der Unsterblichkeit. Rendevouz mit dem Jenseits®«, NINOY Spirit 2021

Stolzmann, Silvia: »Besetzungen: Von Fremdeinflüssen befreien und wirksamen Schutz aufbauen«, Aquamarin Verlag 2014

Van Praagh, James: »Und der Himmel tat sich auf – Jenseitsbotschaften: Die geistige Welt und das Leben nach dem Tode«, Goldmann 2000

Winkowski, Mary-Ann: »Mit Geistern reden: Wie man sie erkennt, ihnen entgegentritt und sie erlöst«, Heyne 2009

Bio-Feedback

Von Buengner, Peter-Raphael: »Instrumentelle Biokommunikation mit Quantec«, M-Tec Verlag 2011

Werbach, Axel: »Radionik im 21. Jahrhundert. Unser (Un-)Bewusstsein, die Brücke zum Lebens-Erfolg«, BoD 2009

Verschiedene Themen

Hier empfehle ich meinen Lesern Bücher, die mich ganz persönlich inspiriert haben und die ich für besonders lesenswert halte:

Bregmann, Rutger: »Im Grunde gut. Eine neue Geschichte der Menschheit«, rororo 2021

Calof, Dr. David L.; Simons, Robin: »Die Frau, die wieder sehen lernte ... und andere Geschichten von der heilenden Kraft des Unbewussten. Fallbeispiele aus der Hypnosetherapie«, Limes 1999

Clark, Gerald R.: »Die Anunnaki. Vergessene Schöpfer der Menschheit«, Amra 2015

Hüther, Dr. Gerald: »Würde – was uns stark macht. Als Einzelne und als Gesellschaft«, Pantheon 2019

Watson, Lyall: »Geheimes Wissen. Das Natürliche des Übernatürlichen«, Fischer 1976

Kontaktverzeichnis der Coaches aus diesem Buch

Andreas Winter Coaching
Iserlohn – Rosenheim – Online
E-Mail: info@andreaswinter.de
Web: www.andreaswinter.de
Telefon: +49 (0) 2371 923 3520

Lotta Beger
Wolfsburg
Praxis: n. n.
E-Mail: info@lottabegercoaching.de
Web: www.lottabegercoaching.de
Telefon: +49 (0) 162 608 7061

Elisabeth Bitsios
1170 Wien (A)
Praxis: Braumüllergasse 13
E-Mail: info@naturheilweisen.at
Web: www.naturheilweisen.at
Telefon: +43 (0) 676 78 250 87

Hans-Georg Hoffs
58644 Iserlohn
Praxis: Birkenstraße 16
E-Mail: hoffs@andreaswinter.de
Web: www.andreaswinter.de
Telefon: +49 (0) 2371 923 3520

Erika Langer
80935 München
Praxis: Ebereschenstraße 66 a
Web: www.erika-langer.de
E-Mail: info@erika-langer.de
Telefon: +49 (0) 176 613 91056

Christian Neels
26409 Wittmund
Praxis: Norderstraße 9
E-Mail: einfach-kopfsache@web.de
Telefon: +49 (0) 4462 4334

Katja Neuhof
53945 Blankenheim
Praxis: Zollstock 19
E-Mail: beratungspraxis@katja-neuhof.de
Web: www.beratungspraxis.katja-neuhof.de
Telefon: +49 (0) 2449 919 9808

Sven Oltmanns
26689 Apen
Praxis: Hauptstraße 1
E-Mail: info@svenoltmanns.de
Web: www.svenoltmanns.de
Telefon: +49 (0) 173 204 4209

Nico W. W. Peter
51375 Leverkusen
Praxis: Am Klösterchen 5-6
Web: www.hoerakustikpeter.de
E-Mail: hoerakustikpeter@gmail.com
Telefon: +49 (0) 214 860 824 90

Steffen Piepenschneider
83670 Bad Heilbrunn
Praxis: Wörnerweg 3
E-Mail: info@kraftvollundfrei.de
Web: www.kraftvollundfrei.de
Telefon +49 (0) 804 6186 730

Adele Reitmayer
86465 Welden
Praxis: Matthäus-Günther-Straße 2
E-Mail: adelereitmayer@t-online.de
Web: www.adelereitmayer.de
Telefon: +49 (0) 176 965 81233

Christian Tiefenbacher
5722 Niedernsill (A)
Praxis: Stefflweg 21
E-Mail: pinzgauer@gmx.at
Web: www.impulsnavi.at
Telefon: +43 (0) 664 5201 337

Silvia Wurst
83329 Waging am See
Praxis: Mittererstraße 7
E-Mail: silvia.wurst@gemmapur.de
Web: www.gemmapur.de
Telefon: +49 (0) 151 1491 7414

Masterclass zum tiefenpsychologischen Coach

Wenn Sie nach der Lektüre des Buches darüber erstaunt sind, wie einfach es sein kann, verborgene Ursachen von Verhalten zu analysieren, wäre es vielleicht interessant für Sie, mit Ihrem Wissen anderen Menschen zu helfen. Ich zeige Ihnen, wie Sie mit meinem tiefenpsychologischen Ansatz frühkindliche Traumen aufspüren, diese reflektieren und dadurch unschädlich machen können.

Erlernen Sie Techniken, die einem Menschen dazu verhelfen können, symptomfrei zu werden. Arbeiten Sie mit dem Verfahren der tiefenpsychologischen Analyse. Die Masterclass findet im exklusiven Rahmen von sechs bis acht Teilnehmern in einem einzigen, sehr intensiven Block von sechs Tagen mit mir persönlich und meinem Team statt.

Den Fahrplan zur Ausbildung als tiefenpsychologischer Coach finden Sie unter:

www.andreaswinter.de

Endnoten

1 https://www.cme-kurs.de/news/neurotransmitter-kontrollieren-wanderung-von-nervenzellen-im-embryonalen-gehirn/

2 A. Janov: »Vorgeburtliches Bewusstsein«, Scorpio Verlag 2012

3 Siehe auch »Die Suche nach dem verlorenen Zwilling« in Winter, Andreas: »Artgerechte Partnerhaltung«, Mankau Verlag 2019

4 https://www.aerzteblatt.de/nachrichten/66550/US-Studie-Medizinische-Irrtuemer-dritthaeufigste-Todesursache

5 Film von E. Bress, J. Gruber: »Butterfly Effect«, 2004

6 Mehr dazu in meinem Buch »Was deine Angst dir sagen will«, Mankau Verlag, 4. Aufl. 2020

7 Näheres dazu in meinem Buch »Die Psychologie des Jungbleibens«, Mankau Verlag 2022

8 Mehr dazu in meinem Buch »Abnehmen ist leichter als Zunehmen«, Mankau Verlag, 2. Auflage 2021

9 D. Ornish: »Die revolutionäre Therapie: Heilen mit Liebe. Schwere Krankheiten ohne Medikamente überwinden«, Goldmann Verlag 1999

10 Mehr dazu in meinem Buch »Nikotinsucht – die große Lüge«, Mankau Verlag, 3. Auflage 2021

11 Mehr dazu in meinem Buch »Abnehmen ist leichter als Zunehmen«, Mankau Verlag, 2. Auflage 2021

12 Mehr dazu in meinem Buch »Zielen – loslassen – erreichen!«, Mankau Verlag 2019

13 Mehr dazu in meinem Buch »Müssen macht müde – Wollen macht wach!«, Mankau Verlag 2018

14 Mehr dazu in meinem Buch »Die Sache mit dem Alkohol«, Mankau Verlag 2022

15 https://www.mywaybettyford.de/suchtkompendium/rueckfall-alkohol/

16 Mehr dazu in meinem Buch »Artgerechte Partnerhaltung«, Mankau Verlag 2019

17 Mehr dazu in meinem Buch »Schulzeit ohne Stress«, Mankau Verlag 2020

18 Mehr dazu in meinem Buch »Was deine Angst dir sagen will«, Mankau Verlag, 4. Auflage 2020

19 Mehr dazu in meinem Buch »Heilen ohne Medikamente«, Mankau Verlag, 4. Auflage Juni 2019

20 Gurkasch, Dieter: »Leben Reloaded: Wie ich durch Yoga im Knast die Freiheit entdeckte«; Kailash Verlag 2013

21 https://www.spiegel.de/wissenschaft/mensch/intuition-die-macht-des-unbewussten-a-479900.html

22 Einige Fragen sind inspiriert von der Handflächentherapie des israelischen Arztes Moshé Zwang. Der Professor für Naturmedizin entwickelte 1985 die »Palm-Therapie« zur Auflösung von spezifischen Phobien, glaubte aber, es sei das Drücken bestimmter Akupressur-Punkte an der Handfläche (Palm), die zum therapeutischen Erfolg geführt hätten.

23 Der Name der Redakteurin und der Zeitung ist dem Autor bekannt.

24 https://aerztestellen.aerzteblatt.de/de/redaktion/gehalt-als-chefarzt-das-koennen-sie-verdienen

25 Es reicht, wenn man die Augen schließt, um eine durchaus arbeitstaugliche Trance zu erzeugen. Sie können aber den Probanden einen Punkt optisch fixieren lassen und langsam von zehn bis null runterzählen, um die Trance etwas zu stabilisieren und zu vertiefen.

Weitere Veröffentlichungen von Andreas Winter

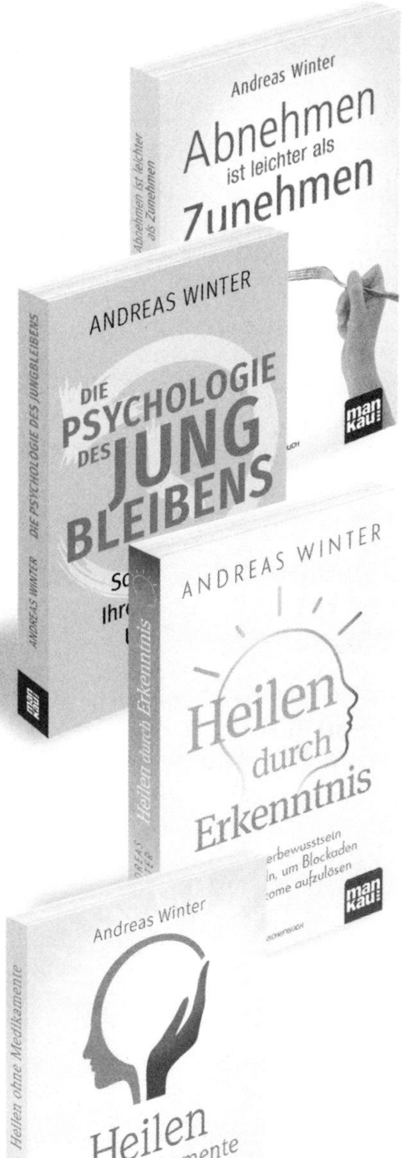

Abnehmen ist leichter als Zunehmen
ISBN 978-3-86374-370-3

Die Psychologie des Jungbleibens
So drehen Sie Ihre
biologische Uhr zurück
ISBN 978-3-86374-620-9

Heilen durch Erkenntnis
Das Unterbewusstsein entschlüsseln,
um Blockaden und Symptome
aufzulösen
ISBN 978-3-86374-605-6

Heilen ohne Medikamente
Chronische Krankheiten: Seelische
Ursachen aufdecken und gesund werden.
Selbstcoaching in zehn Schritten
ISBN 978-3-86374-190-7

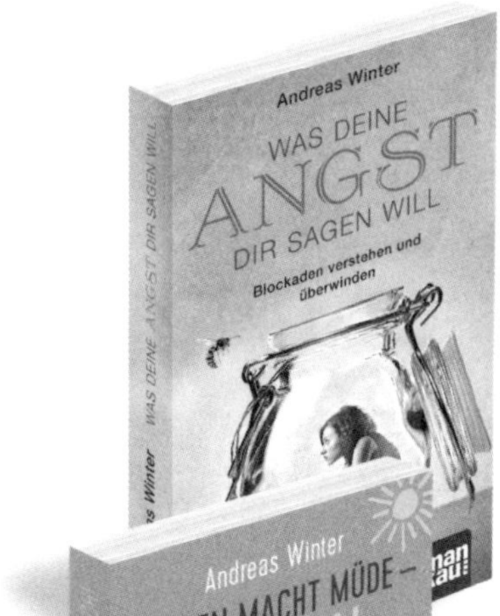

Was deine Angst dir sagen will

Blockaden verstehen und überwinden.
Mit Extra-Tipps gegen Panikattacken
ISBN 978-3-86374-323-9

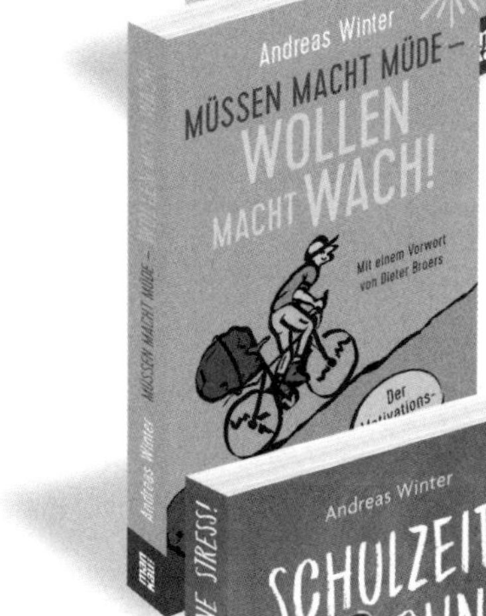

Müssen macht müde – Wollen macht wach!

Der Motivationsratgeber
ISBN 978-3-86374-442-7

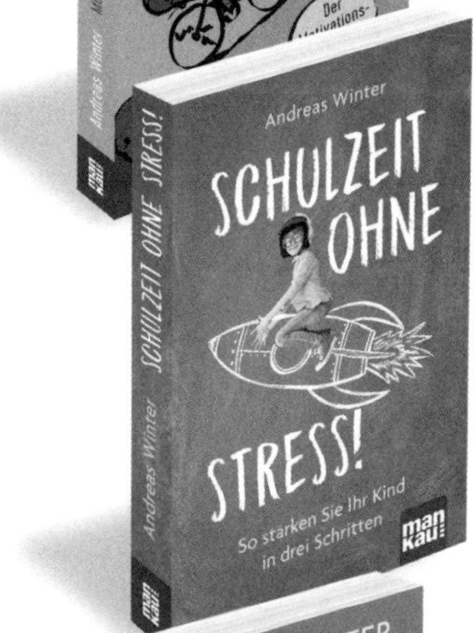

Schulzeit ohne Stress!

So stärken Sie Ihr Kind
in drei Schritten
ISBN 978-3-86374-580-6

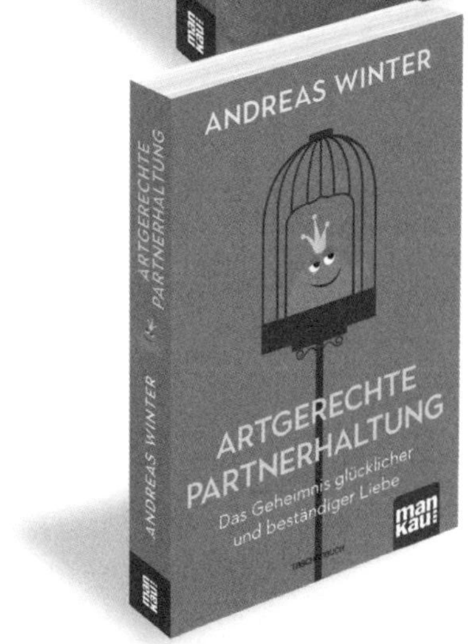

Artgerechte Partnerhaltung

Das Geheimnis glücklicher
und beständiger Liebe
ISBN 978-3-86374-508-0

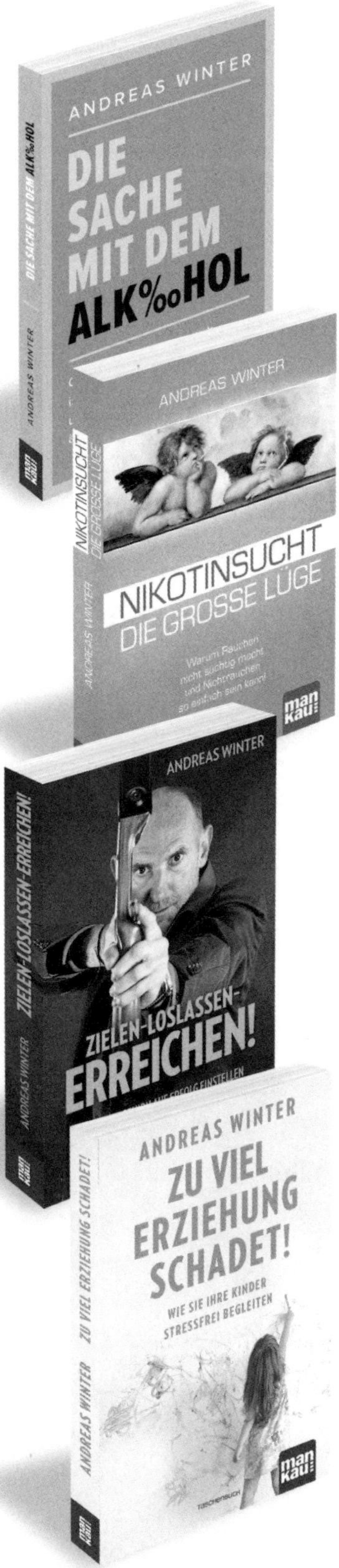

Die Sache mit dem Alkohol

Genuss ohne Abhängigkeit ist möglich: Warum wir trinken und wie wir unsere Gewohnheiten ändern können

ISBN 978-3-86374-676-6

Nikotinsucht – die große Lüge

Warum Rauchen nicht süchtig macht und Nichtrauchen so einfach sein kann!

ISBN 978-3-86374-080-1

Zielen – loslassen – erreichen!

Wie Sie Ihr Gehirn auf Erfolg einstellen

ISBN 978-3-86374-518-9

Zu viel Erziehung schadet!

Wie Sie Ihre Kinder stressfrei begleiten

ISBN 978-3-86374-489-2

Alle Hörbücher auch als Downloads erhältlich!

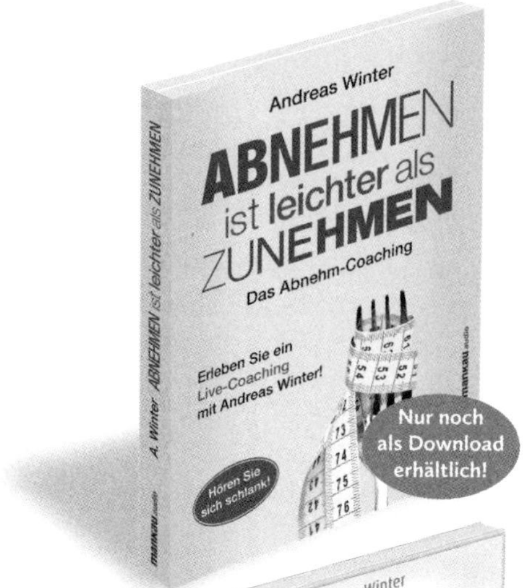

Abnehmen ist leichter als Zunehmen.

Das Abnehm-Coaching
Hören Sie sich schlank!
2 Audio-CDs, Laufzeit ca. 113 Min.
ISBN 978-3-938396-75-9

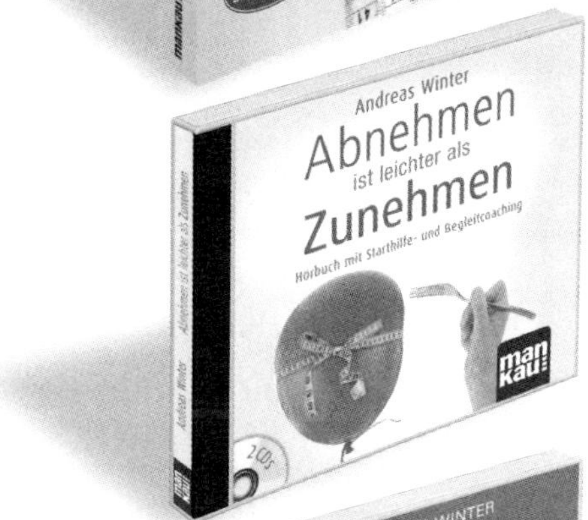

Abnehmen ist leichter als Zunehmen. Das Hörbuch

Mit Starthilfe- und Begleitcoaching
2 Audio-CDs, Laufzeit ca. 133 Min.
ISBN 978-3-86374-373-4

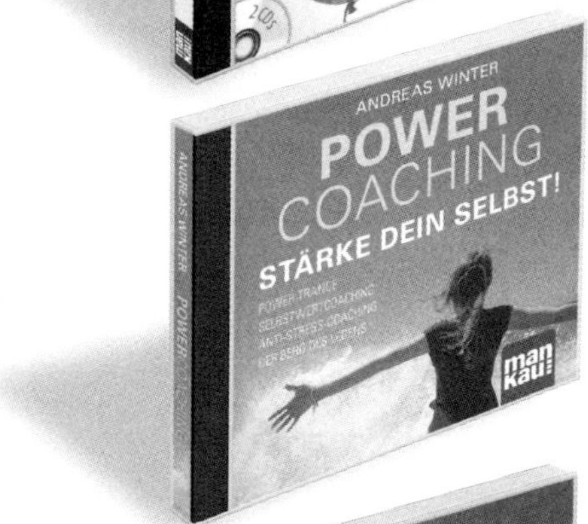

PowerCoaching. Stärke dein Selbst!

Power-Trance | Selbstwertcoaching
Anti-Stress-Coaching
Der Berg des Lebens
1 MP3-CD, Laufzeit ca. 186 Min.
ISBN 978-3-86374-593-6

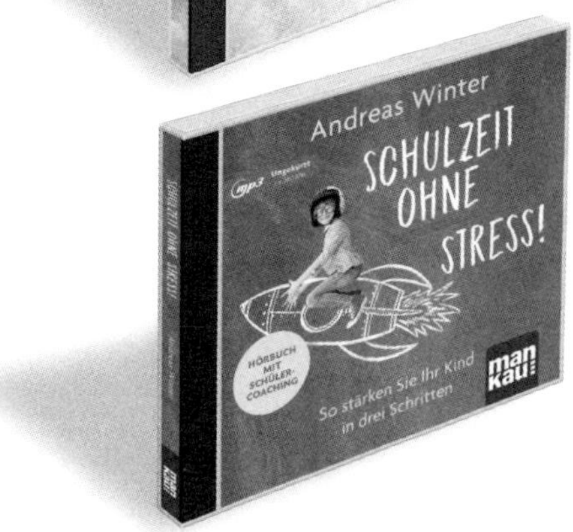

Schulzeit ohne Stress!

So stärken Sie Ihr Kind in drei Schritten.
Hörbuch mit Schülercoaching
1 MP3-CD, Laufzeit ca. 332 Min.
ISBN 978-3-86374-579-0

Alle Hörbücher auch als Downloads erhältlich!

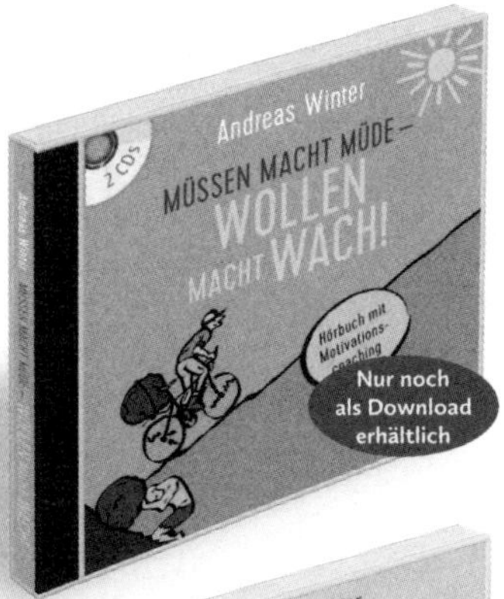

Müssen macht müde – Wollen macht wach!

Hörbuch mit Motivationscoaching
2 Audio-CDs, Laufzeit ca. 153 Min.
ISBN 978-3-86374-445-8

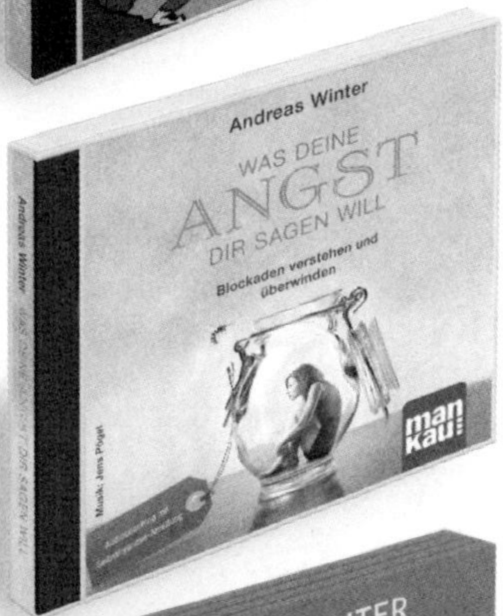

Was deine Angst dir sagen will. Hörbuch

Blockaden verstehen und überwinden.
Audio-Coaching mit Selbsthypnose-Anleitung
1 Audio-CD, Laufzeit ca. 70 Min.
ISBN 978-3-86374-332-1

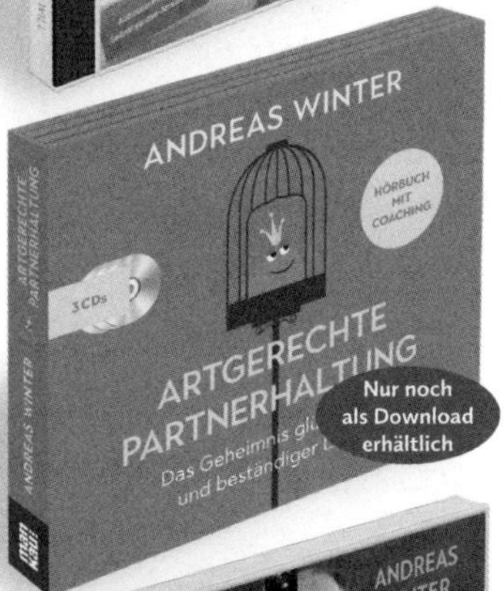

Artgerechte Partnerhaltung

Das Geheimnis glücklicher und beständiger Liebe. Hörbuch mit Coaching
3 Audio-CDs, Laufzeit ca. 231 Min.
ISBN 978-3-86374-511-0

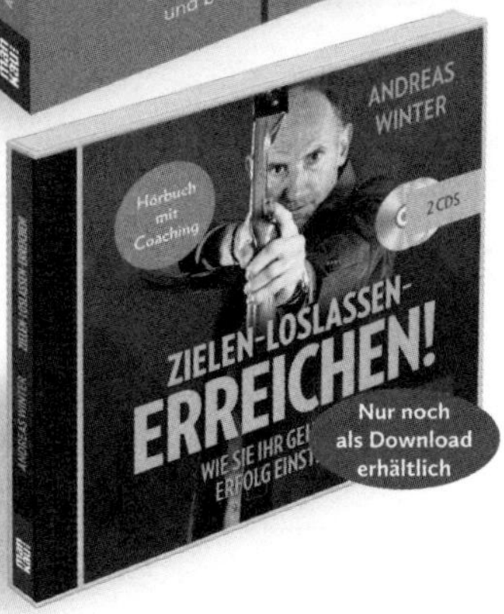

Zielen – loslassen – erreichen!

Wie Sie Ihr Gehirn auf Erfolg einstellen.
Hörbuch mit Coaching
2 Audio-CDs, Laufzeit ca. 153 Min.
ISBN 978-3-86374-521-9

Alle Hörbücher auch als Downloads erhältlich!

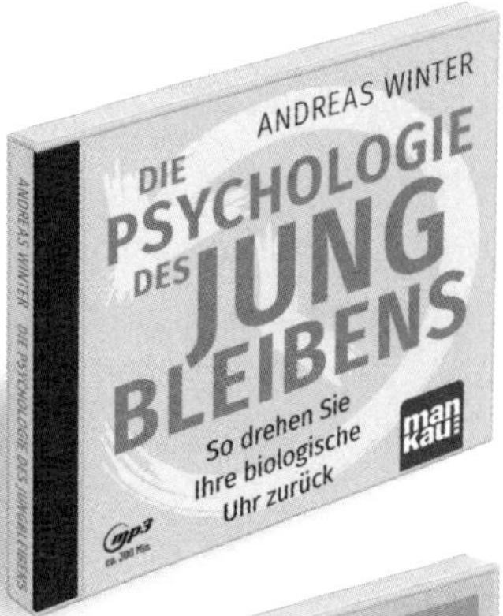

Die Psychologie des Jungbleibens. Hörbuch mit Audio-Coaching

So drehen Sie Ihre biologische Uhr zurück
1 MP3-CD, Laufzeit ca. 342 Min.
ISBN 978-3-86374-648-3

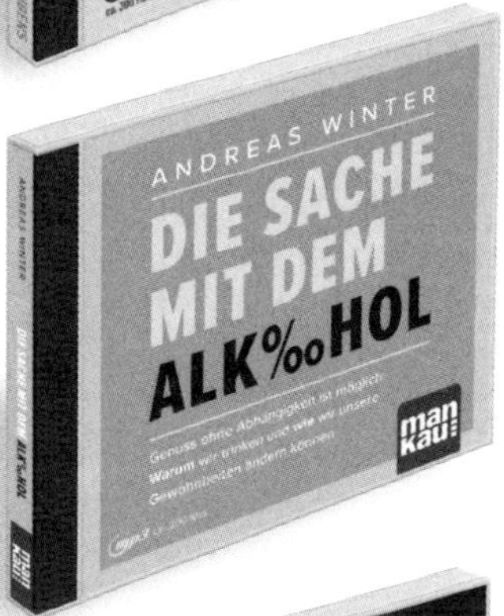

Die Sache mit dem Alkohol. Hörbuch mit Audio-Coaching

Genuss ohne Abhängigkeit ist möglich:
Warum wir trinken und wie wir
unsere Gewohnheiten ändern können
1 MP3-CD, Laufzeit ca. 323 Min.
ISBN 978-3-86374-679-7

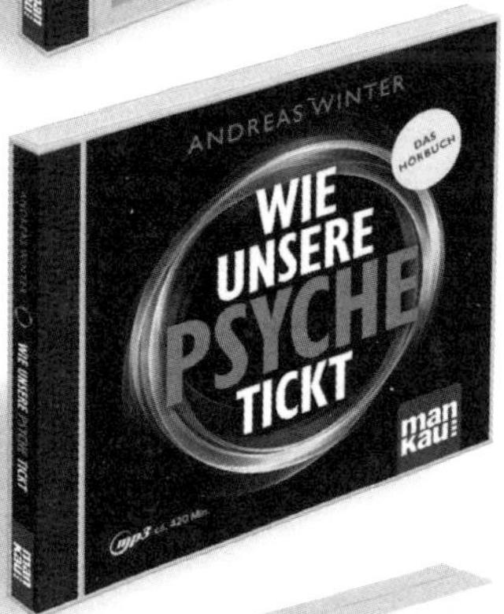

Wie unsere Psyche tickt. Das Hörbuch

Die Intelligenz des Unterbewusstseins
verstehen
1 MP3-CD, Laufzeit ca. 517 Min.
ISBN 978-3-86374-716-9

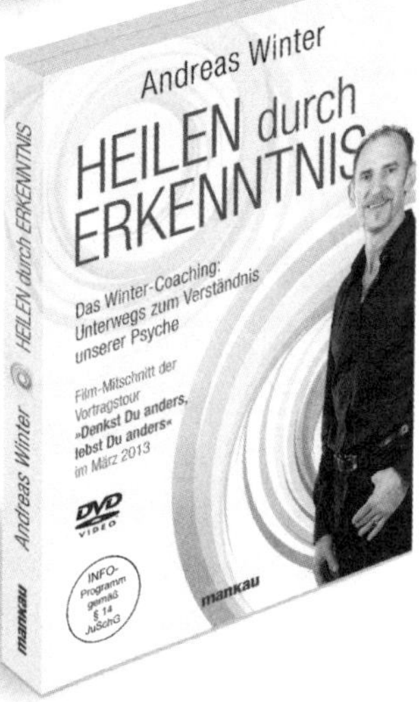

Heilen durch Erkenntnis (DVD)

Das Winter-Coaching: Unterwegs zum
Verständnis unserer Psyche
1 Film-DVD, Laufzeit ca. 107 Min.
ISBN 978-3-86374-116-7

Register

Ableismus ... 123
Abnehmen ... 131f.
Absichten ... 14ff., 96ff.
Acetylcholin ... 75
Adrenalin ... 75, 85
Aggression ... 144, 196
Alkohol ... 48, 88ff., 107, 136ff., 147
Allergien ... 23, 35, 43, 53, 89ff., 112ff., 143f., 156, 173
Alphawellenzustand ... 36
Anankasmus ... 48, 95
Ängste ... 25, 30f., 36ff., 54, 65, 68, 75ff., 115, 128, 130ff., 137, 139, 142f., 157
Auditiv/visuell ... 101
Aufstellung, systemische ... 169, 173
Auslöser ... 23, 30ff., 35, 63ff., 158, 160ff.
→ isolieren ... 121f.
Autismus ... 106
Autorität – dominant/devot ... 100
Bauchspeicheldrüse ... 76
Bedeutung, individuelle, eines Organs ... 119ff.
Bettnässen 63, 156
Bewegungsunfähigkeit (Fallbeispiel) ... 212ff.
Bewusstsein ... 14, 37, 40, 58, 89, 143, 156f., 159, 173
Bienengiftallergie ... 35
Bioresonanz-Systeme ... 110
Blockaden ... 13, 15, 20ff., 112
Bluthochdruck ... 35f.
Bronchialerkrankung ... 69, 156
Bulimie (Fallbeispiel) ... 222ff.
Burn-out-Syndrom ... 75f., 147
Colitis ulcerosa (Fallbeispiel) ... 186ff.
Colitis ulcerosa ... 75
Cortisol ... 128, 131
Delfin-Therapie ... 106
Demenz ... 52f.
Depressionen ... 29, 173
Diabetes ... 75, 156, 173
Dopamin ... 104f., 156
Eigenschaften, unveränderliche ... 97
Einkommen, finanzielles ... 133ff.
Elternrolle ... 66f.
Embryonalentwicklung ... 22
Emotio (Gefühlskompetenz) ... 25, 37, 41, 113
Emotionen ... 21, 36, 39, 41f., 45, 62f., 66, 68, 70, 73, 90, 96, 105, 115, 119, 122, 159, 172
Empfinden, subjektives ... 51
Entfaltung, persönliche ... 82ff.
Entkoppelung(sprozess) ... 36, 71, 89, 143, 158, 161
Entscheidungsfreiheit ... 108f.
Erdzeichen ... 99
Erinnerungen ... 14f., 70, 121, 144, 160
Erreicher ... 14, 100
Erstverschlimmerung ... 32f.
Erwartungsbeziehung kündigen ... 163
Erwartungsdruck ... 16, 21, 48, 58, 64, 66, 83, 104ff., 130, 132, 137

Fallbeispiele ...... 16f., 22, 33f., 48ff., 64f., 68ff., 77ff., 88ff., 112ff., 118f., 122, 128f., 164f., 168ff., 179ff.
Feuerzeichen 99, 109
Freiheit ist die meine (Fallbeispiel) .... 199ff.
Führend/folgsam 99
Geburtsstress 28, 40, 133
Geburtstrauma 28, 65, 136
Gefühlserinnerung 28, 31
Gehirn, menschliches .... 93f.
Geizig/spendabel 101
Gelenkrheumatismus .... 56, 58f.
Gelenkschmerzen 73
Gierig/genügsam 102
Grundannahmen, psychologische 14
Haarausfall 64
Heilkunst, alternative .... 173ff.
Helfersyndrom 166
Herz, Symbolbedeutung 120
Herzbeschwerden 52f., 120, 173
Heuschnupfen (Fallbeispiel) .... 208ff.
Histamin 35, 75, 90f., 151
Hormone .... 20f., 128, 131, 135 s. a. Stresshormone
Horror Irratio 38
Hundert-Prozent-Regel 69
Hypnose ..... 16, 51, 57, 88, 105, 108, 112, 118, 120, 128, 144, 168, 189f., 195, 213, 215ff., 238f. s. a. Trance
Hypochondrie 62, 123
Iatrogen (durch ärztl. Einwirkung entstanden) 30
Informationen .... 156ff.
Insulin 76
Intellektualisierend/ emotionalisierend 99
Intensivtäter .... 144f.
Introvertiert/extrovertiert 100
Introvertiertheit 29
Kinder, kranke, Aufmerksamkeit für .... 62f.
Kinderwunsch, blockierter (Fallbeispiel) .... 181f.
Klaustrophobie 23
Konditionierungen 35, 112, 129, 131, 143
Konformitätsdruck 87
Konstruktiv/destruktiv 98
Kontrollverlust ..... 13, 29, 36ff., 65, 68f., 118, 122, 136, 141f.
Kopfhautreizung 91
Kopfschmerzen 64, 73, 91
Krankheiten, chronische .... 42ff.
Künstliche Intelligenz 104
Kurzsichtigkeit .... 75f.
Laktoseintoleranz 43
Leber, Symbolbedeutung 120
Liberal – respektvoll/würdevoll ... 101
Libidostörung 70
Luftzeichen 99, 109
Magen-Darm-Probleme 73
Magensäurespiegel 75
Magersucht (Anorexie; Fallbeispiel) .... 210ff.
Mauern, seelische, einreißen (Fallbeispiel) .... 197ff.
Migräne 173

Mikrotraumatisierungen 24, 42ff., 49, 64, 122
Minderwertigkeitsgefühle 54
Missbrauch .... 48f.
Mobbing .... 140f.
Morbus Crohn (Fallbeispiel) ... 179ff.
Morbus Crohn 75
Müdigkeit 73, 136
Multiple Sklerose (Fallbeispiel) .... 183ff.
Neidisch (konstruktiv)/ missgünstig (destruktiv) 102
Neurodermitis (Fallbeispiel) .... 190ff.
Neurodermitis 63, 95, 173
Neurotransmitter 20f., 70, 75, 106, 152, 156, 161, 172
NLP (Neurolinguistisches Programmieren) 115
Nickelallergie .... 43f.
Noradrenalin 156
Nussallergie 43
Objektpermanenz 25
Offensiv/defensiv 98
Parkinson-Erkrankung 105, 156
Partnerlosigkeit (Fallbeispiel) ... 214ff.
Physik 82ff., 163
Posttraumatische Belastungsstörung (PTBS) 24
Primärtherapie nach Janov 21
Prokrastination 28
Promiskuität 123
Psyche .... 13, 15ff., 37, 51, 67, 74, 78f., 84, 89f., 102, 108, 112, 129f., 133f., 141, 165, 170f.
→ *Algorithmus* der 82
→ Messbarkeit .... 110ff.
Psychologie, pränatale 20
Psychosomatik .... 73ff., 118ff.
Ratschläge, passende (Fallbeispiel) .... 219ff.
Rauchen .... 38, 90, 107f., 129ff.
Reaktion, konditionierte .... 34f.
Reframing 44, 74, 83, 155ff., 164f., 173
Reinkarnationstherapeuten 49
Reizdarm 75
REM-Phasen 135
Rheuma (Fallbeispiel) .... 188ff.
Schlaflosigkeit .... 73, 135f.
Schmerzen als Hilferuf .... 56, 58f.
Schwangerschaft .... 28ff., 70, 73, 123, 128, 132f., 168f.
Seele .... 37, 50, 58, 62ff., 82ff., 134, 160, 168ff.
Selbstheilung 150, 156
→ Fragen zur .... 159ff.
Selbstliebe 167
Selbstvertrauen 40f., 144, 168
Selbstwertstörungen .... 53f.
Serien-/Wiederholungstäter ... siehe Intensivtäter
Serotonin 87, 94, 136, 155
Soft skills .... 98ff.
Sozialkontakte, bereichernde/ belastende .... 166f.
Spinnenphobie (Fallbeispiel) ... 217f.
Spinnenphobie 68, 115
Störungen
→ chronische .... 42ff.
→ psychosomatische 73

Stottern .... 50f., 156f.
Strategisch/taktisch 98
Stress 12f., 21, 26ff., 41ff., 52f., 63ff., 73, 75, 82ff., 90ff., 122, 133, 136f., 143, 147, 173
→ chronischer 95, 172
→ psychosozialer 13, 59, 87, 91ff., 124, 134, 137, 182
Stressbewältigung .... 93ff., 150ff.
Stresshormone 42f., 76, 84f., 92ff., 131f., 151, 153, 162, 173
Stressquelle x-en 154
Sucht 105, 115, 129, 136
Symptome 22f., 31ff., 63, 67, 73ff., 95, 119, 121, 147, 152, 156ff., 168
Symptomverschiebung .... 89f.
Tierquälerei 65
Tinnitus aurium, Heilung (Fallbeispiel) .... 201ff.
Trance .... 36, 49, 51, 55f., 71f., 92, 118f., 121, 124, 129, 169, 184ff., 192, 209, 211, 220, 236, 238f. s. a. Hypnose
Traumatisierungen/Traumen ... 21, 23ff., 32, 44, 48, 68, 70, 72f. s. a. Mikrotraumatisierungen
Traumreisen 173
Trennung vom Partner .... 138f.
Trennungstrauma 25f., 138
Trigger .... 64f., 68f., 88f., 92, 173 s. a. Auslöser
Trotz 104ff., 137
Übergewicht 107, 115, 131f., 245
Übergriffe, sexuelle 68
Überpünktlichkeit .... 28, 145f.
Übertragung/Projektion .... 103ff.
Unterbewusstes 14, 28, 32, 158
Unpünktlichkeit .... 145ff.
Unterbewusstsein 14, 25, 30, 37, 40, 67ff., 71, 115, 120ff., 129, 152, 157f., 160, 162
Unterlegenheitsgefühle 54
Ursache 20ff., 30ff., 42ff., 49f., 54, 56, 63ff., 74ff., 89, 91, 105f., 110, 113, 118ff., 122f., 129,134, 145, 152ff., 169, 173
Ursprungstrauma 31f., 122, 159
Urtraumen 150ff., 161, 168
Verhaltenstherapie, kognitive .... 71f.
Verlust-Erlösungsstory (Fallbeispiel) .... 216f.
Vermeidend/erreichend 100
Vermeider 100
Vertrauensvoll/skeptisch 100
Videotelefonie/-coaching 56, 58
Vitalität .... 82ff.
Wahrnehmung, zeitlich-kontextuelle 24
Wahrnehmungsmuster 172
Wasserzeichen 99
Widerstand 84, 88ff., 108, 156
Wut 21, 55, 62, 65f., 89, 91, 93f., 112f., 143f., 156, 162, 172, 194ff., 213, 228, 238, 245
Wutausbrüche, unangemessene (Fallbeispiel) .... 194ff.
Yin- und Yang-Polarität 97
Zeit, vorgeburtliche 22

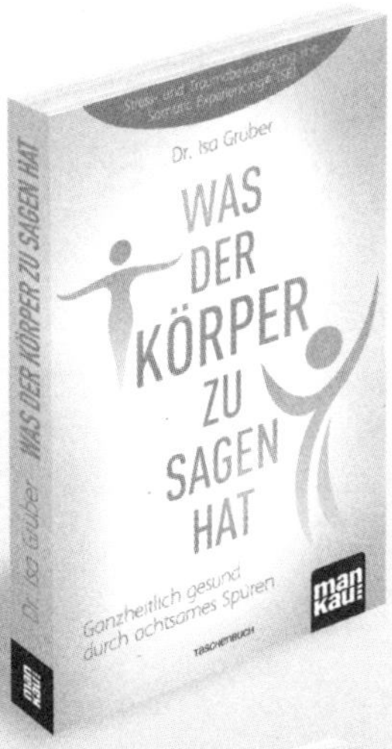
Dr. Isa Grüber
WAS DER KÖRPER ZU SAGEN HAT
Ganzheitlich gesund durch achtsames Spüren
man kau

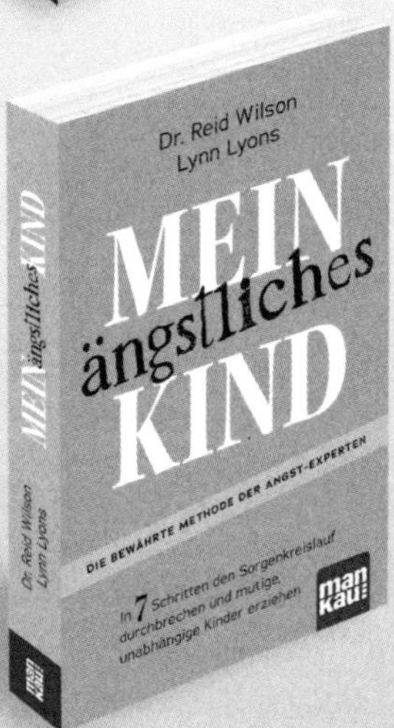
Dr. Reid Wilson
Lynn Lyons
MEIN ängstliches KIND
DIE BEWÄHRTE METHODE DER ANGST-EXPERTEN
In 7 Schritten den Sorgenkreislauf durchbrechen und mutige, unabhängige Kinder erziehen
man kau

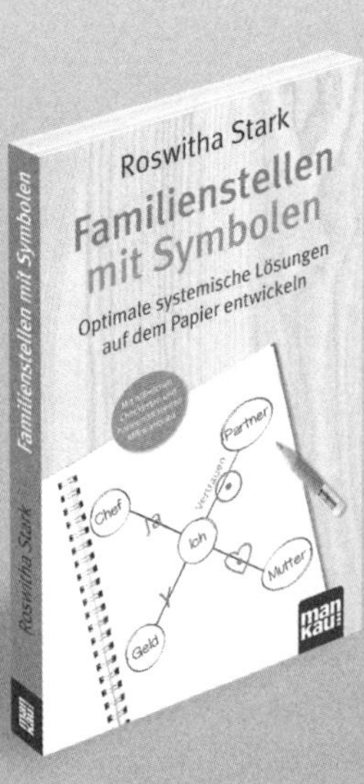
Roswitha Stark
Familienstellen mit Symbolen
Optimale systemische Lösungen auf dem Papier entwickeln
Partner
Chef
Ich
Mutter
Geld
man kau